老龄健康研究新探索

伍小兰　主编

罗晓晖　李　晶　副主编

华龄出版社
HUALING PRESS

图书在版编目（CIP）数据

老龄健康研究新探索 / 伍小兰主编；罗晓晖，李晶副主编．-- 北京：华龄出版社，2024. 12.

ISBN 978-7-5169-2650-5

Ⅰ. ①老… Ⅱ. ①伍… ②罗… ③李… Ⅲ. ①老年人－保健－研究－中国 Ⅳ. ① R161.7

中国国家版本馆CIP数据核字（2023）第213525号

责任编辑	程　扬　彭　博	**责任印制**	李未圻
责任校对	张春燕		

书　　名	老龄健康研究新探索	**主　　编**	伍小兰
出　　版 发　　行	华龄出版社 HUALING PRESS	**副主编**	罗晓晖　李　晶
社　　址	北京市东城区安定门外大街甲 57 号	**邮　　编**	100011
发　　行	（010）58122250	**传　　真**	（010）84049572
承　　印	北京天工印刷有限公司		
版　　次	2024 年 12 月第 1 版	**印　　次**	2024 年 12 月第 1 次印刷
规　　格	787mm × 1092mm	**开　　本**	1/16
印　　张	21.5	**字　　数**	295 千字
书　　号	ISBN 978-7-5169-2650-5		
定　　价	108.00 元		

目 录

第 1 章　绪论

1.1 研究背景

人口老龄化和平均寿命持续延长是经济社会快速发展带来的不可改变的必然趋势。自“十四五”时期开始，中国老年人口总量将由相对缓速的演进状态步入增长的“快车道”，也就是说，我国已经进入一个将要持续 30 多年的高速老龄化时期。研究显示[1]，2035 年前夕，老年人口总体规模突破 4 亿人，相应比例接近 30%，80 岁及以上高龄老年人口达到 6 000 万人，高龄化水平预计为 15%；2050 年前夕，老年人口总体规模约为 4.8 亿人，直逼峰值水平，相应比例超过 35%，80 岁及以上高龄老年人口在规模上突破 1 亿人大关，占比将达到 20%。

老龄社会新形态之下，如果延长的生命始终伴随着脑力和体力的严重衰退，无疑会对老年人群本身和社会产生严重负面影响。而如果能实现长寿与健康的结合，则不仅能提升老年人生活质量，降低社会负担，还能促进经济社会可持续发展。同时还应关注到老年健康状态具有高度异质性，如果采用一刀切的“养老”政策，不仅会带来极大的资源浪费，还会产生代际矛盾。人口老龄化进程不可逆转，需要深入思考的是如何尽可能地改善老年人的健康状况，增加健康预期寿命，不断完善积极的健康政策，推进老年人在生活能力和社会功能上的健康，释放老年群体蕴藏的潜力，推动老年人成为社会发展的重要资源，体现人口老龄化对社会可持续发展的正向价值。

健康老龄化已经成为全球应对人口老龄化的共识，但如何实现健康老龄化仍有着策略路径、政策措施、科技应对等诸多问题需要解决。而人类是第一次面对高龄长寿所产生的问题，一切都知之甚少。解决问题的前提是了解问题。因此，深入研究增龄过程中人群健康状态的变化规律与影响因素，及早发现增龄带来的功能改变和社会层面的风险因素，深入分析老年生活状态和健康状态的多样性和异质性，提取影响健康状态积极因素与重要节点，开展健康老龄化的动态监测评估和科学干预，对于减缓增龄过程中的功能下降和疾病发生，维护和提高国民健康水平，提高老年人生活质量具有重要意义，也将为老龄健康理论、政策制定和干预措施提供实证依据和技术支持，推动建设活力奔涌的老龄社会。中国是人口大国，如果能为积极健康老龄化提供自己的途径，不仅有着很高的科学价值，也是对全人类应对老龄化的贡献。

在此背景下，中国老龄科学研究中心参与承担了国家“十三五”重点研发计划“主动健康与老龄化科技应对”专项“我国人群增龄过程中健康状态变化特点与规律的研究”所属课题“健康状态影响因素的分析研究”，开展了相关探索与研究。

1.2 研究思路

人体是一个复杂系统，生物机制和社会机制同时对人的生命和健康状态起作用，增龄过程中健康状态的变化规律和影响机制的探索是一个非常复杂的问题。一方面，健康结果是个体在整个生命历程中不断累积发展的结果，另一方面，每个人生阶段上的健康状况都是个体、家庭、社区以及宏观环境交互的结果[2]。在这一个体生命历程和外部社会环境交互影响的过程中，处处体现出社会经济因素对于增龄过程中人群健康变化的重要作用。只有立足于增龄过程中人群健康状态的发展变化，基于生命历程和健康复杂性的研究视角，对增龄过程中健康涉及的“社会—心理—生物”的全因素进行综合分析，才可能在总体上把握老龄健康影响机制的全貌，更好地服务于老龄健康干预政策的制定和实施，更好地促进健康老龄化和积极老龄化。

全球范围内，对个体健康状态内涵的理解及其与个体社会经济特征以及所处社会生活环境的关联的思考和探究都在不断深入。本研究立足真实世界的研究视角，在研究分析和内容组织上，秉承了以下几个方面的考虑和原则：

一是在健康状态评价上突出以功能为导向，以老年人为导向。基于项目任务分工，本研究重点对50岁及以上人群生活自理能力和健康自评进行了详细分析，重点关注增龄过程中这两个维度的健康指标是如何变化的，总体变化趋势和特点是什么；健康指标减退的时间起点和发展进程是什么；老年人群当中健康状态存在何种差异或分化。

借鉴国际经验，对50岁及以上群体功能发挥能力情况进行评估。国家已经明确提出把积极老龄观、健康老龄化理念融入经济社会发展全过程。积极老龄观之下的健康老龄化理念强调人的生存和发展过程中的积极属性，重点在于尽可能地发展和维持老年人的身体功能，以支持个人在更广泛的社会活动中发挥作用。这与国际社会健康老龄化战略关注的焦点转向老年人的行动能力和社会功能是具有内在一致性的。立足中国国情，借鉴国际有益经验，本书从基本生活自理能力（ADL）、工具性生活自理能力（IADL）、学习和发展能力、建立和维持关系的能力以及为社会和家庭做贡献的能力这五个维度对于功能发挥能力进行了评估。

二是关注增龄过程中个体作为社会行动者的社会特征、关系网络、居住生活环境都发生了什么变化。健康状态是人们在社会经济发展过程中的综合表现，特别是对于老年人来说，离开社会生活背景的健康评价往往不能被用于老年人口的现实生活中去，也难以形成有效的社会政策建议[3]。因此研究首先通过对基线数据的全景式深入分析，来全面展示增龄过程中人们是在怎样的社会条件下活出一生。这在一定程度上亦反映了人们健康老龄化随增龄的发展过程，因为健康老龄化的重点不是看人们有没有罹患疾病，而是看他们能够做什么，是不是具备能够实现和成就自己价值观的能力。其次通过构建综合性生活状况指数，对繁多且彼此关联的社会因素进行综合，以更好地展现人群增龄过程中的生活状况变化的总体趋势和特征，并为分析增龄过程中不同生活状况人群的健康状态差异，提供人群分类的视角和基础，避免多个指标层层叠加带来的庞杂。

三是立足发现与提取影响健康状态的积极因素和重要节点，深入分析增龄过程中人群健康状态变化与社会经济因素的关联。健康是各种社会环境与身体、心理变化，在时间不断累积中交互影响产生的结果。因此，本书首先对主要健康状态指标与社会经济地位、婚姻家庭、社会网络与支持、居住环境等方面的因素进行了相关分析；另一方面则是基于分层分类的视角，对不同社会经济特征人群健康状态的增龄性变化进行分析，重点关注增龄过程中健康状态的变化及差异是因何产生，发现影响健康状态的积极因素，明确需要重点关注的人群。此外还从“健康谁负责”问题出发，从个体行为选择、社会支持和制度保障三个层面构建了多因素模型，来探讨不同社会经济因素对于健康的影响。

1.3 研究内容

围绕中心承担的课题任务目标，研究工作重点围绕健康社会经济影响因素的综合分析，健康老龄化主要维度（功能发挥能力）的评估指标体系和技术路线等问题，利用“十三五”国家重点研发计划“主动健康与老龄化科技应对”专项“我国人群增龄过程中健康状态变化特点与规律研究”项目基线数据展开相关分析。

（1）增龄过程中人群生活状况的变化分析

社会经济因素构成多元且不同因素之间可能存在复杂交互影响。在已有研究的基础上，我们尝试构建了整合多重健康社会影响因素的综合分析工具——生活状况综合指数。生活状况综合指数测度指标体系由物质生活条件、家庭网络、社会参与、社会网络和主观生活状况五个维度的共十四个指标构成。通过指标赋值、权重设定、指数合成的技术路线，得到了生活状况分项指数和综合指数。基于综合指数，对增龄过程中人群社会经济状态和生活状况的发展变化进行了全景式分析。

（2）增龄过程中人群健康状态变化与社会经济因素间的关联分析

一方面通过构建生活状况综合指数，对繁多且彼此关联的社会因素进行综合，以更好地展现人群增龄过程中的社会经济因素变化的总体趋势和特征，为分析增龄过程中不同人群的健康状态差异，提供人群分类的技术工具，避免多个指标层层叠加带来的庞杂。另一方面针对健康主要社会心理影响因素，考察了不同社会经济地位、社会网络、健康理念行为、精神意志人群增龄过程中健康状态的差异。基于课题分工，本研究主要分析健康自评和生活自理能力两个方面的指标。前一项调查覆盖所有年龄被调查者，后者则仅针对 50 岁及以上人群。

（3）建立健康老龄化主要维度评估方法与标准

借鉴世界卫生组织理念和方法，探索建立了适合中国国情的健康老龄化评估，也是老年健康状态评估主要维度（功能发挥能力）的指标体系和关键技术方法，形成了完整可行的系统评估技术，并应用基线调查数据，开展了大样本的老年人功能发挥能力评估，得到了大人群不同等级功能发挥能力的占比情况等重要信息。

1.4 研究视角

真实世界研究日益成为医疗卫生领域关注的焦点之一。真实世界研究具备多种优势，包括真实世界研究对研究对象常采用相对较少的排除条件，使纳入人群有较好代表性，研究结果外部真实性相对更好[4]。国际上在实用性随机对照临床试验（RCT）的基础上，提出了真实世界研究的概念和方法，通过“真实世界样本”来反映真实世界总体[5]。因此，项目立足于真实世界研究视角，在较大样本量的基础上，收集客观存在于日常生活实践中的数据，根据真实数据的统计分析结果，寻求最具指导性的循证依据。

在具体研究分析思路上，本研究采用知识网络分析工具（CiteSpace），对目前国内外老年人健康影响因素进行整合、提炼、解读和分析。在归纳和总结前人研究的基础上，探讨如何更为全面科学地认识增龄过程中人群健康状态的变化特点及其与社会经济因素的关联，并从功能发挥能力的视角来看待和评估老年人健康状态。因此，本研究既是一项探索性实证研究，也是一项描述性研究。

1.5 调查数据说明

鉴于队列研究在探索复合暴露与健康效应关系方面具有明显优势，队列研究已成为当今探索复杂病因的实用方法和有力工具之一[6]。自2016 年我国首次在国家重点研发计划“精准医学”研究重点专项中发布队列研究专项以来，我国队列研究的种类和数量急剧增加。立项的队列研究大致分为自然人群队列、临床队列和专病队列 3 类[7]。“我国人群增龄过程中健康状态变化特点与规律研究”项目旨在建立面向主动健康和老龄健康的自然人群队列，反映全生命期中各个阶段的健康与疾病特征，并且观察起点不是从出生开始，而是从队列稳定性等因素考虑从25 岁开始开展长期随访，构建代表人群的多维度、动态的内在能力、健康风险、慢病患病、心理情绪、功能发挥能力的数据库和知识库框架体系。

本研究所使用数据均来自由北京医院牵头的“十三五”国家重点研发计划“主动健康与老龄化科技应对”专项“我国人群增龄过程中健康状态变化特点与规律研究”项目所进行的基线调查，调查对象是25—89岁在中国境内居住生活的中国公民，调查分为健康体检、功能检测、问卷量表几个部分。其中健康体检需要到指定的三甲医院由专业医生完成；功能检测、问卷量表需要到医院内固定场所，由经过培训的专人进行检测。因此本次调查设计遵循科学性与可行性结合的原则，采用多阶段分层志愿招募，在代表性与长期随访可操作性之间达到平衡。项目对调查对象和增龄过程不做预设，但有明确的健康状态和健康影响因素观察目标，并据此建立科学可行的、能够覆盖复杂健康状态和健康影响因素的数据采集方式与方法。

基线调查覆盖全国7大行政地理区域9个基地，是一次针对不同年龄阶段个体健康状态和相关影响因素的大型综合性调查，调查问卷内容涵盖个体健康、心理、社会经济状况等方面的大量指标，为课题开展增龄过程中人群健康状态的社会经济影响因素研究提供了广阔的信息基础和数据支持。当然由于只开展了一次基线调查，目前的增龄研究其实是基于假设队列的思路，实际反映的是横截面上不同年龄人群社会经济生活和健康状态的增龄性变化。

因调查对象覆盖城乡而且涉及不同年龄段，对调查问卷设计提出了更高的要求。在后续调查中，可将调查问卷按内容进行模块化组合，并基于数据处理情况和发现，对问题和选项设计进行适当调整和优化。

1.6 被调查者基本信息

① 性别

本次调查样本为17 375人。被调查人群中，男性占46.3%；女性占53.7%。

② 民族

被调查人群中，民族分布以汉族为主，占 93.8%，少数民族占 6.2%。

③ 年龄[①]

被调查人群中，29 岁及以下青年人占 6.8%，30—39 岁组的中青年占 15.3%，40—49 岁组的中年人占 15.8%，50—59 岁组准老年人占 17.7%，60—69 岁组的低龄老年人占 18.5%，70—79 岁组的中龄老年人占 15.3%，80 岁及以上的高龄老年人占 10.6%（图 1.1）。

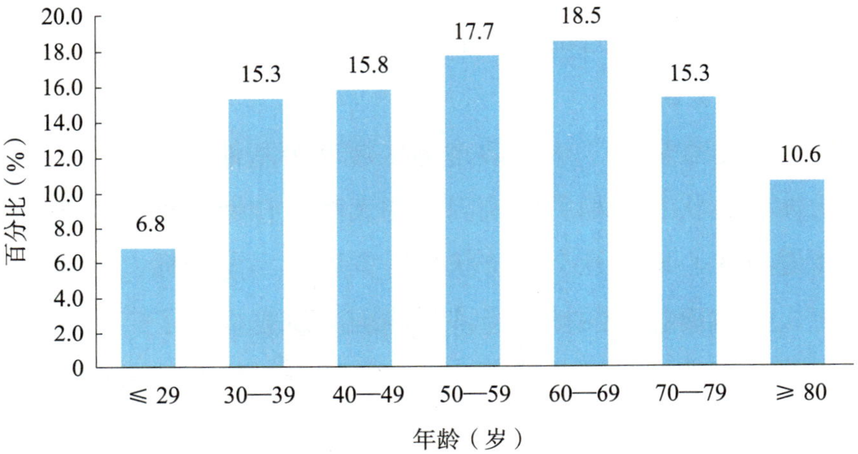

图 1.1　被调查者年龄分布情况

④ 受教育水平

被调查人群中，受过中等教育（初中、高中 / 中专）的比例最多，接近一半（47.7%），其次为受过高等教育（大专及以上）的，占比 26.4%，受过初等教育（小学）的人群占比为 16.1%，文盲占比不到一成（8.7%）。

① 调查数据有极少量被调查者年龄低于 25 岁，还有少量被调查者年龄大于 89 岁，考虑到调查数据获得不易，在数据分析中并未予以剔除。

不同年龄比较来看，受教育水平随年龄增长而呈现梯度式下降态势，也即，接受过高等教育的比例随增龄显著下降，仅上过小学和文盲的比例则随增龄显著上升（图 1.2）。

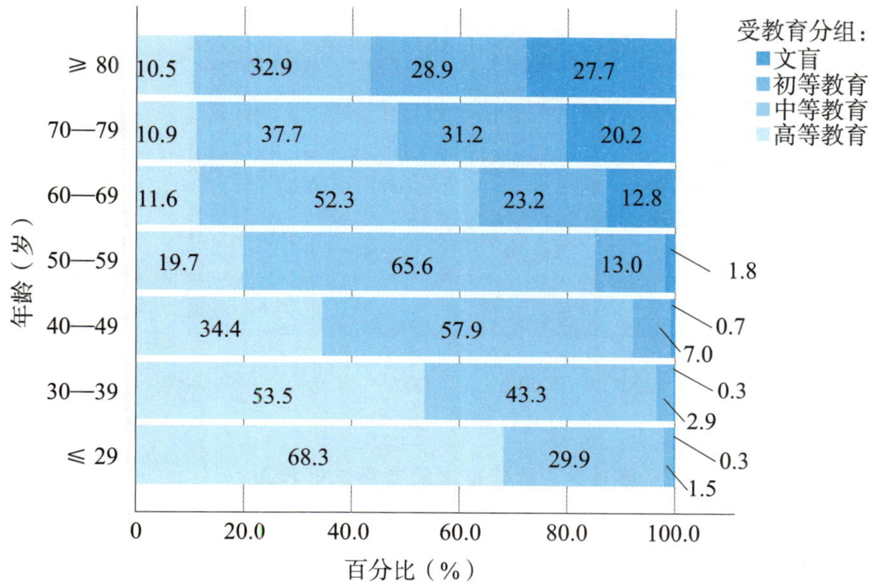

图 1.2 不同年龄被调查者的受教育水平分布

⑤ 宗教信仰

被调查人群中，没有宗教信仰的占全人群的 92.2%，有宗教信仰的占 7.8%。分年龄组比较来看，中高龄老年人有宗教信仰的比例相对较高（70—79 岁为 11.2%，80 岁及以上为 9.6%），29 岁及以下青年人群有宗教信仰的比例最低（5.7%）（图 1.3）。

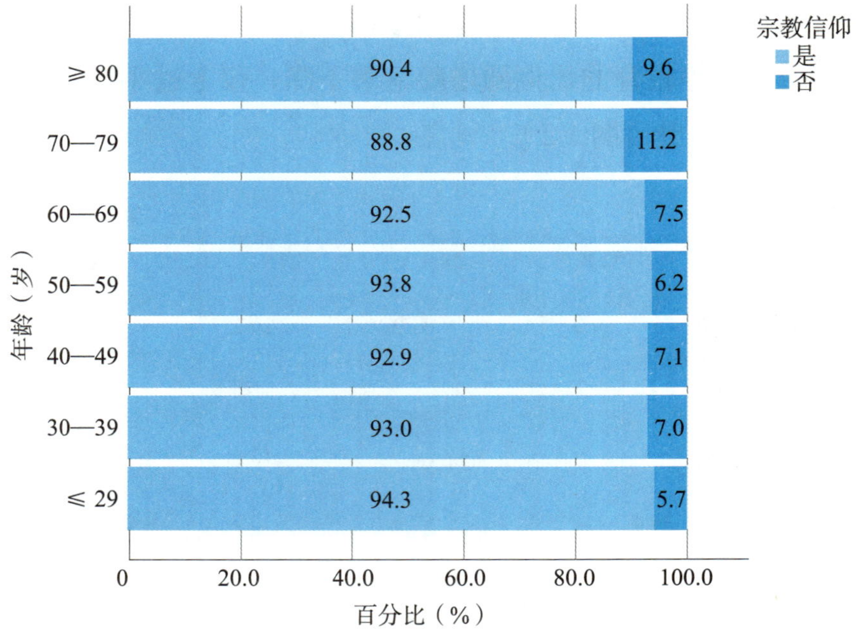

图 1.3　被调查者的宗教信仰状况

⑥ 城乡

被调查人群中，城镇住户接近六成（57.7%），农村住户为 42.3%。城镇住户所占比例随着年龄的增长而递减，29 岁以下被调查者中，七成以上（72.6%）住在城镇地区，到 80 岁及以上被调查者中，则只有不到一半的人（48.2%）住在城镇地区（图 1.4）。

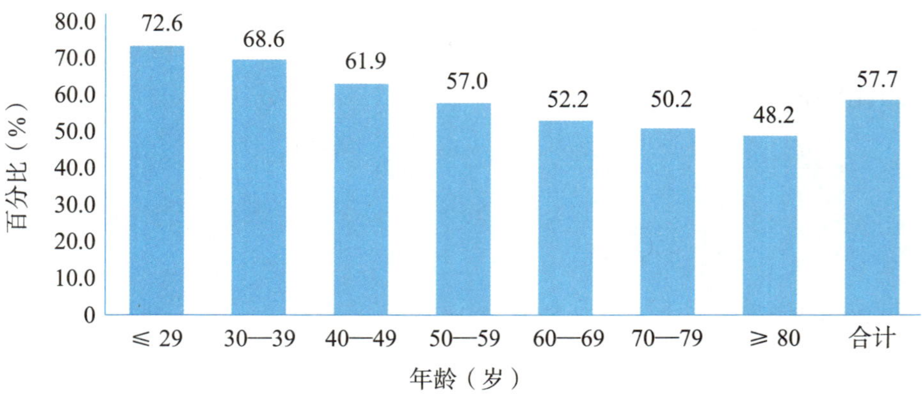

图 1.4　分年龄的城镇调查者所占比例

⑦ 地区分布

被调查人群中，华北地区占33.3%，西北地区占18.8%，华东地区占18.3%，华中地区占14.1%，东北地区占6.4%。

目前关于老龄综合调查及健康数据日渐丰富，其中被广泛使用的包括中国健康长寿追踪调查（CLHLS）、中国健康与养老追踪调查（CHARLS）、中国老年社会追踪调查（CLASS）、中国城乡老年人生活状况抽样调查（SSAPUR）以及中国综合社会调查（CGSS）等。与这些调查不同的是，本次基线调查年龄跨度更大，并且调查所覆盖健康相关信息全面丰富，随着后续追踪调查的持续开展，可为融合遗传与心理、社会、行为、环境等多要素的老龄健康影响因素及作用机制研究提供数据支撑。从本次基线调查情况看，调查样本规模较大，且遍及城乡和不同地理区域，应该说本调查在具有自身一些特征的同时，亦具有一定的广泛性和代表性。

通过与具有全国样本代表性的2021年中国综合社会调查（CGSS）数据进行对比，本研究样本与全国性抽样样本人群在性别、受教育程度和健康自评方面的占比分布以及在年收入上的增龄变化趋势上是大致相当的。基于对老年人群的关注，本次基线调查数据在年龄分布上更为均衡（表1.1）。

表1.1 调查数据与CGSS数据对比

变量		本研究数据	CGSS（2021）
性别（%）	男	46.3	45.2
	女	53.7	54.8
年龄分布（%）	≤ 29岁	6.8	13.7
	30—39岁	15.3	14.5
	40—49岁	15.8	14.0
	50—59岁	17.7	21.9
	60—69岁	18.5	18.5
	70—79岁	15.3	13.4
	≥ 80岁	10.6	4.1

续表

变量		本研究数据	CGSS（2021）
受教育程度（%）[a]	文盲	8.9	10.6
	初等教育	16.1	22.1
	中等教育	48.4	46.8
	高等教育	26.7	20.6
年收入（万）	≤ 29 岁	8.21	5.51
	30—39 岁	9.03	8.34
	40—49 岁	7.77	6.97
	50—59 岁	6.11	5.02
	60—69 岁	4.47	2.39
	70—79 岁	3.43	1.96
	≥ 80 岁	4.58	6.63
健康自评（%）[b]	满意	58.0	53.5
	一般	28.1	28.1
	不满意	13.9	18.4

注：a 受教育程度划分方式：文盲、初等教育（小学）、中等教育（初中、高中）、高等教育（大专及以上）

b 健康自评：根据得分将 1—3 分划为“不满意”，4—6 分为“一般”，7—9 分为“满意”。

参考文献：

[1] 杜鹏，李龙 . 新时代中国人口老龄化长期趋势预测 [J]. 中国人民大学学报，2021, 35(01):96–109.

[2] 陆杰华，韦晓丹 . 跨学科视角下老龄健康研究的主要框架、核心议题及其展望 [J]. 河北大学学报（哲学社会科学版），2021,46(03):140–149.

[3] 郑晓瑛 . 中国老年人口健康评价指标研究 [J]. 北京大学学报（哲学社会科学版），2000(04):144–151.

[4] 孙鑫，谭婧，唐立，等 . 重新认识真实世界研究 [J]. 中国循证医学杂志，2017,17(02):126–130.

[5] 黄卓山，罗艳婷，刘金来 . 真实世界研究的方法与实践 [J]. 循证医学，2014,14(06):364–368.

[6] 单广良 . 京津冀自然人群队列研究的理念与实践 [J]. 中华流行病学杂志，2021,42(8):1493–1497.

[7] 同 [6]。

第 2 章　文献综述

2.1 国内老年人健康影响因素研究现状和热点

随着人类的疾病谱从死亡率较高的急性传染性疾病向死亡率较低的长期慢性疾病转型，社会经济因素逐渐成为健康的社会决定因素[1]，成为健康风险因素背后的“根本原因”[2]。因此，本文也将重点关注影响老年人健康的社会经济因素。中文社会科学引文索引（Chinese Social Sciences Citation Index，以下简称 CSSCI）常被用来检索中文人文社会科学领域的论文收录和被引用情况，本文将利用中国知网（CNKI）收录的 CSSCI 期刊中关于老年人健康影响因素的论文为文献样本，使用知识网络分析工具（CiteSpace）绘制目前国内老年人健康影响因素的知识图谱，并通过知识图谱的解读与分析，呈现不同时期我国老年人健康影响因素的发展脉络和研究热点

2.1.1 资料来源与研究方法

（1）资料来源

本文分析的文献样本来源于中国知网 (CNKI) 收录的 CSSCI 期刊权威数据库。由于老年人健康研究在名称使用上并不统一，且老年人健康测量指标也复杂多样，如除了一般测量老年人健康的指标之外，主观幸

福感也是衡量老年人心理和精神状态的重要综合指标，生活质量、多维贫困等关于老年人生活状态的研究中也涉及生理和心理健康。因此在检索条件设定时选择多种名称排列组合的方式，以尽可能地避免遗漏相关研究。本研究确定的检索条件为主题包含限定词，以“老年”“老年人”“健康”“生活自理”“生活活动”“功能”“自评健康”“心理”“抑郁”“孤独感”“认知”“寿命”“死亡”“疾病”“慢性病”“幸福感”“主观幸福感”“生活质量”“多维贫困”等分别进行排列组合，并选择“同义词扩展”，来源类别限定为“CSSCI”。CSSCI 期刊数据库中，国内关于老年人健康影响因素的研究可追溯到 1998 年，因此纳入本研究分析范围的文章发表时间段为 1998—2020 年。在初步检索的结果中再根据题目及摘要进行判断，剔除与老年人健康影响因素不相关研究。经过搜索、筛选并除重，最终纳入分析的期刊样本文献 976 篇，时间跨度为 22 年。

（2）研究方法

基于共词分析的科学知识图谱方法是目前对文献资料进行科学计量和可视化分析的方法中最受关注的方法之一，不论在自然科学还是社会科学研究领域都越来越受青睐。知识图谱的概念于 2003 年起源于美国，2005 年由陈悦等人率先在中国命名并引入 [3]。知识图谱是以知识域为研究对象，显示科学知识的发展进程与结构关系的一种图像，它兼具可视化和序列化的特点，能够显示知识单元或知识群之间的网络、结构、互动、交叉、演化或衍生等诸多隐含的复杂关系 [4]。本文使用 CiteSpace5.7.R1 软件进行知识图谱的构建和可视化，这是因为 CiteSpace 软件被广泛使用在文献综述、研究热点和前沿分析等研究中，其绘制的知识图谱具有两大特点，一是能够集中呈现一个知识领域的演进历程，二是能够自动表示作为知识基础的引文节点文献和共引聚类所表征的研究前沿。由于中国知网获取的文献数据库在 Citespace 中不支持进行共引分析，因此本文主要进行共现分析，共现分析也已足够表征出研究的热点和趋势。

2.1.2 老年人健康影响因素研究概况

从医学和生物学的角度来关注和研究个体老化的历史是比较早的，但是从社会科学的角度来认识人口老龄化现象以及开展群体老龄化规律研究则相对要晚一些。从我国的情况看，对老年人健康状况的社会经济影响因素的关注是与人口老龄化进程同步的，随着社会关注程度的提高，老龄调查数据的丰富，这方面的研究开始不断增多。过去的 20 多年时间里，老年人健康影响因素研究的关注和研究热度持续升温，呈现蓬勃发展态势，可预期到未来仍然有很大的上升空间（图 2.1）。2011 年及以前发文量保持在相对较低的稳定水平，年发表数量不超过 40 篇，此后发文量开始呈现增长趋势，2016 年之后发文数量更是快速增长，到 2020 年达到年发表量 138 篇。

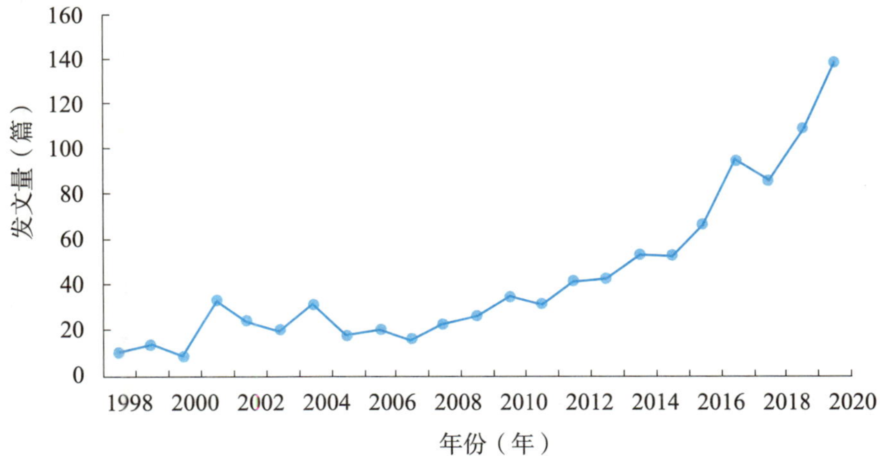

图 2.1　中国老年人健康影响因素研究发文量（1998—2020 年）

资料来源：根据中国知网（CNKI）库内数据整理。

从发表期刊上来看，大致可以看出关于老年人健康的研究涉及人口学、心理学、社会学、体育学、医学、经济学、管理学、统计学、教育学等不同学科，其中人口学、心理学、社会学和体育学的期刊发表较多。人口学、社会学期刊对老年人健康影响因素研究尤为重视，重点关注老年人健康的社会功能性如日常生活能力、认知能力等以及社会因素如社会支持、社会经济地位、城乡属性、婚姻家庭状况等对老年人健康状况的影响。除此之外，心理学研究主要关注老年人心理健康、生活质量、抑郁、认知、幸福感等方面的状况及其影响因素；体育学则主要关注身体活动、体育锻炼等对老年人身心健康的影响。

2.1.3 老年人健康影响因素研究热点与趋势分析

根据文献数据情况将时间区间设定为1998—2020年，时间切片为1年，提取标准设定为g-index，网络剪裁方法选择pathfinder，对每个切片网络进行裁剪，主要对关键词的知识网络图谱进行构建。

（1）关键词共现及聚类分析

文章的关键词是对研究主题的高度概括，通过关键词共现分析可以方便快捷地掌握某一领域研究的热点内容。在删除了“影响因素”“影响”等无意义的关键词，并对“老年、老年人、老人”“女性、妇女”“农村、农村地区”等诸如此类的同义词进行合并后，老年人健康影响因素关键词共现结果（图2.2）。

第一，高频关键词中，比较明显的影响因素关键词有“社会支持”“社会资本”“社会经济地位”“代际支持”“性别差异”“城乡差异”“生活照料”“生活方式”等，这些都体现了二十年来我国老年人健康影响因素研究的重点。

第二，从整体的图谱结构上来看，关键词共现网络呈现出一种较为紧密的关系。也就是说，关于老年人健康影响因素研究呈现从独立分散向交叉集聚的变动趋势，这也与其他老年相关研究领域的研究变动趋势相一致[5]。以发文量逐渐开始快速增长的2011年为时间分界线，对2011年及之前和2011年之后的文献分别进行共现分析［图2.3（a）、图2.3（b）］。连接线颜色从深棕色向深绿色的变化，意味着随着时间的推进研究由分散多点开花转向交叉融合的趋势更为明显。2011年及以前，还可看到以棕色系为主的相对比较独立的研究区域，但之后，基本上各年

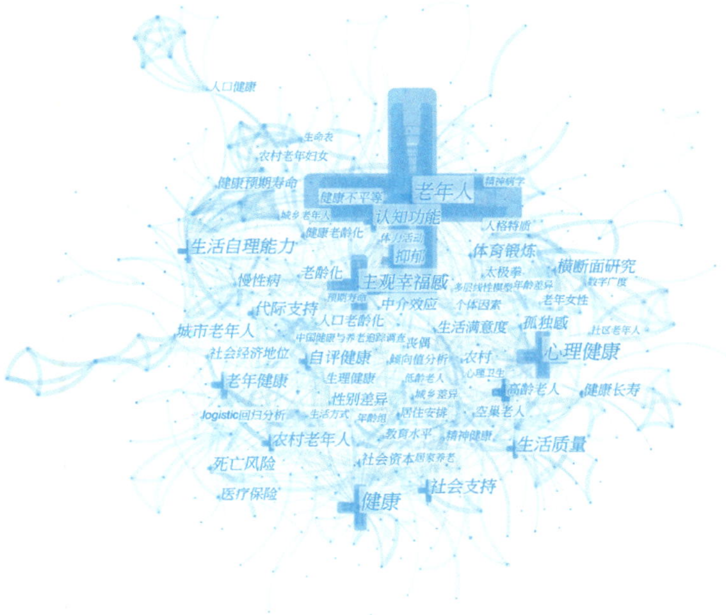

图 2.2　国内老年人健康影响因素研究关键词共现

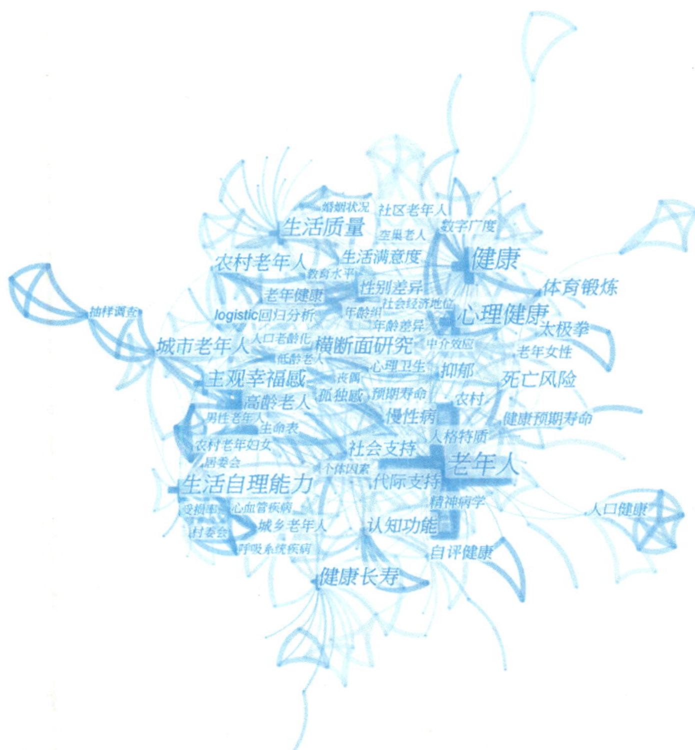

图 2.3（a） 1998—2011 年国内老年人健康影响因素研究关键词共现

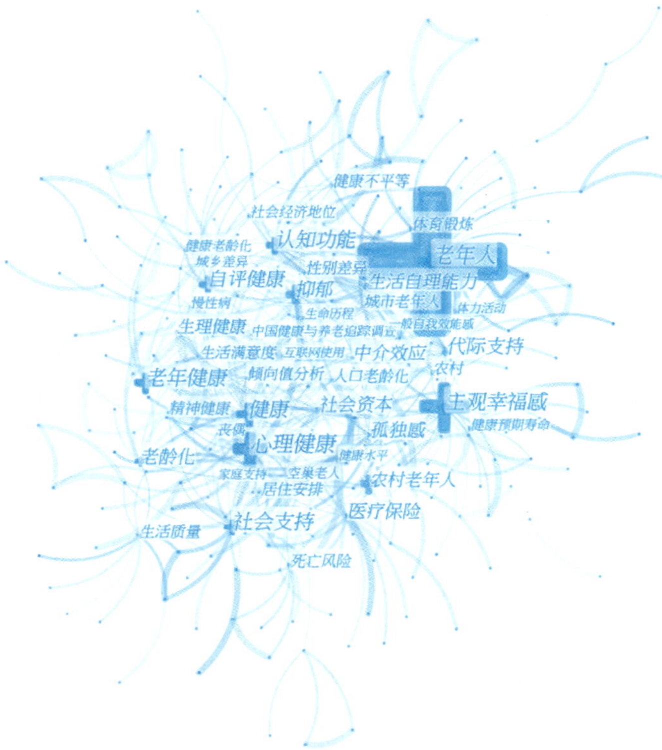

图 2.3（b） 2012—2020 年国内老年人健康影响因素研究关键词共现

份的研究和各不同领域的研究均呈现出复杂的交叉连接。这体现出两个方面的发展趋势：一是对老年人健康内涵的关注程度提高，研究从关注老年人的单一维度健康状况向关注老年人多维健康综合状况转变；二是从关注单个影响因素的作用逐步向关注不同影响因素之间的交叉互动作用转变。

从具体的关键词变迁来看，随着研究的发展与深入，老年人健康影响因素研究的高频关键词也体现出健康测量范畴和影响因素主题方面的变化趋势（表 2.1）。首先，在健康测量方面，2011 年及以前对老年人的生活自理能力、生活质量、寿命等的关注程度较高，而之后对主观幸福感、抑郁和认知功能等心理和功能健康的关注程度明显提高。其次，在影响因素方面，2011 年及以前，共现频次最高的影响因素为体育锻炼，而这一影响因素在之后的共现频次还未排进前 20。虽然两个阶段排在前列的影响因素均包含社会支持和代际支持，但 2011 年之后这两个关键词的共现频次和中心性都明显提高。另外，2011 年及之前较为关注的“性别差异”因素的关注度也在减弱，取而代之的是社会资本、医疗保险、居住安排、社会经济地位等因素。这些变化体现了对老年人健康影响因素的关注逐渐从个体的自然属性和行为特征转向社会经济特征。而这些社会经济因素的影响对老年群体整体健康水平的影响更大也更为根本，也是老龄健康政策和社会政策所应重点关注的。同时，老年人健康影响因素研究的方法也在不断发展和进步，2011 年及之前的高频关键词中还包括“横断面研究”，而随着老年人调查数据的不断丰富，追踪数据和纵向动态的研究方法得到了广泛的应用。研究也不仅仅局限于横截面的相关性分析，而关注于增龄过程中不同因素对健康变化过程的影响，越来越多的研究使用倾向值分析、结构方程、中介效应、工具变量等进行更为严谨的因果推断实证分析。

表 2.1　国内老年人健康研究高频关键词

2011 年及之前				2011 年之后			
共现频次	中心性	年份	关键词	共现频次	中心性	年份	关键词
130	0.58	1998	老年人	243	0.33	2012	老年人
49	0.08	2001	高龄老人	96	0.18	2012	主观幸福感
42	0.44	1998	健康	69	0.24	2012	心理健康
36	0.35	1998	心理健康	54	0.16	2012	健康
29	0.21	1998	生活自理能力	42	0.17	2012	社会支持
28	0.12	1998	主观幸福感	42	0.16	2014	老年健康
26	0.17	2000	生活质量	40	0.05	2012	农村老年人
24	0.13	2003	横断面研究	38	0.09	2012	抑郁
16	0.16	2001	健康长寿	36	0.16	2012	认知功能
14	0.1	1998	体育锻炼	31	0.13	2013	自评健康
12	0.05	1998	社会支持	25	0.12	2012	生活自理能力
11	0.03	2002	抑郁	22	0.11	2012	代际支持
11	0.04	2002	代际支持	19	0.07	2013	社会资本
11	0.08	1998	认知功能	19	0.08	2012	医疗保险
11	0.05	1998	死亡风险	18	0.13	2012	老龄化

续表

2011 年及之前				2011 年之后			
共现频次	中心性	年份	关键词	共现频次	中心性	年份	关键词
9	0.08	2000	农村老年人	18	0.06	2012	生活质量
8	0.04	2005	农村	18	0.06	2014	死亡风险
8	0.03	2004	自评健康	18	0.08	2012	孤独感
8	0.03	2001	性别差异	16	0.05	2015	居住安排
7	0.03	2008	老年女性	15	0.04	2012	社会经济地位

为了更清晰地突出老年人健康具体影响因素的研究重点和变动趋势手动对关键词进行筛选和剔除，仅保留健康测量和具体影响因素的相关关键词，再次进行共现分析［图 2.4（a）、图（b）、图（c）］。从连线的颜色和不同关键词之间联系的紧密程度变化，同样可以看出研究主题从分

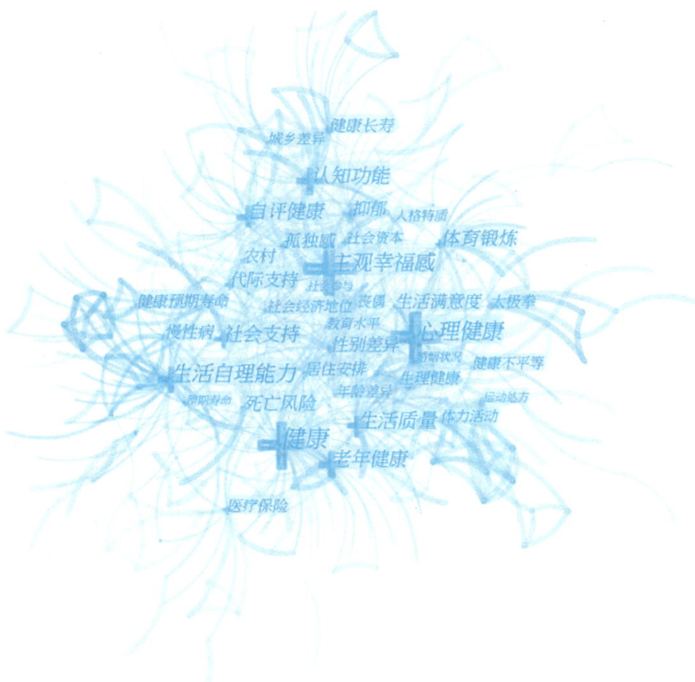

图 2.4（a） 国内老年人健康影响因素研究健康测量和具体因素相关关键词共现

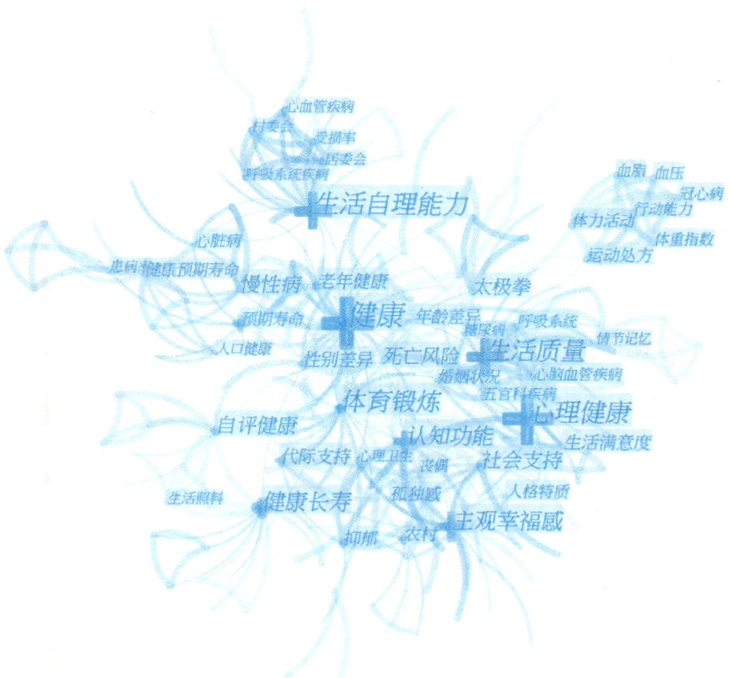

图 2.4（b） 1998—2011 年国内老年人健康影响因素研究健康测量和具体因素相关关键词共现

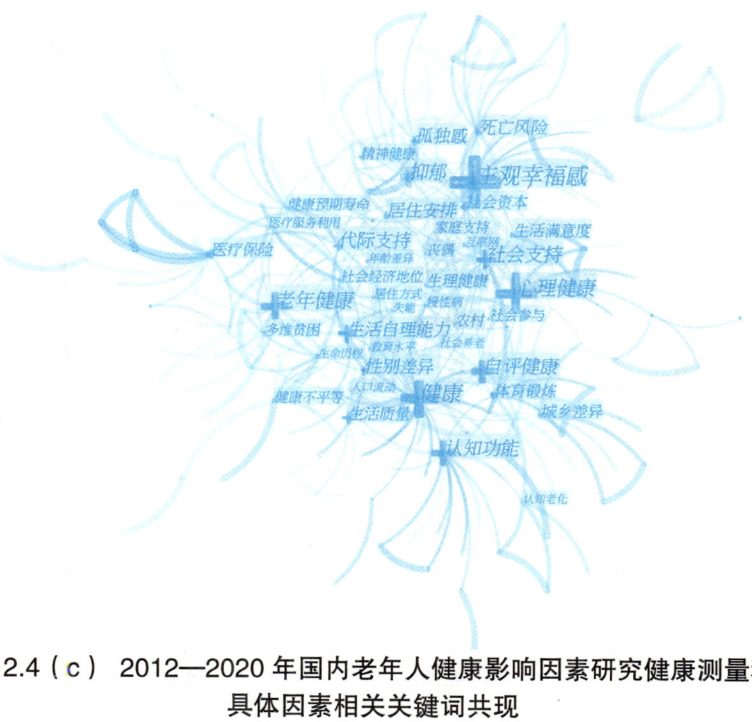

图 2.4（c） 2012—2020 年国内老年人健康影响因素研究健康测量和具体因素相关关键词共现

散到集聚、独立到交叉融合的趋势。2011 年前后共现关键词内容的对比也同样体现出对寿命、死亡风险关注减弱，对健康及其相关功能能力的关注提升，在影响因素方面由关注个体性别和行为特征到关注个体社会经济特征的变化规律（表 2.2）。与前文分析相一致的，2011 年及之前普遍关注的直接的健康行为因素或自然属性特征在以后的研究中关注度逐渐减弱，取而代之的家庭或社会经济特征的影响渐渐受到更多的重视。

表 2.2　国内老年人健康研究健康测量和影响因素相关高频关键词

2011 年及之前				2011 年之后			
共现频次	中心性	年份	关键词	共现频次	中心性	年份	关键词
43	0.42	1998	健康	96	0.32	2012	主观幸福感
36	0.3	1998	心理健康	69	0.16	2012	心理健康
30	0.25	1998	生活质量	57	0.21	2012	健康
29	0.28	1998	生活自理能力	42	0.14	2012	社会支持
28	0.09	1998	主观幸福感	42	0.17	2014	老年健康
23	0.2	1998	体育锻炼	38	0.1	2012	抑郁
20	0.14	1998	认知功能	36	0.16	2012	认知功能
16	0.16	2001	健康长寿	31	0.13	2013	自评健康
13	0.05	1998	社会支持	25	0.1	2012	生活自理能力
11	0.04	2002	代际支持	22	0.09	2012	代际支持
11	0.05	2001	性别差异	21	0.06	2012	生活质量
11	0.05	1998	死亡风险	20	0.05	2012	孤独感
10	0.08	2004	自评健康	19	0.05	2013	社会资本
10	0.03	2002	抑郁	19	0.09	2012	医疗保险
8	0.05	2005	农村	18	0.08	2014	死亡风险
8	0.09	1999	慢性病	17	0.08	2013	居住安排
7	0.02	2008	孤独感	16	0.09	2013	体育锻炼
6	0.09	1999	太极拳	15	0.06	2013	城乡差异
6	0.05	2001	预期寿命	15	0.04	2012	社会经济地位
6	0.03	2001	生活满意度	15	0.09	2012	性别差异

从聚类结果来看，以 2011 年为时间节点的前后两个阶段的聚类结果 Q 值分别为 0.7115、0.594，S 值分别为 0.8976、0.8387，说明聚类的效果较好［图 2.5（a）、图 2.5（b）］。在仅保留健康测量和具体因素相关关键词的情况下，聚类结果以健康测量为主，但也能够体现出研究主题的变迁。2011 年及以前的研究聚类结果中，体现具体影响因素的类别有“太极拳”“性别差异”和“运动处方”三类，2011 年以后的研究则为“社会经济地位”“代际支持”“养老保险”和“城乡差异”，这也与关键词共现结果中的主要关键词变化趋势相一致。

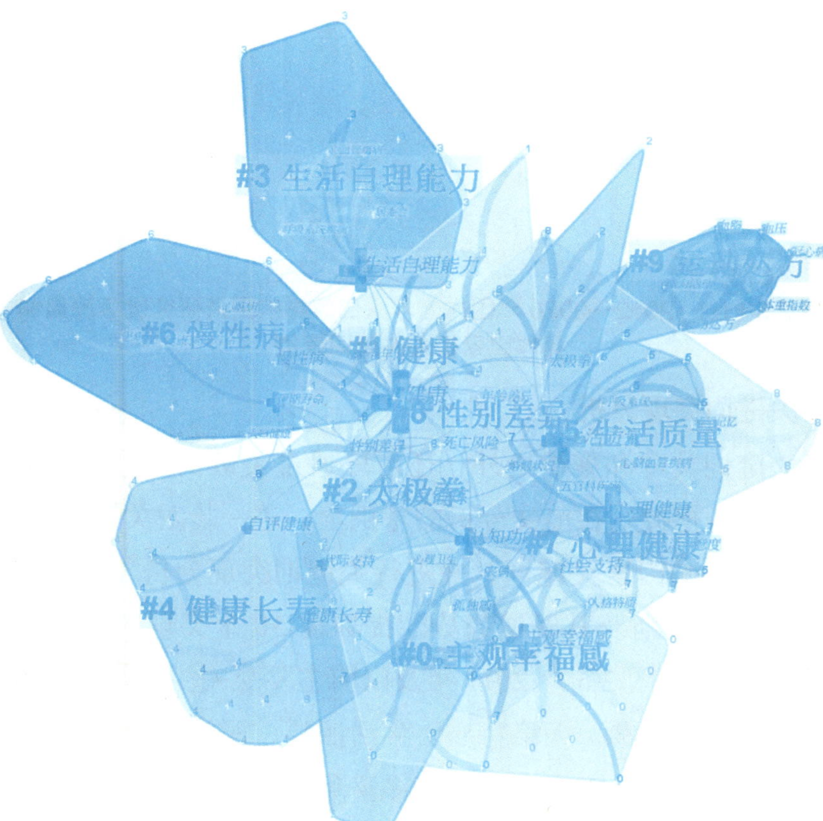

图 2.5（a）　1998—2011 年国内老年人健康影响因素研究健康测量和具体因素相关关键词聚类

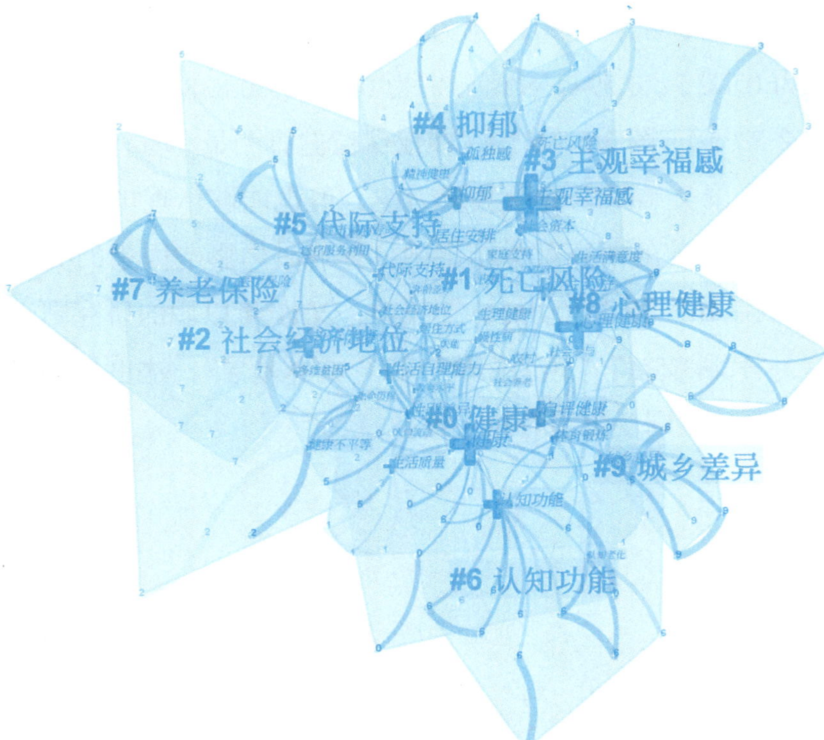

图 2.5（b） 2012—2020 年国内老年人健康影响因素研究健康测量和具体因素相关关键词聚类

（2）关键词突现分析

除了关键词共现和聚类之外，还可以通过关键词突现分析对研究的变迁和前沿进行把握。在前文分析的基础上，进一步对关键词进行筛选，仅保留具体的影响因素关键词，并进行关键词突现分析，以观察不同影响因素受关注的时期及其发展趋势。提取前 30 个突现关键词也可大致以 2011 年为分界（图 2.6）。2011 年及以前主要受关注的影响因素包括体育锻炼、吸烟、太极拳、人格特质、生活照料、医疗保障、生活方式等，均是与健康直接相关的因素，而且更多聚集在个人层面的行为风险因素。而 2011 年以后的研究主要关注的因素则为：退休、丧偶；家庭支持、代际关系、居住安排；社会经济地位、社会资本、社会支持等，注意力更多转向个体生命周期事件以及个体和家庭层面的社会经济因素。近年来，随着社会化养老方式的兴起，引发了新一轮对老年人居住安排及其对老年人健康状况影响的讨论。另外，随着互联网在老年人中的普及率也越来越高，“互联网 +”养老逐渐成为新的生活方式，同时其对老年人健康状况、功能发挥的影响也开始受到越来越多的关注。

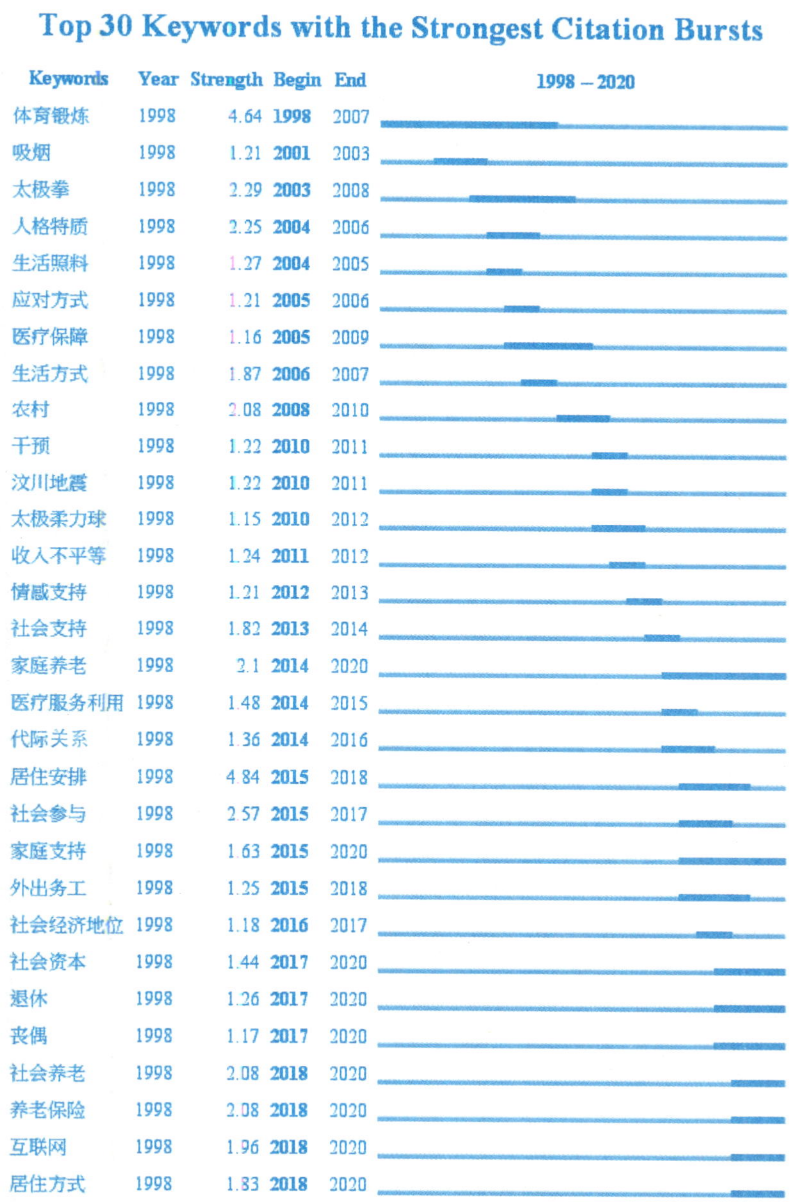

图 2.6　国内老年人健康影响因素研究具体因素关键词突现

2.1.4 老年人健康影响因素研究启示及未来展望

（1）老年人健康影响因素研究呈现跨学科交叉融合趋势

老年人健康影响因素研究呈现出跨学科交叉融合的趋势，但跨学科研究仍有待更进一步深度探索。已发表的老年人健康影响因素研究涉及人口学、心理学、社会学、体育学、医学、经济学、管理学、统计学、教育学等不同学科，且从关键词共现的结果可以看出，研究呈现出从分散独立向交叉融合转变的趋势，除探讨不同影响因素之间的调节或中介作用之外，更涉及学科间的交叉互动。

一方面，老年人健康的测量体现出学科交叉的趋势，从关注单一的某项健康指标转向讨论多维健康指标及不同健康状况之间的相互作用，比如心理健康或情绪状况对日常活动能力的影响、患慢性病对老年人身心健康的影响等。另一方面，研究的具体的影响因素也逐渐体现出跨学科的特征。已有研究进行了一些跨学科的研究尝试，如探索居住方式对老年人心理健康效用中社区环境的调节效应[6]，教育对农村老年人多维贫困影响中社会保险的调节作用[7]，身体锻炼对老年人认知功能影响中老化态度的中介作用[8]，研究广西地区长寿基因与地理环境交互作用对寿命的影响等[9]。但总体而言，国内关于老龄健康影响因素的跨学科研究整体还处于散点化的初步探索阶段，亟待开展更深入、更系统的研究。只有以增龄过程中人群健康状态的变化为研究对象，基于全生命周期和健康复杂性的研究视角，对老龄健康涉及的“社会—心理—生物”的全因素进行综合分析，才可能更多地把握老龄健康影响机制的全貌，更好地服务于老年健康干预政策的制定和实施，更好地促进健康老龄化和积极老龄化。

老龄健康影响因素具有交互作用性，老龄健康的影响因素存在交互作用性，任何一个性质与层面的影响因素都不是完全独立的，对老龄健康的影响也不是完全独立的，而是彼此相互交织、相互叠加，通过交互作用对老龄健康产生影响[10]。特别是，越来越多的研究者认识到健康涉及人体系统以及人体与环境的复杂性。人体是一个自组织、自适应的复杂巨系统，具有自我发展、自我调节、自我完善、不断进化的能力，由人与环境相互联系、相互制约构成的矛盾统一体，则是一个超级的开放复杂巨系统[11]。因此，我们不能仍以还原论作为研究疾病成因和健康影响因素的主要方法论，而是要运用“整体”或系统概念来处理复杂性的问题。健康内涵及其影响因素的复杂性已经突破了传统还原论的认识边界和认识方式，需要以更加包容开放的心态，广泛开展学科间的交流与合作，对健康复杂性这一既古老又崭新的领域进行积极的探索和勇敢的尝试。

(2) 老年人健康影响因素作用机制探讨有待深入

虽然已有研究对老年人健康影响因素进行了大量的实证探索分析，也有部分经济学研究开始专注于对因果机制的探讨，但大部分的实证研究其实更多仅停留在相关性的分析，及健康与各因素的表面关联分析，缺乏因果推断和具体影响作用机制的探讨，缺少相关理论讨论和支撑。

在自然属性方面，研究表明女性的自评健康、日常生活自理能力较差[12][13]，但心理健康状况较好[14][15]，却并未仔细探讨这种性别的差异究竟是源于生物性的基因区别或是两性社会角色的差异，可以通过开展跨学科研究纳入生物性信息探索性别的基因或激素水平等差异在两性健康水平差异中扮演的角色，或者从生命历程的视角挖掘两性在家庭、工作、社会中所承担的不同社会角色或经历的不同事件最终如何对老年阶段两性健康差异造成影响。社会经济方面，已有研究结果显示有配偶、较高的社会经济地位和受教育水平等都能显著提高老年人的生活自理能力和心理健康状况，拥有养老保障等都能显著提高老年人的生活自理能力和心理健康状况[16-21]，也已有部分研究论证了教育、社会经济地位等主要通过影响老年人的健康行为和生活方式等促进老年人的健康[22][23]。在健康不平等的中间机制方面，社会资本的作用尚未引起国内学者足够的关注，同时社会制度、文化差异、区域差异以及微观层面的个人的健康素养、患病行为等这些因素还没有被充分探讨[24]。整体来看，机制探讨的研究仍然较少，也尚未形成较为完整的理论体系。

在文献搜索和整理过程中，我们发现虽然已有不少研究关注到了老年人健康的社会经济影响因素，但内容较为散乱，部分研究具有较浓的数据驱动的色彩，还没有形成系统性且具有实践指导意义的成果。社会经济因素被认为是疾病和健康的根本原因，在现阶段社会快速转型的中国，健康不平等的特点及其形成机制到底是什么，有何政策启示，这方面的研究成果亟待在健康中国战略和积极应对人口老龄化战略的实施上发挥更大的作用。因此，在未来的研究中需要加强中国特色老龄健康理论体系建设，深入探讨增龄过程中社会经济因素对健康的影响机制。

（3）老年人健康影响因素数据融通平台亟待建立

在进行文献梳理包括关键词共现分析时不难发现目前针对老年人开展的调查及数据日渐丰富，其中被广泛使用的包括中国健康长寿追踪调查（CLHLS）、中国健康与养老追踪调查（CHARLS）、中国老年社会追踪调查（CLASS）等追踪数据，以及中国城乡老年人生活状况抽样调查（SSAPUR）和各研究团队自行开展的相关调查等截面数据。几乎所有的老龄调查都涵盖了健康方面的问题，但由于问题设计和指标设置的差异，使得利用不同数据进行实证研究的结果难以比较，组合不同数据进行混合数据研究存在一定的困难。例如，关于日常生活自理能力的测量便存在较大差异，CLASS、CHARLS 和 CLASS 调查中分别包含 10 项、12 项和 6 项内容，在三项调查中均包含的基本日常活动能力的项目有穿衣服、洗澡、吃饭、控制大小便和上厕所，关于室内移动也都有涉及但表述上存在差异。三项调查在测量的等级划分上也存在差异，CLASS 和 CLHLS 分为不需要帮助、需要帮助和完成不了 3 个等级，CHARLS 则分为没有困难、有困难但仍可以完成、有困难需要帮助和无法完成 4 个等级。已有研究[25]利用不同数据来源比较了中国老年人的失能水平状况，尽管已经挑选了不同调查中相同的测量项目，并对测量等级的差异进行合并处理，但从这些调查推算出的 2010—2011 年间的老年人失能率仍然存现明显的差异。

因此，推进跨学科老龄健康影响因素研究，亟待建立老年人数据融通共享平台。一是打通不同数据之间的应用壁垒，统一老年人调查中的指标和问题设置，增强不同数据来源间的可比性，并使得合并数据研究成为可能，以克服单项调查可能存在的抽样偏差或样本人群规模偏低问题等。二是扩展老年人健康数据信息维度，结合不同学科、不同领域研究侧重点，细化个体特征尤其是生物遗传特征、医学诊疗数据、生活行为方式以及精神心理状态等信息采集，充实环境特征包括自然环境、社会环境等的测量，为老年人健康影响因素更深入地跨学科研究提供可靠坚实的数据基础。三是扩大健康调查群体。不仅聚焦老年期阶段的信息，还要通过采集和调查生命早期生理或心理环境的信息，提高对健康风险或保护因素在全生命过程中累积效应的认识，既了解不同影响因素对于当下调查人群健康状况的即时影响，最终着眼于增龄过程中全人群的健康状况的变化规律，建立全生命周期的健康监测数据平台，为研究增龄过程中的健康影响因素提供有力的数据支持。

2.2 生命历程视角下健康的主要影响因素文献综述

“生命历程”为生命轨迹提供了一个独特而深入的视角，生命历程视角是一个多学科模式，它融合了队列分析、累积优势和年龄社会学等理论观点，侧重于研究一个队列群体的内部差异或者不平等是如何随着生命历程的推进（或者说随着年龄的增加）而不断增加的，并且从历史背景、社会制度安排和个体生命历程轨迹之间的交互作用上来解释这种随着时间推移而日益增加的不平等[26][27][28]。

2.2.1 生命历程视角的产生及内涵

20 世纪 60 年代，Ryder 于 1965 年发表了关于队列分析的开创性的经典论文——《队列作为社会变革研究中的一个概念》，提出队列可以作为社会变革分析的一个时间单位，社会学研究一方面需要考察队列内部在整个生命周期上的时间发展问题，另一方面也需要考察社会变革对不同队列、不同影响方式及导致的发展差异问题[29]。Merton 于 1968 年发表了经典论文《科学中的马太效应》，指出在科学职业中已经拥有较高声誉的杰出科学家在以后的科研合作和科学发现中会被给予更高的声誉，这种科学职业中的累积优势就是“马太效应”[30]。与此同时，Riley 及同事相继出版三卷本的《老龄与社会》，强调了年龄在社会学研究中的重要性，继而提出了“年龄社会学”（sociology of age），个体随着生命历程的老化过程可看作是一个社会过程，社会和群体是按照年龄进行分层的[31][32][33]，他认为，队列联结了年龄和社会变革，通过对连续出生队列群体不同老化方式的考察可以理解个体的老化过程是如何被社会变革所改变以及新一代队列的不同老化方式又是如何推动社会变革的（Riley，1987）。生命历程观[35][36][37]几乎在同一时间推出。Elder 于 1974 年出版了《大萧条下的孩子们》一书，标志着生命历程视角正式出现[37]。在之后的二三十年中，Elder 及其他一些学者不断发展和丰富了生命历程视角，使其逐渐成为社会学研究乃至整个社会科学研究中一个非常重要的理论视角。

Elder 认为生命历程是“个人在一段时间内所执行的一系列事件和角色”，强调时间、背景、过程和意义在人类发展中的重要性。随后多位学者对生命历程的内涵进行发展和完善。Alwin（2012）[38]提出整合概念，以创造一个更全面而又清晰的生命历程内涵。他认为，生命历程的内涵为“研究生命历程事件和转型的原因和后果，理解生命事件及其所标志的角色转换如何影响生命周期各阶段相关结果的寿命发展的综合视角”。

生命历程视角认为成年人的健康状况部分取决于生命早期的生物学和社会因素，早期的家庭背景和经历决定了与健康相关的资源数量以及对环境和社会风险的暴露程度，这种初始差异随着时间不断累积，从而导致与社会经济地位有关的健康差异随着生命历程而不断增加 [39]。通过文献回顾发现，早期的生命历程研究主要集中在家庭、职业以及地位获得等生命过程，后来逐渐扩展到健康领域。生命历程视角把个体的健康看作一个终生发展的过程，一方面研究生命早期的社会经济地位因素和成年时期乃至老年时期健康状况之间的关联性，另一方面也研究不同社会群组的健康差异或者健康不平等是如何随着年龄的增加而变化的 [27]。

2.2.2 早期社会经济地位对后期健康的影响

根据生命历程视角，一个队列群体在晚年时期的健康状况及其不平等不仅仅是当前处境导致的结果，其根源可能要追溯到他们在童年时期的地位和生活处境，这样就把健康的决定因素从近端转向远端，从短期转向长期 [28]。许多经验研究表明，童年时期的社会经济地位与后期健康状况有着直接或者间接的关联 [40][41]。童年时期社会经济地位本身可能并不对后期健康起作用，而只是代表了未来成人社会经济地位的标志，进而影响成人健康 [42]。关于童年时期社会经济地位如何影响后期健康这一问题非常复杂，具有挑战性。

一方面，有研究认为无论成年后的社会经济状况如何，童年时期的社会经济地位都会影响后期健康。Galobardes 等人 [43][44] 研究了童年时期社会经济地位与成人死亡率之间的联系。结果表明，童年时期社会经济地位较低的人，无论成年后的社会经济状况如何，其过早死亡的风险都较高。例如，在男性和女性中，较低的儿童社会经济地位与心血管疾病（如冠心病、中风）、呼吸系统疾病、糖尿病、肺癌、肝癌和胃癌，以及消化系统疾病的死亡风险增加有关。在男性中，较低的儿童社会经济地位也与酒精性肝硬化、意外伤害和凶杀，以及神经系统疾病导致的死亡风险较大有关。Lawlor 等人（2006）[45] 研究了童年时期低社会经济地位与成年时期全因和特定原因死亡率增加之间关联。结果表明，来自手工社会阶层的人比来自非手工社会阶层的人更有可能死于各种原因，以及死于与吸烟有关的癌症、胃癌、呼吸道疾病、心血管疾病和糖尿病等具体原因。Kittleson 等人（2006）[46] 研究了童年时期社会经济地位在成人不同健康结果的风险中的作用。结果表明，童年时期社会经济地位与健康结果的关联不可能归因于成年后的社会经济地位差异。另一方面，也有研究提出了不同的观点。Pollitt 等人（2005）[47] 研究了支持整个生命过程中社会经济地位与成人心血管结果之间联系。结果表明，童年时期较差的社会经济条件使个人面临成人心血管疾病和心血管相关死亡率的风险不大，与成人社会经济地位无关。随着整个生命过程中（包括儿童时期）在低社会经济地位环境中度过的年数增加，成人心血管疾病的风险也会增加。

有学者 [39] 系统梳理了关于童年时期社会经济地位对后期健康的影响路径的四个方面：第一，家庭社会经济因素影响了暴露于急性和慢性压力源的程度 [48]。童年时期的多重生活压力可能会导致生理上的短期内不易察觉的破坏或损坏，破坏身体应激反应系统的发育，影响发育中的大脑、心血管系统、免疫系统和代谢调节控制，而这可能具有终身的后果，为成年之后的相关疾病奠定基础 [49]。第二，家庭社会经济因素影响了童年时期的营养状况和早期发育 [42]。经典的生物学研究表明，童年和青少年时期是身体发育的关键时期，这个时期的营养和发育情况对当时的健康和未来的健康都会产生显著影响，成年后的个体只能在生命早期所确立的生物特征范围内发挥自己的功能 [50][51]。第三，家庭社会经济因素影响与健康有关的行为和生活方式，比如吸烟、喝酒、运动和健康意识等 [52]。许多研究证实，较高社会阶层群体的生活方式比较低社会阶层群体更为健康。通过早期的社会化过程，处于不同阶层地位的家庭会把他们的生活方式传递给孩子 [53]，这种内化了的习惯或生活方式对未来健康可能具有持久的影响[54][55]。第四，童年时期社会经济因素直接影响了早年健康。处于不同社会阶层的家庭所生活的环境以及用于避免健康风险和保护健康的资源有显著差异[56][57]，这导致了不同家庭背景的孩子在早年健康水平上就已经出现了不平等，而早年健康又被视为与晚年健康具有重要的关联[58][59]。不同社会阶层家庭的生活环境会影响儿童发展轨迹，从而影响后期健康，这些轨迹涉及心理和生理的成熟以及与健康相关行为的获得。这些轨迹的过程贯穿整个成人期，并影响疾病和功能障碍的更近端原因。在许多国家，低社会经济地位父母的子女比富裕父母的子女更难得到必要的预防性医疗服务，会使个人在一生中面临更大的健康风险。但值得注意的是在瑞典[60]、挪威[61]、芬兰[62]等已实行国家化医疗体系的国家，童年时期社会经济条件与成人发病率和死亡率风险之间还存在反向关系。

此外，也有研究分析了早期不平等在整个生命历程上会发生怎样的变化，以及通过什么机制进一步造成了晚年的健康不平等。经验研究表明，随着年龄的增加，早期不平等产生的影响有不断增强的趋势。比如，有学者利用中国健康与营养调查数据进行分析后发现，不同社会经济地位群体之间的健康差距随着年龄增加而扩大[63]。此外，也有研究基于美国成年人的全国代表性数据，发现不同教育背景群体的健康差距随着年龄的增长而增加[64]。

2.2.3 累积优势 / 劣势与累积不平等与后期健康

累积优势 / 劣势的概念经常出现在社会科学文献中，包括关于社会流动、贫困、种族、犯罪、教育、健康和人类发展等方面。累积优势 / 劣势理论起源于地位成就研究和科学生涯研究[30]，它在老龄化和生命历程研究中富有成效，研究了最初在教育成就和收入方面的劣势影响如何在一生中累积，最终导致甚至加剧晚年不平等的过程[65]。O’ Rand（2006）[65]将其描述为“生命历程资本形式”，经济、健康和个人资源在生命历程中不断积累。生命早期在社会经济地位和健康状况上的优势，会不断带来资源和机会，从而会进一步增加优势，即所谓优势累积；另外，如果生命早期在社会经济地位和健康状况上处于不利地位，之后可能会面临一系列的健康风险，在社会地位获得上也可能面临障碍，从而导致进一步的劣势，即所谓的劣势累积[66][67]。通过复杂过程的选择和与各种社会机构的互动，即使是生命历程资本方面最初的微小差异也会导致结果的巨大差异。这种累积优势 / 劣势的过程，其背后产生的因素既包括微观上的心理社会因素，也包括宏观的社会选择过程[30]，是一个社会的制度安排和个体行动在不同时间上交互作用的结果[28]。

关于生命过程中健康差异的研究，有证据表明，早期和持续困难的影响会导致身体衰退的自我强化模式，表现为晚年较高的残疾率和死亡率[68]，以及肥胖[69]、高血压、心脏病和认知能力下降等健康问题[64][70]。然而，关于社会经济地位对健康结果的影响在生命过程中是加强还是减少，结果并不一致。教育和收入在健康方面的差距已被发现，要么是分化[71][72]，要么是缩小[73][74]，要么是保持稳定[75]，要么是从早期到中年分化，然后在老年时缩小[76]。以上研究主要是横向研究，采用累积劣势 / 优势框架来处理生命过程中的健康差异。为了更加充分的检验队列内差异的累积劣势理论，美国最近的一些研究已经开始利用纵向设计从队列差异中挑出老龄化的过程，研究了健康方面的大量队列间差异[77]和队列内健康差异随年龄增长而增加的模式[78][72]。研究还发现，健康轨迹的组内差异持续存在，表明非裔美国人持续处于不利地位[79]。这些研究均支持了累积优势 / 劣势理论在健康领域中的应用。

以往研究也表明，早期优势 / 劣势随时间的累积过程并不完全是线性的，随着年龄的增加，健康不平等的程度有可能会减弱[39]。比如，House 等（1994）[74]研究表明，到了生命后期，不同社会经济地位群体在健康风险因素暴露水平的差异会缩小，从而导致健康不平等程度会减弱。不同教育背景群体在健康状况上的差异在生命早期和中期是最大的，而到了老年时期也会变小[80][81]。一项有关中国的研究也发现，在女性群体中因为教育和收入导致的健康不平等程度随年龄的增长而缩小，而在男性群体中的健康不平等程度并不随年龄的增长而改变[82]。这些经验事实表明：在一个完全的生命历程上（从出生到死亡），早期的社会经济因素和行为特征的影响并不一定一直持续存在或者其影响的程度也可能会发生变化。

最近，学者们将累积优势理论[83]、生命历程[84]和压力过程[85]理论相结合，提出了累积不平等理论，确定了发展和人口过程，强调负面事件和经历如何将人们置于更高的风险中，积极经历如何创造机会，以及两者的配置如何改变个人和集体的生活机会[86][87]。

累积不平等理论认为导致社会不平等的过程很早开始，并将童年作为导致社会不平等的关键人生阶段[86]。童年对成人健康至关重要有两个主要原因：首先，儿童时期的状况反映了代际过程。“受基因和环境的影响，家系对生命历程早期的地位分化至关重要”[88]。例如，一个人童年时期的父母社会经济地位可能直接或间接地与孩子未来的健康有关，因为社会经济地位如何塑造未来的生活方式和资源，也影响着健康；其次，童年时期的压力因素可能会改变个人发展和社会功能。事实上，在对数百项关于该主题的研究进行回顾时，Miller 等人（2011）[89]得出结论：“早期的压力培养了对威胁的警惕性和对他人的不信任，这些特征使其难以形成深厚的社会关系”。累积不平等理论还优先考虑生命过程中的风险和资源配置。该理论认为，劣势，即地位等级中的不利地位，会增加风险暴露或“危险或负面事件的概率”[86]。因此，早期的劣势增加了后期暴露于风险的可能性，但资源有助于行动者应对这些暴露。例如，支持性的社会关系可能会帮助一个人应对早期的生活劣势，但紧张的人际关系会使其更难有效地应对早期的负面风险。根据累积不平等理论，对累积的风险和资源进行核算，可能会揭示出可以关闭早期劣势的假定影响的过程。这并不是说早期侮辱对健康没有直接影响，只是说应同时考虑到其他生命过程中的风险和资源[88]。

因此，生命轨迹并不一定是一个稳定的单一的过程，我们应该看到多种可能性的问题[90]。其他的一些研究也提出了生命早期劣势的可逆性问题，成年之后向上的社会流动在某种程度上可以减少早期劣势所带来的影响，也可以干扰或暂停早期优势或劣势影响的渐进过程[69]。一系列的经验研究也表明，在控制成年社会经济地位因素之后，童年时期社会经济地位和成年健康的相关程度显著下降[59][91]。由此可见，虽然早期社会经济因素所带来的健康影响很重要，但是我们也应该看到后期的资源和机会在其中的补偿作用，从而打破了固有的风险链条，削弱甚至抵消了早年劣势所带来的影响。

2.2.4 文献述评

作为一个整合性的概念框架，生命历程视角既整合了个体生命历程上每个发展阶段，也整合了个体的生命时间和社会的历史视角，既侧重微观的个体生命过程，也侧重宏观的社会结构特征。在生命历程视角看来，个体的发展和衰老是一个终身的过程，个人通过自身所在的历史和社会环境所提供的机会和约束中进行选择和行动来构建自己的生命历程。个体在每个人生阶段上的健康状况和发展轨迹都是在一定的历史时期和空间中完成的，并且受到社会历史发展阶段特征的塑造和制约。虽然生命历程视角也特别强调了早期的不利处境对后期健康的累积影响，但是它并没有把个体仅仅看作前期发展结果的被动接受者，而是认为个体具备能动性，可以利用后期的资源和机会来弥补前期的消极后果。此外，通过对不同队列群体生命历程的比较，可以洞察社会变革的趋势，这也是生命历程视角的独特优势[39]。

通过文献回顾发现，首先，从20世纪60年代生命历程视角出现到现在，有关健康生命历程的研究大都是考察童年时期社会经济地位和不利处境与成年早期健康之间的关联，其研究的生命历程相对较短，少有研究涉及老年阶段甚至高龄阶段；其次，以往的研究大都基于累积优势或劣势理论，认为早期优势或劣势和早期不平等随着年龄的增加而增加，忽略了个体在生命历程中的能动性问题，以及成年之后的社会经济地位、生活方式和社会心理资源对童年时期因素的调节作用。再次，虽然近年来已经有一些研究开始注意到成年因素对童年时期劣势的补偿作用，但是仍然需要把这方面的研究扩展到中国老年人群体中。虽然近二十年来有关健康生命历程的研究逐渐增多，但大都集中在欧美发达国家。鉴于中国历史发展进程和社会制度不同于欧美发达国家，当前中国老年人群体生命历程可能显著不同于欧美发达国家的同龄人群[92]。最后，在生命历程研究范畴下，还应该关注基因和其他生物过程在生命历程轨迹中的作用。生命历程心理学在理论视角和研究设计上与生物学，特别是行为遗传学结合上更为紧密，而生命历程社会学往往忽略了社会事件和转型时期生物学基础[93]，需要加深生物科学和社会科学之间的对话[27]。

2.3 健康老龄化概念变迁和多维评估

老龄化的产生是伴随着健康和疾病之间的规律演变诞生的，因为在疾病转型的早期，也就是大流行病的早期和晚期，人类的预期寿命只有30—40 岁，老龄化的问题还并不存在。随着科技发展和医疗进步，人们的营养和生活方式的改善，以及公共医疗卫生服务的健全，我们度过了大流行病阶段而来到了慢性退行性疾病延迟期的时代，这一疾病转型的发生加快了老年人口的增长速度。在世纪之交的短短 50 年内，一些发达国家如美国的人口中位数年龄从 22.9 岁增加到了 30.2 岁，65 岁及以上人口占总人数的比例从 4.1% 增加到 8.1%[94]。年龄结构的这一根本变化，是随着连续出生的群体存活到高龄的比例迅速增加而产生的。与此同时，伴随的问题是，老年人死亡率的下降是否会导致健康预期寿命的增加或伤残预期寿命的增加？也就是说，生存率的提高是否可能导致短时间，以及长时间内功能损伤人群比例的增加，患病期和失能期的扩大[95]。因此，这个时代需要我们用新的方式来思考人们如何在高龄时生活，如何尽可能维持健康。

2.3.1 健康老龄化概念的变迁

从历史的角度来看，人口老龄化的概念是一个相对较新的问题。可以观察到，在1950年，没有一个国家65岁以上的人口超过11%，然而到了2050年，这一问题将急剧凸显，届时将达到38%[96]。世界人口结构都在发生巨大的变化，越来越多的人活到老年甚至是非常高龄的阶段，并且这种现象并不局限于传统的工业化国家。虽然我们的寿命变长了，但我们是否能以健康的状态度过这额外的岁月还并不清楚。因此，这里尝试梳理老龄化过程中健康、积极老龄化的概念演化过程。

第一个对老龄化议题产生巨大影响的，是Cumming和Henry在1961年提出的“脱离理论”[97]。这一理论是新兴的多学科老年学领域中最具争议的社会科学问题。他们试图定义一个明确的、多学科的，关于正常而非病态衰老的理论，这或许是衰老研究人员的第一次尝试[98]。脱离理论认为，脱离是衰老过程中不可避免的，在这个过程中，老年人与社会其他成员之间的许多关系被切断，剩下的关系在质量上也发生了变化。他们认为，脱离可以在心理和社会学（角色和规范）变化中看到，同时还表现在老年人精神士气的丧失上。他们把这种在社会和心理逻辑上的退出过程认为是老年人的模态反应，认为脱离过程不仅仅是成功衰老的相关因素，而且可能是成功衰老的一个条件[97]。

虽然这一理论是系统研究衰老的一个里程碑，但也存在内在缺陷，到了20世纪70年代中期被广泛质疑。Havighurst及其他反对者提出，对许多人来说，50岁以后的发展过程中，脱离活动充分体现了其心理和行为模态倾向，这一点毫无疑问。但是同龄人在这一过程中的异质性也不容置疑[99]。Neugarten论述到“衰老有很多途径，不是一个不可避免的、规范的，更不是普遍存在的模式，在脱离理论中，老年人的异质性没有得到充分的考虑”[100]，因为即使有慢性病，也并不总是预示着脱离[101]。同样，这一理论在老年人群中也不受欢迎，因为他们关注的是负面的，是一种为死亡做准备的能力。

为了回应这些衰老的消极理论，Havighurst 提出了“成功老龄化”的活动理论。该理论认为，成功的衰老发生在老年人保持活跃和保持社会互动的情况下。这些活动，尤其是有意义的活动，可以帮助老年人在退休后取代失去的生活角色，从而抵抗限制老年人世界的社会压力。该理论假设活动和生活满意度之间存在正相关关系，活动理论反映了功能主义的观点，即一个人在中年发展的平衡应当在晚年得到保持[102]。虽然，对活动理论持批评态度的学者指出，该理论忽视了老年人参与此类活动的健康和社会经济方面的不平等，然而活动理论仍然比脱离理论更有吸引力，能够让老年人（在身体和精神上）参与进来，参与社交过程，会增加他们的自我价值感和愉悦感，这对于幸福和长寿很重要。而这种对衰老过程的积极看法促进了整个“健康”或“成功”衰老研究领域的发展。

继活动理论之后，1987 年 Rowe 和 Kahn 在《科学》上发表了一篇《关于正常而成功的衰老》一文，从而推动了主流媒体对于成功衰老的关注。他们提出成功的衰老过程应当包括三个部分：避免疾病或不适；保持躯体健康和认知功能；以及积极参与。这三个部分的高水平结合被认为是成功的老龄化[103]。紧接着在同年 5 月召开的世界卫生大会上，第一次提出了“健康老龄化”的概念，并将其定义扩展为“在不可阻挡的日益老化的同时，通过一系列积极的措施延缓生物老化和社会老化”①，并在 1990 年的世界老龄大会上被世界卫生组织作为应对人口老龄化的一项发

① 资料来源：https://apps.who.int/iris/bitstream/handle/10665/163838/WHA40_1987-REC-1_eng.pdf?sequence=1#:~:text=The%20Fortieth%20World%20Health%20Assembly%20was%20held%20at,the%20Executive%20Board%20at%20its%20seventy-%20eightn%20session.

展战略。该战略要求提高或保持老年人的生命质量，缩短带病生存期并延长健康余命[104]。Baltes 等人也在 1990 年提出了成功老化的“选择性优化补偿（SOC）”理论，该理论提出由于衰老，个体可能会在认知、情感或身体等各个领域经历各种能力的限制。“选择”可以被视为一种“适应”过程，个体可能会根据环境需求和自身的动机、技能和能力，设定新的生活目标。“优化”反映了个体的行为，人们将利用他们剩余的功能，最大化有利于他们所选择的目标和生活。“补偿”可以是精神上的或技术上的，当个体在面临内部能力不足的情况时，他们可以利用外部补偿策略来应对内部能力不足，例如使用助听器来弥补听力损失[105][106]。

1996 年 Schulz 和 Heckhausen 提出将“健康老龄化”定义为“成功老龄化”[107]。并将上述的选择优化补偿理论应用到了整个生命周期中，提出了成功老化即“成功的发展”理念。2002 年，随着积极心理学运动的盛行，世界老龄大会提出了比“健康老龄化”更加宽泛的“积极老龄化”概念，增加了“保障”和“参与”两个维度，将其定义为：“随着人们变老，优化健康、参与和安全的机会，以提高生活质量的过程”，鼓励老年人通过积极参与活动，实现自身价值。这一定义强调了社会环境对于实现积极老龄化的重要意义[108]。2014 年，Hicks 等提出了“弹性老化”，这一概念的提出使健康老龄化的内涵发生了一些转变，从原来的器质性健康开始向功能化健康转化。弹性老化是老年人在追求生活品质过程中，通过影响应对、坚韧性和自我概念的保护性因素，超越身体、心理社会或认知逆境所经历的过程。弹性老化的核心包括三部分内容：应对、坚韧性和自我概念，并且一个人的生活经历、活动和社会支持是其保护性因素[109]。

2015 年，世界卫生组织提出了新的健康老龄化概念“发展和维护老年健康生活所需的功能发挥的过程”，功能发挥则是由个人内在能力与相关环境特征以及两者之间的相互作用构成的。可以看到，这一健康老化的概念中已经不再强调绝对的躯体健康，而是将如何促进和维护功能发挥作为核心内涵。值得强调的是，在健康老龄化相关因素中，也同样提到了老年人群的“复原力（心理韧性）”，能够使其他特征处于相似水平的个体之间产生差异[104]。

纵观以上老龄化概念的演变过程，能够看到其中的一些变化规律和存在的问题。在一些概念当中传达出了强烈的价值感，如“成功老化”和“最佳老化”等，这样的概念会使得未达到的老年人群产生无价值和低自尊感。一些概念当中呈现出了基于特征的“静态性结果”，如“成功老化”，但是老化是一个全生命周期的过程，并不是一个固定的结果。还有一些概念中强调了个体特质（如弹性老化），而另一些强调社会环境（如积极老化）。因此，可以看到，老化相关的概念经历了从消极到积极，从结果到过程，从个体到社会和从器质到功能的演变。对于老化过程中“无/少疾病”或“无/少残疾”的界定，在健康的老年人和长期患病的老年人之间形成了“二分法”[109]，这一划分一方面将大量的老年人群排除在外，只留下了老年人中的“精英群体”。另一方面也无法识别到在正常范围内的个体间巨大异质性。综上所述，健康老龄化的概念，应当是拥有应对躯体、心理和社会环境的能力，保持独立和自主性，以实现老年人对自己、家庭和社会的目标，而不仅仅是用医学的方法解决缺陷和问题。

2.3.2 健康老龄化评估的国际趋势

“衡量的标准能够推动行动”，这句话出自世界卫生组织《2020—2030健康老龄化行动十年》①。同时，《老龄化与健康全球战略和行动计划》的五项战略目标中，也专门提到“改进健康老龄化的测量、检测和研究”，需要有效的方法和指标来评估健康老龄化的相关指数，以全面、准确和动态地了解老年人的健康问题。评估动向和方式，需要能够完整体

① 资料来源：https://cdn.who.int/media/docs/default-source/decade-of-healthy-ageing/final-decade-proposal/decade-proposal-final-apr2020-en.pdf?sfvrsn=b4b75ebc_25&download=true.

现健康老龄化的概念内涵，因此，目前国际上所采用的评估方式呈现以下几个发展趋势：

（1）由“疾病”转向“功能”

从世界卫生组织对于健康定义的转变，能够看出健康已经从原来的“没有疾病”，转变为现在的“优化获得幸福的功能能力”。尤其是在老年这一特殊群体中，虽然许多人将经历非常大的损失，无论是身体还是认知能力，家庭还是社会关系。但是，健康老龄化的核心，并不是避免和回避这些问题，而是努力促进恢复和适应，以实现老年群体的尊严。而以“功能”为核心的评估，旨在通过各方面措施，培养和维护老年人自身的功能，使其具有能够做他们所重视的事情的功能能力。

（2）以人为本的综合评估

为了对人口老龄化问题采取有效和可持续的公共卫生对策，需要了解更多关于老年人需求和偏好的信息。强调以老年人作为价值主体的参与，能够真正有助于实现其自身的价值和福祉，是健康老龄化评估的基本内涵和出发点。以人为本的综合评估，将老年人作为研究对象和结果评价的利益攸关方，能够全面了解老年人及其家庭的需求、权利和期望，衡量医疗卫生和社会服务系统在多大程度上符合老年人的需求，最终实现政策、服务、设备和产品方面的创新改进。

（3）基于全生命周期的纵向评估

人们日益认识到，健康老龄化的许多决定因素存在于生命早期。因此，新的评估方法需要在整个生命过程中测量和分析内在能力和功能发挥的轨迹，区分个人能力和更广泛的环境影响。这种分析和评估应当包括健康不平等和脆弱性是如何在一生的过程中积累下来的，并考虑哪些发展进程形成了健康方面的初步和持久差异。基于全生命周期的动态评估，能够明确避免劣势进一步积累的干预措施的顺序和有效性[110]。

（4）重视性别差异

健康老龄化的评估重点，离不开人群的疾病和生理健康状况。对老年人主要健康状况和病因的了解，能够促进更好的临床研究及有针对性的干预措施。因此要求评估本身更好地考虑到老年“生理性别”所存在的具体健康差异，以及他们将经历多种不同疾病的可能性，来提前预防和干预针对不同性别的衰老相关潜在生理和心理变化。另外，“社会性别”同样显著影响老年人接触和使用卫生服务的能力和机会。因此，基于性别差异的卫生和社会服务使用状况和供需差异，能够进一步更好地指导政策服务的制定。

（5）跨组织和学科的共同合作

健康老龄化的评估进展，需要对与年龄有关的问题、趋势和分布，以及如何在整个生命过程中促进健康老龄化进行更多的评估和研究，而解决这些问题需要在涉及多个部门的一系列学科中进行研究。健康老龄化的内涵，就涉及老年群体的生理、社会和心理三个维度，而在能够获得的卫生和社会服务方面，所涉及的组织和机构不仅包括卫生部门，还包括财政、长期护理、社会组织、教育、住房、交通和信息等多部门的共同参与。因此，健康老龄化的衡量标准和评估实施，需要不同学科不同部门人士的共同参与。

（6）评估指标、方法和监测手段的统一

目前，国际上还没有形成健康老龄化评估的统一框架和标准，但是，要更好地了解和收集关于健康老龄化的全球数据，就需要努力实现评估指标和方法的统一性。应就通用术语和最合适的指标、生物或其他标记物、数据收集措施和报告方法达成共识[110]，才能对最终的结果进行不同国家和地区将的对比，能够更有助于进行干预措施的全面评估，在更大范围内有效推进健康老龄化进程。

2.3.3 健康老龄化多维评估指标

健康老化测量的方法和指标应该能够反映健康老化概念的内涵。为了测量、研究和评价健康老化进程和水平，促进进一步的政策转化，就需要将健康老化的概念进行操作性定义，用一系列可测量的动态特征和维度来概念化老年人群的健康，并产生有效、可靠，甚至是具有可比性的结果。目前，针对健康老化多维评估的指标一般来说分为两种，一种是针对个体健康老龄化的评估（如虚弱指数、健康老化指数、生物—心理—社会各维度评分等），一种是针对群体健康老龄化的评估（如预期寿命、患病率、伤残率、健康寿命年等）。

（1）国际健康老龄化评估

目前国际上评估老年人健康结果的模型大多基于以下四类依据：反映世卫组织对健康和福祉定义的指标；以疾病为导向的或被认为是与疾病相关的指标；关于履行职能、活动或角色（如日常生活活动或工具性日常活动）；与适应相关的或应对的条件和限制[111]。现有许多标准化测量工具，无论是针对一般人群、指定疾病或现状，还是针对特定亚群（包括老年人），大多数都结合了生物标志物、测量测试、执行任务的能力和主观评价信息。一项发表于 2014 年的系统综述[112]，纳入了国际上 103 项有关健康老化测量的研究，并总结了其中所包含的测量指标领域和类型：生理—躯体功能 / 失能、认知功能、患病情况、健康状况、寿命和精神健康；福祉—情绪状态、生活满意度 / 幸福感；参与—社会参与、社会支持；个人资源—个人资源、独立性 / 自主性；外在因素—环境和经济。虽然健康老化评估整体涉及这五大领域，但是每个领域中对于具体项目的操作定义并不完全一致，大多数研究采用各自独特的模型来进行测定。因此，项目之间的可比性，以及不同国家地区之间健康老龄化程度的对比似乎很难达成一致。但是，另一项发表在 2019 年的系统综述却认为不同评估结果之间的一致性大于异质性。研究纳入了 50 篇相关文献，涉及 23 个国家和地区，大多数研究中提到了健康老龄化定义的多样性，并通过多维度指标进行衡量[113]。其中所涉及的领域包括：健康指标（合成指数）、生活质量（SF-36）、健康行为（吸烟、饮酒、饮食等）、安全性（经济状况、设施等）、整体健康状况（健康自评）、社会福祉（社会关系量表、孤独感等)、心理幸福感(CESD/GDS/SWLS 等)、代谢和生理健康(自我报告 + 客观检查)、认知功能(MMSE+ 记忆测评),以及躯体功能(ADL/IADL)。这项综述结果提出,尽管之前的研究对健康老龄化的衡量有所不同,但是仍然发现了在人口、社会经济、心理社会和行为不平等方面的相似趋势。所以该研究认为,不同的健康老龄化模型在区分健康老龄化不平等方面的能力是相似的,因此不需要在研究和评估之间追求绝对的一致,因为基于文化背景的差异,绝对的一致似乎也很难实现。

值得一提的是世界卫生组织建立的健康老龄化评估框架。作为健康老龄化战略的提出者,世界卫生组织于 2015 年进一步更新和诠释了健康老龄化的概念内涵、测量方法和政策导向 [104],健康是老年人能够完成他们认为重要的事情所具备的根本属性和整体属性,而健康老龄化则是发展和维护老年健康生活所需的功能发挥的过程。这一概念框架包含了功能能力、内在能力和环境三个维度。每个维度下通过五项指标进行定义:功能能力—满足基本需求的能力、学习成长和进行决策的能力、活动能力(四处走动)、建立和保持各种关系的能力、做贡献的能力;内在能力—运动能力(身体运动)、感觉能力(包括视觉和听觉)、活力(包括能量和平衡)、认知能力和心理能力;环境—产品和技术、自然和人造环境、支持和关系、态度、服务和政策制度 [114]。并且通过来自 30 个国家的具有全国代表性的人口老龄化数据对这一模型进行了应用和划分,估计了不同年龄、性别老年人群具有不同内在能力和功能能力老年人的比例 [115]。但是,目前的实践实际上是一种回溯性研究,是根据不同国家以往研究当中具有类似功能评估项目的重新整合,并非依据统一的模型指标进行构建的。

(2)国内健康老龄化评估

目前国内的一些研究中涉及了关于健康老龄化评估工具的构建与探索,如钱军程等 [116] 通过文献检索和 2008 年国家卫生服务调查问卷,对健康老龄化的社会效果维度进行了定义和测量研究，他提出了包括生活的独立性、精神的愉快性、社会交往和参与性以及社会贡献性四个维度。可以看到这一研究当中主要使用了与社会层面功能相关的指标，包括与子女和邻居的交往、社会聚会、从事有报酬的工作和参加家庭和社会劳动等，都强调了社会活动和参与在推动健康老龄化过程中的重要作用。2017 年梅光亮等[117]尝试对健康老龄化评估的完整框架进行构建，依据代表性、间接性和适宜性的构建原则，以及个体健康、动态发展以及老年群体的获得感和幸福感为理论框架，确定了健康老龄化的评估维度和指标。五大维度分别为健康人群、健康生活、健康环境、健康保健和生活满意度。2021 年，王雪辉等[118]依据世界卫生组织对健康老龄化的定义框架（功能发挥 = 内在能力 + 环境支持），基于“中国老年社会追踪调查（CLASS 2016）”，尝试构建了中国老年群体健康老龄化的多维评估框架。所使用的指标主要包括活动能力、躯体健康、精神健康、适应能力以及社区服务、社会支持、居住环境等方面。

可以看到健康老龄化的概念在不断深化，突出功能而非疾病，积极而非消极导向，但是实证研究还不尽充分。研究指出，有太多的评分系统用于评估疾病的症状和严重程度，但是却很少有评分体系用于评估“健康水平”，尤其是健康老化水平，因为“老化”这一概念通常被等同于“问题”和“缺陷”[119]。而对疾病严重程度的测量并不能解释其对于老年人的实际功能和生活的影响。使用临床的测评工具远远不能区分出老年群体中的巨大异质性，并且“疾病”“残障”和“消极状态”（如认知障碍程度、抑郁状态程度）并不能真正全面反映健康。同时，现有的健康老龄化的评估框架，主要是评估特定时间点上的一个或几个领域的功能特征和症状特点，是静态的，非预测性的，并不能告诉我们什么是可能的。

另外，许多研究人员致力于构建国内，甚至是国际上“公认”且“一致”的评估模型，以实现不同国家和地区的同类研究对比，促进国家和地区间的健康老龄化进程。但是由于不同的历史和文化背景，人们对于健康的理解和判断都会有所差异，使得这一工作的推进面对着巨大的困难。

参考文献：

[1] Segall, S. Equality of Opportunity for Health[M]. New York: Oxford Unversity Press, 2013.

[2] Phelan J. C., Link B. G., Tehranifar P. Social conditions as fundamental causes of health inequalities: theory, evidence, and policy implications[J]. Journal of Health and Social Behavior, 2010, 51: S28–S40.

[3] 陈悦，刘则渊．悄然兴起的科学知识图谱 [J]. 科学学研究，2005(2): 149–154.

[4] 陈悦，陈超美，刘则渊，等．CiteSpace 知识图谱的方法论功能 [J]. 科学学研究，2015(2): 242–253.

[5] 于一凡，王沁沁．健康导向下的老年宜居环境建设——国际研究进展及其启示 [J]. 城市建筑，2018(21): 14–19.

[6] 靳永爱，周峰，翟振武．居住方式对老年人心理健康的影响——社区环境的调节作用 [J]. 人口学刊，2017(3): 66–77.

[7] 高翔，叶晓梅．教育水平对中国农村老年多维贫困的影响——社会保险的调节作用 [J]. 兰州学刊，2020(7): 180–191.

[8] 高旭，孟宇．身体锻炼对中老年认知功能的影响：老化态度的中介作用 [J]. 北京体育大学学报，2013(12): 93–98.

[9] 覃健，何敏，张志勇，等．广西巴马长寿人群 ACE 基因多态性与环境因素的交互作用 [J]. 中国老年学杂志，2011(12): 2163–2166.

[10] 陆杰华，韦晓丹．跨学科视角下老龄健康研究的主要框架、核心议题及其展望 [J]. 河北大学学报（哲学社会科学版），2021(3): 140–149.

[11] 赵光武．马克思主义哲学与复杂性探索 [M]. 北京：中国社科科学出版社，

2016.

[12] 柳玉芝 . 高龄女性老人的现状和我们的责任 [J]. 人口与经济，2000(6): 59-61.

[13] 曾毅，柳玉芝，萧振禹，等 . 中国高龄老人的社会经济与健康状况 [J]. 中国人口科学，2004(S1): 6–15.

[14] 刘志荣，倪进发 . 老年人孤独及其相关因素研究 [J]. 中国公共卫生，2003(3): 41–43.

[15] 栾文敬，杨帆，串红丽，等 . 我国老年人心理健康自评及其影响因素研究 [J]. 西北大学学报 (哲学社会科学版)，2012(3): 75–83.

[16] 曾毅，柳玉芝，萧振禹，等 . 中国高龄老人的社会经济与健康状况 [J]. 中国人口科学，2004(S1): 6–15.

[17] 王德文，叶文振，朱建平，等 . 高龄老人日常生活自理能力及其影响因素 [J]. 中国人口科学，2004(S1): 93–97.

[18] 宋璐，李树茁 . 代际交换对中国农村老年人健康状况的影响：基于性别差异的纵向研究 [J]. 妇女研究论丛，2006(4): 14–20.

[19] 顾大男，曾毅 . 1992—2002 年中国老年人生活自理能力变化研究 [J]. 人口与经济，2006(4): 9–13.

[20] 吴悦 . 我国高龄老人健康预期寿命的影响因素研究——基于 Cox 比例风险模型的分析 [J]. 长沙大学学报，2018(2): 101–103.

[21] 匡敏，何飞 . “新农保”对农村老年人口健康的影响与养老服务优化研究 [J]. 农村经济，2018(10): 84–90.

[22] 程令国，张晔，沈可 . 教育如何影响了人们的健康？——来自中国老年人的证据 [J]. 经济学 (季刊)，2015(1): 305–330.

[23] 薛新东，葛凯啸 . 社会经济地位对我国老年人健康状况的影响——基于中国老年健康影响因素调查的实证分析 [J]. 人口与发展，2017(2): 61–69.

[24] 王甫勤 . 健康不平等研究的新趋势与未来议题 [N]. 中国社会科学报，2019-01-09(6).

[25] 张文娟，魏蒙 . 中国老年人的失能水平和时间估计——基于合并数据的分析 [J]. 人口研究，2015(5): 3–14.

[26] Elder, G.H., M.K. Johnson, and R. Crosnoe. The Emergence and Development of Life course Theory[M]. In Mortimer, J.T. and M.J. Shanahan (Eds.), Handbook of the Life Course. New York: Kluwer Academic Publishers, 2003.

[27] Mayer, K.U. New directions in life course research[J]. Annual Review of Sociology, 2009, 35(1): 413–433.

[28] O'Rand, A.M. The precious and the precocious: Understanding cumulative disadvantage and cumulative advantage over the life course[J]. The Gerontologist, 1996, 36(2):230–238.

[29] Ryder, N.B. The Cohort as a Concept in the Study of Social Change[J]. American sociological review, 1965, 30(6):843–861.

[30] Merton, R.K. The Matthew effect in science: The reward and communication systems of science are considered[J]. Science,1968, 159(3810):56–63.

[31] Riley, M.W., and A. Foner. Aging and Society, Vol. Ⅰ : An Inventory of Research Findings[M]. New York: Russell Sage Foundation, 1968.

[32] Riley, M.W., W. John Jr, and M. Johnson. Aging and Society, Volume 2: Aging and the Professions[M]. New York: Russell Sage Foundation, 1969.

[33] Riley, M.W., M. Johnson, and A. Foner. Aging and Society, Volume 3: A society of Age Stratification[M]. New York: Russell Sage Foundation, 1972.

[34] Riley, M.W. On the significance of age in sociology[J]. American sociological review, 1987, 52(1):1–14.

[35] Cain, L. Life course and social structure[M]. In R. E. L. Faris (Ed.), Handbook of modern sociology. Chicago: Rand McNally, 1964.

[36] Clausen, J. A. The life course of individuals. In M[M]. W. Riley, M. E. Johnson, & A. Foner (Eds.), Aging and society: Vol. III. A sociology of age stratification. New York: Russell Sage Foundation, 1972.

[37] Elder, G.H. Children of the Great Depression[M]. Chicago: University of Chicago Press, 1974.

[38] Alwin, D.F. Integrating varieties of life course concepts[J]. The Journals of Gerontology: Series B, 2012, 67(2):206–220.

[39] 焦开山．老年健康及其寿命——基于社会学的研究 [M]. 北京：社会科学文献出版社，2019.

[40] Braveman, P.and C. Barclay. Health Disparities Beginning in Childhood: A Life Course Perspective[J].Pediatrics, 2009, 124(Supplement 3):S163–S175.

[41] Ferraro, K.F., M.H. Schafer, and L.R. Wilkinson. Childhood disadvantage and health problems in middle and later life: Early imprints on physical health?[J]. American sociological review, 2016, 81(1):107–133.

[42] Cohen, S., D. Janicki-Deverts, E. Chen, and K.A. Matthews. Childhood socioeconomic status and adult health[J]. Annals of the New York Academy of Sciences, 2010, 1186(1):37–55.

[43] Galobardes, B., J.W. Lynch, and G. Davey Smith. Childhood socioeconomic circumstances and cause-specific mortality in adulthood: systematic review and interpretation[J]. Epidemiologic reviews, 2004, 26(1):7–21.

[44] Galobardes, B., J.W. Lynch, and G.D. Smith. Is the association between childhood cause-specific mortality and childhood socioeconomic circumstances established? Update of a systematic review[J]. J. Epidemiol. Community Health, 2008, 62:387–390.

[45] Lawlor, D.A., J.A. Sterne, P. Tynelius, G. Davey Smith, and F. Rasmussen. Association of childhood socioeconomic position with cause-specific mortality in a prospective record linkage study of 1,839,384 individuals[J]. American journal of epidemiology, 2006, 164(9):907–915.

[46] Kittleson, M.M., L.A. Meoni, N.-Y. Wang, A.Y. Chu, D.E. Ford, and M.J. Klag. Association of childhood socioeconomic status with subsequent coronary heart disease in

physicians[J]. Archives of internal medicine, 2006, 166(21):2356–2361.

[47] Pollitt, R.A., K.M. Rose, and J.S. Kaufman. Evaluating the evidence for models of life course socioeconomic factors and cardiovascular outcomes: a systematic review[J]. BMC public health, 2005, 5:1–13.

[48] Pearlin, L.I., S. Schieman, E.M. Fazio, and S.C. Meersman. Stress, health, and the life course: Some conceptual perspectives[J]. Journal of health Social Behavior, 2005, 46(2):205–219.

[49] Hackman, D.A., M.J. Farah, and M.J. Meaney. Socioeconomic status and the brain: mechanistic insights from human and animal research[J]. Nature reviews neuroscience, 2010, 11(9):651–659.

[50] Barker, D.J. Fetal origins of coronary heart disease[J]. British Medical Journal, 1995, 311(6998):171–174.

[51] Kuh, D., Y. Ben-Shlomo, J. Lynch, J. Hallqvist, and C. Power. Life course epidemiology[J]. Journal of epidemiology community health, 2003, 57(10):778.

[52] Cockerham, W.C. Health lifestyle theory and the convergence of agency and structure[J]. Journal of health Social Behavior, 2005, 46(1):51–67.

[53] Abel, T.and K.L. Frohlich. Capitals and capabilities: linking structure and agency to reduce health inequalities[J]. Social science medicine, 2012, 74(2):236–244.

[54] Cockerham, W.C. Medical Sociology[M]. New York: Routledge, 2015.

[55] Wadsworth, M. Health inequalities in the life course perspective[J]. Social science medicine, 1997, 44(6):859–869.

[56] Link, B.G.and J. Phelan. Social conditions as fundamental causes of disease[J]. Journal of health Social Behavior, 1995, 35(Extra Issue):80–94.

[57] Phelan, J.C., B.G. Link, A. Diez-Roux, I. Kawachi, and B. Levin. "Fundamental causes" of social inequalities in mortality: a test of the theory[J]. Journal of health Social Behavior, 2004, 45(3):265–285.

[58] Blackwell, D.L., M.D. Hayward, and E.M. Crimmins. Does childhood health

affect chronic morbidity in later life?[J]. Social science medicine, 2001, 52(8):1269–1284.

[59] Hayward, M.D.and B.K. Gorman. The long arm of childhood: The influence of early-life social conditions on men's mortality[J]. Demography, 2004, 41(1):87–107.

[60] Tomas, H.and L. Ingvar. How far are socioeconomic differences in coronary heart disease hospitalization, all-cause mortality and cardiovascular mortality among adult Swedish males attributable to negative childhood circumstances and behaviour in adolescence?[J]. International Journal of Epidemiology, 2005, 34(2):260–267.

[61] Kunst, S.A. Childhood Socioeconomic Position and Cause-specific Mortality in Early Adulthood[J]. American journal of epidemiology, 2007, 165(1):85–93.

[62] Rahkonen, O., E. Lahelma, and M. Huuhka. Past or present? Childhood living conditions and current socioeconomic status as determinants of adult health[J]. Social science medicine, 1997, 44(3):327–336.

[63] Chen, F., Y. Yang, and G. Liu. Social Change and Socioeconomic Disparities in Health over the Life Course in China: A Cohort Analysis[J]. American sociological review, 2010, 75(1):126–150.

[64] Dupre, M.E. Educational differences in age-related patterns of disease reconsidering the cumulative disadvantage and age-as-leveler hypotheses[J]. Journal of health Social Behavior, 2007, 48(1):1–15.

[65] O'Rand, A.M. Stratification and the Life Course: Life Course Capital, Life Course Risks, and Social Inequality[M]. in Handbook of Aging and the Social Sciences 6th ed. Boston, MA: Elsevier, 2006.

[66] Ben-Shlomo, Y.and D. Kuh. A life course approach to chronic disease epidemiology: conceptual models, empirical challenges and interdisciplinary perspectives[J]. International Journal of Epidemiology, 2002, 31(2):285–293.

[67] DiPrete, T.A.and G.M. Eirich. Cumulative advantage as a mechanism for inequality: A review of theoretical and empirical developments[J]. Annual Review of Sociology, 2006, 32:271–297.

[68] Lynch, J.W., G.A. Kaplan, and S.J. Shema. Cumulative impact of sustained economic hardship on physical, cognitive, psychological, and social functioning[J]. New England Journal of Medicine, 1997, 337(26):1889–1895.

[69] Ferraro, K.F.and J.A. Kelley-Moore. Cumulative disadvantage and health: long-term consequences of obesity?[J]. American sociological review, 2003, 68(5):707–729.

[70] Rodgers, W.L., M.B. Ofstedal, and A.R. Herzog. Trends in scores on tests of cognitive ability in the elderly US population, 1993–2000[J]. The Journals of Gerontology: Social Sciences, 2003, 58(6):S338–S346.

[71] Power, C., S. Matthews, and O. Manor. Inequalities in self-rated health: explanations from different stages of life[J]. The Lancet, 1998, 351(9108):1009–1014.

[72] Willson, A.E., K.M. Shuey, and J. Elder, Glen H. Cumulative advantage processes as mechanisms of inequality in life course health[J]. American Journal of Sociology, 2007, 112(6):1886–1924.

[73] Feldman, J.J., D.M. Makuc, J.C. Kleinman, and J. Cornoni-Huntley. National trends in educational differentials in mortality[J]. American journal of epidemiology, 1989, 129(5):919–933.

[74] House, J.S., J.M. Lepkowski, A.M. Kinney, R.P. Mero, R.C. Kessler, and A.R. Herzog. The social stratification of aging and health[J]. Journal of health Social Behavior, 1994, 35:213–234.

[75] Clark, D.O.and G.L. Maddox. Racial and social correlates of age-related changes in functioning[J]. Journal of gerontology, 1992, 47(5):S222–S232.

[76] House, J.S., P.M. Lantz, and P. Herd. Continuity and change in the social stratification of aging and health over the life course: evidence from a nationally representative longitudinal study from 1986 to 2001/2002 (Americans' Changing Lives Study)[J]. The Journals of Gerontology: Social Sciences, 2005, 60(Special_Issue_2):S15–S26.

[77]Yang, Y. Is old age depressing? Growth trajectories and cohort variations in late-

life depression[J]. Journal of health Social Behavior, 2007, 48(1):16–32.

[78] Lynch, S.M. Cohort and life-course patterns in the relationship between education and health: A hierarchical approach[J]. Demography, 2003, 40(2):309–331.

[79] Yang, Y.and L.C. Lee. Sex and race disparities in health: Cohort variations in life course patterns[J]. Social forces, 2009, 87(4):2093–2124.

[80] Beckett, M. Converging health inequalities in later life-an artifact of mortality selection?[J]. Journal of health Social Behavior, 2000, 41(1):106–119.

[81] Herd, P. Do functional health inequalities decrease in old age? Educational status and functional decline among the 1931–1941 birth cohort[J]. Research on Aging, 2006, 28(3):375–392.

[82] 郑莉，曾旭晖 . 社会分层与健康不平等的性别差异基于生命历程的纵向分析 [J]. 社会，2016(6): 209–237.

[83] Dannefer, D. Cumulative advantage/disadvantage and the life course: Cross-fertilizing age and social science theory[J]. The Journals of Gerontology: Social Sciences, 2003, 58(6):S327–S337.

[84] Elder, G.H. The life course as developmental theory[J]. Child development, 1998, 69(1):1–12.

[85] Pearlin, L.I. The sociological study of stress[J]. Journal of health Social Behavior, 1989, 30(3):241–256.

[86] Ferraro, K.F.and T.P. Shippee. Aging and cumulative inequality: How does inequality get under the skin?[J]. The Gerontologist, 2009, 49(3):333–343.

[87] Schafer, M.H., K.F. Ferraro, and S.A. Mustillo. Children of misfortune: Early adversity and cumulative inequality in perceived life trajectories[J]. American Journal of Sociology, 2011, 116(4):1053–1091.

[88] Ferraro, K.F., T.P. Shippee, and M.H. Schafer. Cumulative inequality theory for research on aging and the life course[M]. New York: Springer Publishing Company, 2009.

[89] Miller, G.E., E. Chen, and K.J. Parker. Psychological stress in childhood and

susceptibility to the chronic diseases of aging: moving toward a model of behavioral and biological mechanisms[J]. Psychological bulletin, 2011, 137(6):959.

[90] O'Rand, A.M., & J.C. Henretta. Age and Inequality: Diverse Pathways Through Later Life[M]. New York: Routledge, 2018.

[91] Link, B.G., E.S. Susser, P. Factor-Litvak, D. March, K.L. Kezios, G.S. Lovasi, A.G. Rundle, S.F. Suglia, K.M. Fader, and H.F. Andrews. Disparities in self-rated health across generations and through the life course[J]. Social science medicine, 2017, 174:17–25.

[92] 焦开山，包智明 . 社会变革、生命历程与老年健康 [J]. 社会学研究，2020(1): 149–169.

[93] Shanahan, M.J. Pathways to adulthood in changing societies: Variability and mechanisms in life course perspective[J]. Annual Review of Sociology, 2000, 26(1):667–692.

[94] CENSUS U S B O T. Historical statistics of the United States, colonial times to 1970 [M]. US Department of Commerce, Bureau of the Census, 1975.

[95] AULT S. The fourth stage of the epidemiologic transition: the age of delayed degenerative diseases [J]. Milbank Quarterly, 1986, 64(3): 355–91.

[96] RUDNICKA E, NAPIERALA P, PODFIGURNA A, et al. The World Health Organization (WHO) approach to healthy ageing [J]. Maturitas, 2020, 139: 6–11.

[97] CUMMING E, HENRY W E. Growing old, the process of disengagement [M]. Basic books, 1961.

[98] ACHENBAUM W A, BENGTSON V L. Re-engaging the disengagement theory of aging: On the history and assessment of theory development in gerontology [J]. The gerontologist, 1994, 34(6): 756–763.

[99] MADDOX G. DISENGAGEMENT THEORY-A CRITICAL-EVALUATION; proceedings of the Gerontologist, F, 1963 [C]. GERONTOLOGICAL SOCIETY AMER 1275 K STREET NW SUITE 350, WASHINGTON, DC 20005.

[100] NEUGARTEN B L. Continuities and discontinuities of psychological issues into adult life [J]. Human development, 1969, 12(2): 121–130.

[101] BREHM H P. Sociology and aging: Orientation and research [J]. The Gerontologist, 1968, 8(1_Part_2): 24–31.

[102] HAVIGHURST R J. Successful aging [J]. Processes of aging: Social and psychological perspectives, 1963, 1: 299–320.

[103] ROWE J W, KAHN R L. Human aging: usual and successful [J]. Science, 1987, 237(4811): 143–149.

[104] 邬沧萍，姜向群．"健康老龄化"战略刍议 [J]. 中国社会科学，1996(5): 52–64.

[105] BALTES P B, BALTES M M. Psychological perspectives on successful aging: The model of selective optimization with compensation [J]. In P.B. Baltes & N.M. Baltes (Eds). Massachusetts. Cambridge University Press, 1990.

[106] BALTES P B, BALTES M M. Successful aging: Perspectives from the behavioral sciences [M]. Massachusetts: Cambridge University Press, 1993.

[107] SCHULZ R, HECKHAUSEN J. A life span model of successful aging [J]. American psychologist, 1996, 51(7): 702–714.

[108] ORGANIZATION W H. Active ageing: A policy framework [M]. Geneva: WHO, 2002.

[109] HICKS M M, CONNER N E. Resilient ageing: a concept analysis [J]. J Adv Nurs, 2014, 70(4): 744–755.

[110] World Health Organization. Global strategy and action plan on ageing and health[M]. Geneva: WHO, 2017.

[111] SADANA R. Development of standardized health state descriptions,[w:] CJL Murray, JA Salomon, CD Mathers, AD Lopez (red.), Summary Measures of Population Health: Concepts [J]. Ethics, Measurement and Applications, WHO, Geneva, 2002.

[112] COSCO T D, PRINA A M, PERALES J, et al. Operational definitions of successful aging: a systematic review [J]. Int Psychogeriatr, 2014, 26(3): 373–381.

[113] LU W, PIKHART H, SACKER A. Domains and Measurements of Healthy

Aging in Epidemiological Studies: A Review [J]. Gerontologist, 2019, 59(4): e294–e310.

[114] ORGANIZATION W H. Decade of healthy ageing: baseline report [R]. Geneva: WHO, 2020.

[115] ORGANISATION W H. Global strategy and action plan on ageing and health [M]. Geneva: World Health Organisation, 2017.

[116] 钱军程 . 中国老年人口健康老龄化四个社会效果维度的测量研究 [J]. 老龄科学研究，2013, 1(01): 73–79.

[117] 梅光亮，陶生生，朱文，等 . 我国健康老龄化评价测量指标体系的构建 [J]. 卫生经济研究，2017(11): 58–60.

[118] 王雪辉，沈凯俊 . 老年群体健康老龄化的多维评估及影响因素——WHO 最新理论框架在中国的实证探索 [J]. 云南民族大学学报（哲学社会科学版），2021, 38(5): 78–89.

[119] 耿燊，贾娟 . 从老年生活医学化到积极老龄化——优势视角下的一个理论分析框架 . 第三届北京大学老龄健康博士生论坛论文集 [C]. 北京：北京大学人口研究所 , 2018.

第 3 章　老年人群健康状态分析——生活自理能力和健康自评

本研究使用的健康指标主要包括生活自理能力和健康自评。研究中，通常将生活自理能力分为基本日常生活自理能力（Activities of Daily Living, ADL）和工具性生活自理能力（Instrumental Activities of Daily Living, IADL）。这两种能力反映了最基本的自我照顾能力和用以应付其环境需要的适应性工作能力。因对生活自理能力的调查是从 50 岁开始的，故这里，我们将分析 50 岁及以上人群在生活自理能力和健康自评方面的增龄变化。

3.1 基本生活自理能力（ADL）

基本日常生活自理能力（ADL) 是指人们为独立生活而每天必须反复进行的、最基本的、具有共同性的身体动作群，反映了最基本的自我照顾能力。

3.1.1 评估量表

表 3.1　基本日常生活自理能力量表（ADL）

项目	可自理	轻度依赖	中度依赖	不能自理
修饰	独立完成 0	— 0	在协助下和适当的时间内，能完成部分梳洗活动 3	完全需要帮助 7
洗澡	独立完成 0	洗澡需要协助 1	洗澡需要协助 3	完全需要帮助 7
如厕	不需协助，可自控 0	偶尔失禁，但基本上能如厕或使用便具 1	经常失禁，在很多提示和协助下尚能如厕或使用便具 5	完全失禁、完全需要帮助 10
穿衣	独立完成 0	— 0	需要协助，在适当的时间内完成部分穿衣 3	完全需要帮助 5
吃饭	独立完成 0	— 0	需要协助，如切碎，搅拌食物等 3	完全需要帮助 5
室内行走	独立完成所有活动 0	借助较小的外力或辅助装置能完成站立、行走、上下楼梯等 1	借助较大的外力才能完成站立、行走、不能上下楼梯 5	卧床不起，活动完全需要帮助 10

在进行基本日常生活能力评价时，首先对以上每一项 ADL 活动进行赋分，具体赋分标准见表 3.1，并对所有活动项目得分进行加总。汇总各项得分后进行类别划分，0—3 分为可自理；4—8 分为轻度依赖；9—18 分为中度依赖；≥ 19 分为重度依赖。评估量表与标准参照《国家基本公共卫生服务规范（第三版）》中老年人生活自理能力评估表确定。

3.1.2 主要结果

这里将“轻度依赖”“中度依赖”和“重度依赖”都算为失能，故失能包括上述三种情形，轻度失能即“轻度依赖”，中重度失能则包括“中度依赖”和“重度依赖”。

（1）老年人群 ADL 整体状况

50 岁及以上人群中的 ADL 失能率为 4.38%，其中轻度依赖为 1.10%，中度依赖为 0.47%，重度依赖为 2.81%。

对不同项目的失能程度进行整体排序，失能率最高的是洗澡和修饰，其次是室内行走和用厕，最低的是吃饭和穿衣（图 3.1）。

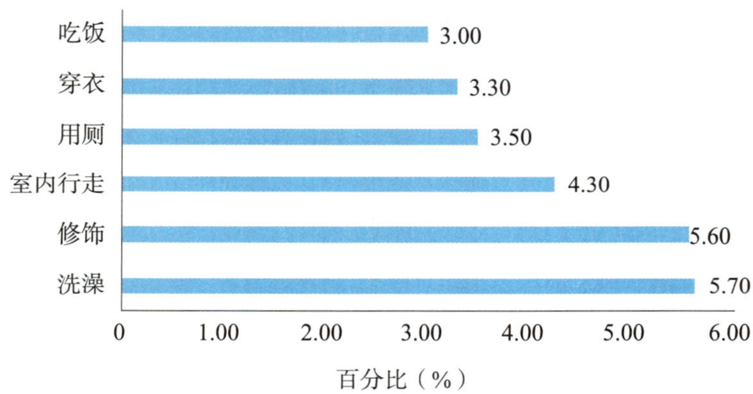

图 3.1　ADL 不同项目失能率分布

ADL 失能率随增龄而上升，且失能率在 75 岁及以上人群中明显增大，在 85 岁及以上人群中达到最大（图 3.2）。60 岁及以上人群中，60—69 岁组完全自理的占比为 98.6%、70—79 岁组为 96.1%，80 及以上人群为 83.7%。可对照的是，第六次卫生服务调查这三组人群相应比例分别为 96.2%、92.3% 和 79.9%[1]（表 3.2）。能够看到本调查中老年人群的整体自理能力状况要好于全国平均水平。

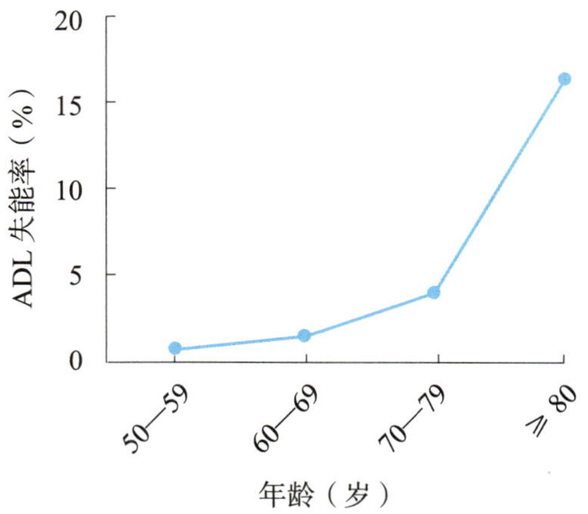

图 3.2　ADL 失能率随增龄的变化

表 3.2　分年龄 ADL 状况分布（%）

年龄分组	完全自理	轻度依赖	中度依赖	重度依赖
50 岁及以上	95.6	1.1	0.5	2.8
50—59 岁	99.3	0.5	0.1	0.1
60—69 岁	98.6	0.5	0.1	0.8
70—79 岁	96.1	0.9	0.4	2.5
≥ 80 岁	83.7	3.3	1.8	11.2

（2）不同受教育程度老年人群 ADL 失能状况比较

不同受教育程度人群失能率均随增龄显著升高，尤其是在 70 岁及以上群体中，失能率的上升速率明显增大。同时其失能率与受教育程度大致呈负相关关系，在高龄阶段更加显著。卡方检验结果显示，文盲组失能率显著高于其他教育群体，初等教育群体显著高于中、高等教育群体（p<0.001）（表 3.3、图 3.3）。

表 3.3　不同受教育程度群体失能率的交叉分析（%）

失能状况	受教育程度				χ^2	p
	文盲	初等教育	中等教育	高等教育		
失能	8.0[a]	3.7[b]	1.6[c]	1.6[c]	176.231	<0.001
完全自理	92.0[a]	96.3[b]	98.4[c]	98.4[c]		

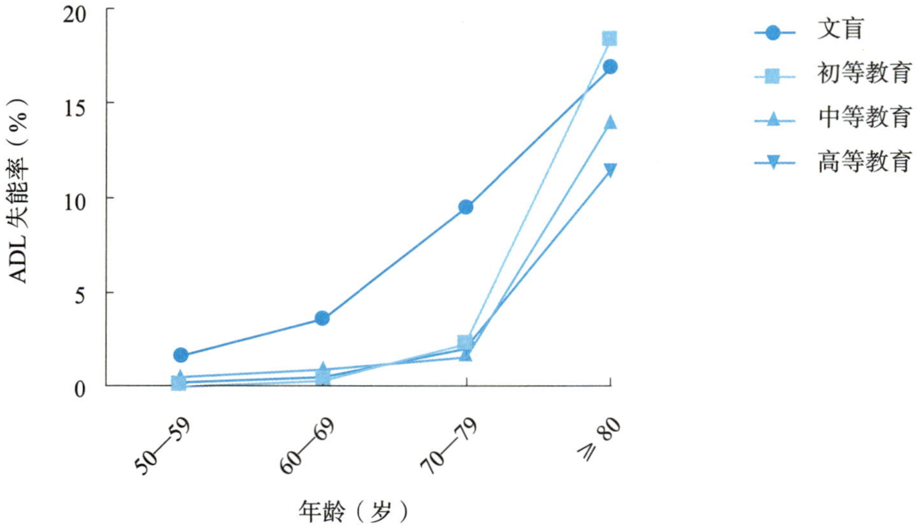

图 3.3　不同受教育程度老年人群 ADL 失能率随增龄的变化

（3）不同性别老年人群 ADL 失能状况比较

在 50 岁及以上人群中，男性失能率略高于女性，但这一差异不具有统计显著性（表 3.4）。

表 3.4　不同性别人群失能率（%）

性别	ADL		χ^2	p
	失能率	完全自理		
男	4.1	95.9	1.087	0.304
女	3.7	96.3		

不同性别人群的失能率随着增龄而升高，85 岁及以上人群中的失能率最高，而且性别差异更为明显，也即高龄女性的 ADL 自理能力要差很多（图 3.4）。

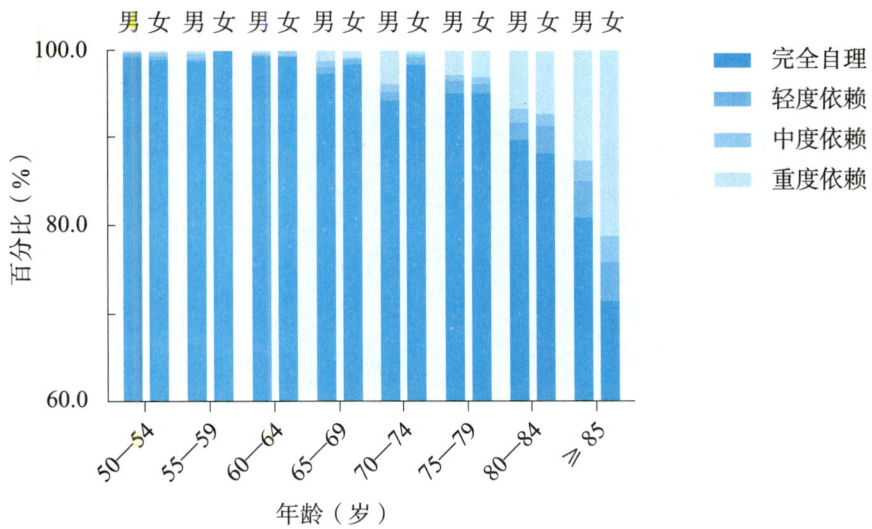

图 3.4　分年龄、性别老年人群 ADL 状况分布

（4）城乡老年人群 ADL 失能状况比较

城乡老年人群在 ADL 失能率上存在差异，农村（4.1%）高于城镇（1.1%）。可自理人群占比城镇（97.6%）高于农村（94.4%）（表 3.5）。

卡方检验结果显示，ADL 失能率的城乡差异具有统计显著性。

表 3.5　分城乡 ADL 状况分布（%）

城乡	ADL		χ^2	p
	失能率	自理率		
城镇	2.4	97.6	52.314	<0.001
农村	5.6	94.4		

城乡老年人群的失能率均随着增龄而升高，85 岁及以上人群中的失能占比最大，且农村失能率显著高于城镇（图 3.5）。

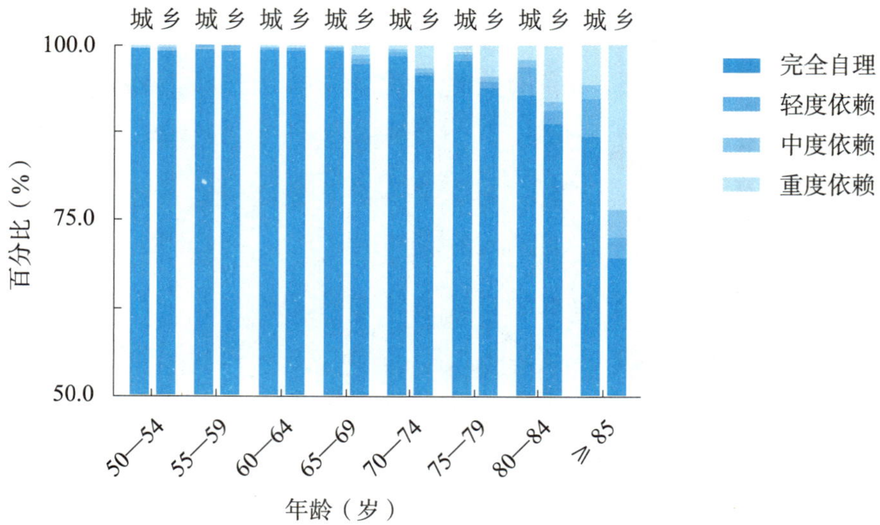

图 3.5 城乡分年龄段老年群体 ADL 状况分布

卡方分析（表 3.6）结果显示，除了 50—59 岁年龄段，其余年龄段ADL 的失能率皆存在显著的城乡差异（$p<0.001$）。

表 3.6 城乡不同年龄段老年群体 ADL 失能率的卡方检验

年龄分组	失能率		χ^2	p
	城镇	农村		
50—59 岁	0.5%	0.9%	1.755	0.245
60—69 岁	0.6%	2.0%	11.036	0.001*
70—79 岁	2.0%	5.3%	18.963	<0.001*
80 岁及以上	10.1%	18.5%	24.112	<0.001*

3.1.3 小结

（1）失能率方面

① ADL 失能率随增龄升高，受教育程度影响显著

分析结果显示，不同年龄老年群体的 ADL 功能差异主要体现在中、高年龄阶段，特别是 80 岁及以上的高龄阶段。这一随增龄逐渐增大的失

能差异，与以往的研究结果相一致。

同时，ADL 失能率与受教育程度呈现出显著的负相关关系，即受教育程度越高，ADL 的失能率越低。这一结果与以往研究相一致，即受教育年限越高、社会经济地位越高的老年人，其 ADL 失能的下降越平缓，失能水平越低 [2]。

② ADL 失能率的性别差异在中高龄中较大

分析结果显示，虽然 ADL 失能率在整体人群中不存在显著的性别差异，但存在年龄阶段性。在 70—79 岁年龄段，表现为男性失能率显著高于女性。在 80 岁及以上年龄段中，体现出女性失能率显著高于男性。

以往的研究结果显示，由于社会角色不同而带来的累积效应，女性老年人在自理能力的损伤方面是较男性更为严重的 [3]，因此在整体上，女性的日常生活自理能力是低于男性的。也有研究发现，70 岁之前老年男性的生活自理能力相对更好，而 70 岁开始，其自理能力下降的速度会显著加快，并在 85 岁左右又趋于减缓 [4]。这与本研究所发现的性别变动趋势是一致的。

③ ADL 失能率的城乡差异随增龄而增大

分析结果显示，ADL 的失能率在整体人群中存在城乡差异，并具有统计显著性。表现为农村人群失能率显著高于城镇人群，尤其是重度失能率，而且这一差异随增龄而加大。

日常生活自理能力是衡量老年人口健康状况的重要指标，良好的生活自理能力有利于老年人实现独立自主的生活方式，实现积极老龄化。然而，由于我国一直以来存在的城乡二元经济结构问题，导致城乡尤其是老年人群在就医、公共设施基础建设以及养老保障方面存在较大的差距 [5]，导致了城乡老年人口在日常生活自理能力上存在着较显著的差异。

（2）失能种类方面

在被调查的 50 岁及以上人群中，失能率最高的是洗澡和修饰两项活动。这一特征在不同年龄、性别、城乡人群中基本一致。

以上研究结果与以往的研究结果比较一致。一项基于 2014 年 CLHLS 全国样本的调查分析显示[6]，不同性别和年龄的高龄人群中，失能率最高的为洗澡，最低的为控制大小便。另一项全国性的纵向研究[7]，对中国老年人失能的发展轨迹进行分析，结果显示失能率最高的为洗澡，最低的为吃饭。不同调查所选取的 ADL 项目略有不同，本次基线调查 ADL 项目还包括“修饰”一项。“修饰”的动作技巧属于“精细动作”，这一功能对于老年人动态和静态肌肉的控制能力具有较高的要求。老年人动作技能的下降首先从精细动作开始，且动作越复杂的行为随增龄下降得越快[8]。因此在老年人群中表现出“修饰”能力的显著失能。

3.2 工具性生活自理能力（IADL）

工具性生活自理能力（IADL）是指个人用以应付其环境需要的适应性工作，这些活动虽然不是每天必须做，且协助时不需发生人身接触，但对维持独立生活却很重要。

3.2.1 评估量表

表 3.7 工具性日常生活活动能力量表（IADL）

项目	分类		
上街购物	不需要帮助	需要一些帮助	完全做不了
家务	不需要帮助	需要一些帮助	完全做不了
交通	不需要帮助	需要一些帮助	完全做不了
使用手机、电话的能力	不需要帮助	需要一些帮助	完全做不了
服用药物	不需要帮助	需要一些帮助	完全做不了
处理财务	不需要帮助	需要一些帮助	完全做不了

IADL 项目包括以上六项，每一项生活能力分为不需要帮助、需要一些帮助和完全做不了三个等级（表 3.7）。完全自理是指能不需要帮助完成全部六项活动；部分失能指至少一项做起来“需要一些帮助”，但没有

一项是“完全做不了”的；完全失能指至少一项活动“完全做不了”。失能包括部分失能和完全失能两种情形。

3.2.2 主要结果

（1）老年人群 IADL 整体状况

50 岁及以上人群中 IADL 完全自理的比例为 66.4%，失能率为 33.6%，其中部分失能率为 20.9%，完全失能率为 12.7%（表 3.8）。

失能率最高的是使用手机和处理财务，其次是交通、上街购物和做家务，失能率最低的是服用药物（图 3.6）。

表 3.8　IADL 状况分布

失能状况	频数	百分比（%）
完全自理	6850	66.4
部分失能	2152	20.9
完全失能	1309	12.7
总计	10 311	100.0

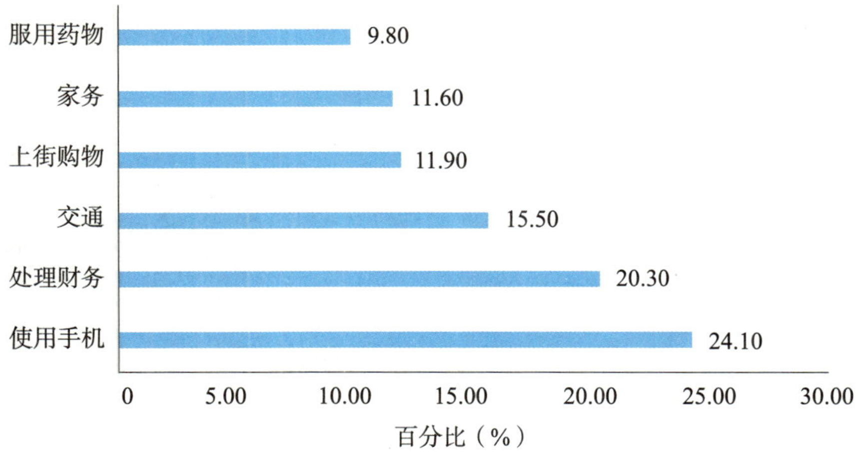

图 3.6　IADL 不同项目失能率分布

IADL 部分失能率和完全失能率均随增龄而明显上升（图 3.7），在

85 岁及以上人群中失能率达到 79.4%，其中部分失能率为 37.7%，完全失能率为 41.7%（表 3.9）。

表 3.9　不同年龄段 IADL 失能状况分布（%）

年龄分组	完全自理	部分失能	完全失能
50—54 岁	88.7	8.5	2.8
55—59 岁	86.5	9.3	4.2
60—64 岁	78.6	15.8	5.6
65—69 岁	73.0	17.9	9.1
70—74 岁	61.0	26.8	12.2
75—79 岁	52.7	30.7	16.7
80—84 岁	35.4	35.1	29.6
≥ 85 岁	20.6	37.7	41.7

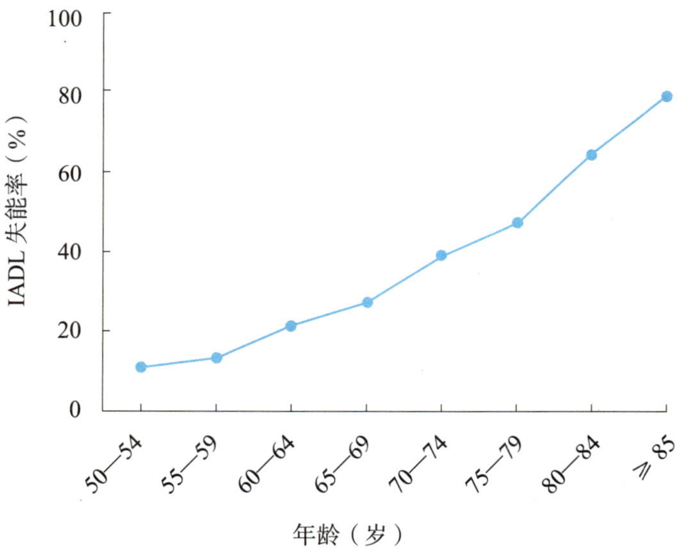

图 3.7　IADL 失能率随增龄的变化

对不同年龄组的失能率进行卡方比较，结果显示，各个年龄段的 IADL 失能率之间的差异具有统计显著性（p<0.001）（表 3.10）。

表 3.10　不同年龄段群体 IADL 失能率的卡方分析（%）

失能状况	年龄分组				χ^2	p
	50—59 岁	60—69 岁	70—79 岁	80 岁及以上		
失能	10.3[a]	21.8[b]	31.6[c]	36.3[d]	1897.431	<0.001
完全自理	36.6[a]	34.5[b]	21.4[c]	7.5[d]		

（2）不同社会经济状况老年人群 IADL 失能状况比较

从分析可以看出，不同受教育群体 IADL 失能率均随增龄显著升高，其失能水平与受教育程度呈反比，即受教育程度越高，随增龄的失能率越低，并且这一趋势贯穿整个老年阶段。多重比较分析结果显示，不同受教育群体之间的失能率差异显著（$p<0.001$）（图 3.8、表 3.11）。

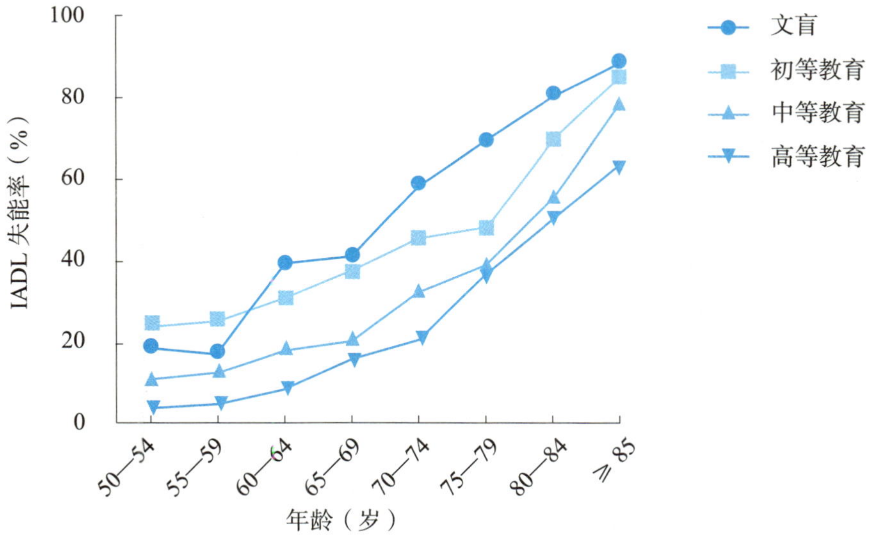

图 3.8　不同受教育程度老年群体 IADL 失能率随增龄的变化

表 3.11　不同受教育程度群体失能率的卡方分析（%）

失能状况	受教育程度				χ^2	p
	文盲	初等教育	中等教育	高等教育		
失能	61.0[a]	44.8[b]	24.7[c]	17.6[d]	952.679	<0.001
完全自理	39.0[a]	55.2[b]	75.3[c]	82.4[d]		

不同经济自评群体 IADL 失能率均随增龄显著上升，并且失能率与经济自评呈负相关关系，即经济自评状况越好，失能水平越低，这一趋势同样贯穿整个老年阶段。多重比较分析显示，经济宽裕和基本够用群体的失能率显著低于经济困难群体（$p<0.001$）（图 3.9、表 3.12）。

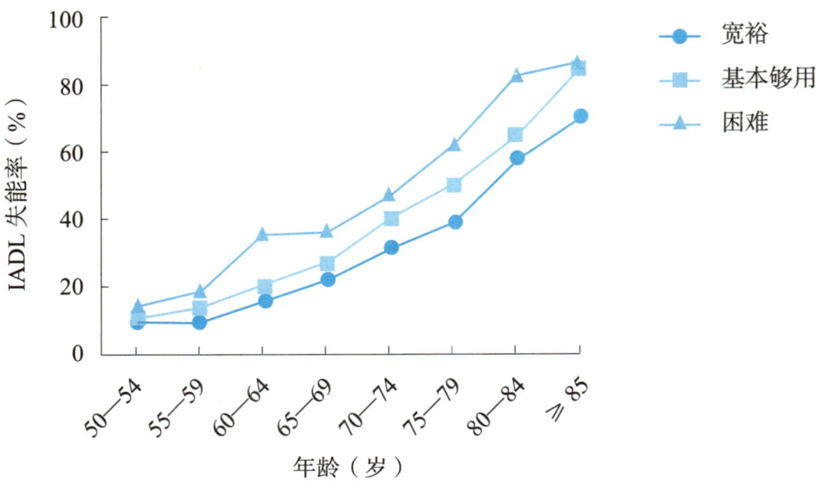

图 3.9 不同经济自评老年群体 IADL 失能率随增龄的变化

表 3.12 不同经济自评群体失能率的卡方分析（%）

失能状况	经济自评			χ^2	p
	宽裕	基本够用	困难		
失能	32.4[a]	32.9[a]	39.6[b]	21.348	<0.001
完全自理	67.6[a]	67.1[a]	60.4[b]		

（3）不同性别老年人群 IADL 失能状况比较

在 50 岁及以上人群中，不同性别人群的失能率有所差异，其中男性的失能率为 26.6%，女性的失能率为 30.9%。

对男女 IADL 失能率进行卡方检验，结果显示，不同性别人群的整体失能率有显著差异（$p<0.001$）（表 3.13）。

表 3.13　不同性别 IADL 失能率的卡方检验（%）

性别	IADL		χ^2	p
	失能率	完全自理		
男	27.0	73.0	22.512	<0.001
女	30.8	69.2		

不同性别人群的 IADL 失能率均随着增龄而升高，且女性失能率始终大于男性，这一差异在 75 岁以后更加显著（图 3.10）。

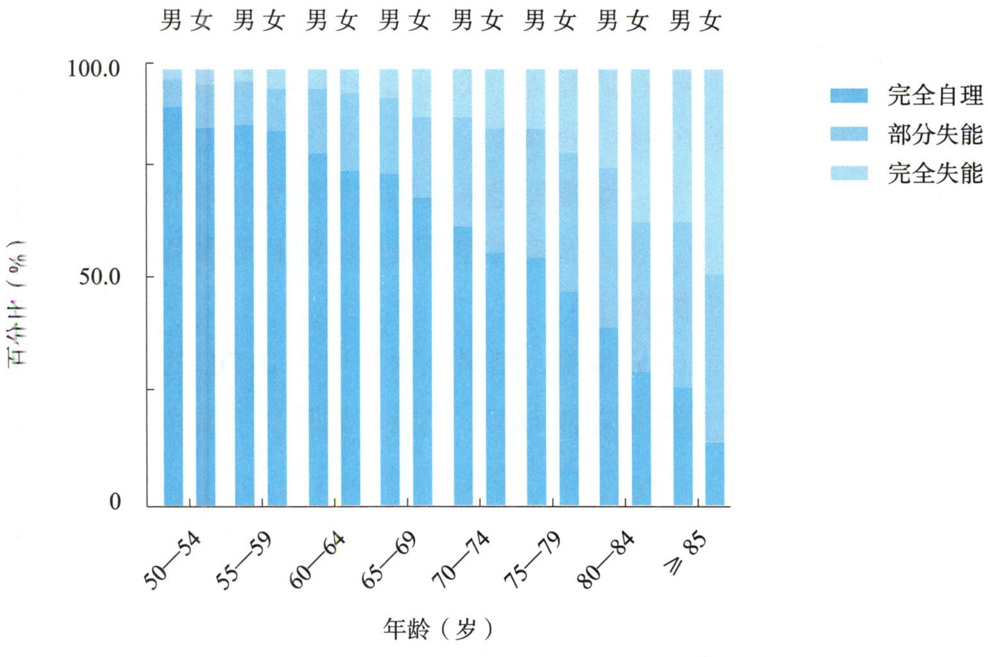

图 3.10　分性别分年龄段老年群体 IADL 状况分布

对不同年龄段不同性别人群的失能率进行卡方分析，分析结果显示，各年龄段中 IADL 失能率均存在显著的性别差异（$p<0.05$）（表 3.14）。

表 3.14　分年龄、性别老年群体 IADL 失能率的卡方检验

年龄分组	IADL 失能率		χ^2	p
	男性	女性		
50—59 岁	10.6%	13.9%	7.117	0.008*
60—69 岁	21.9%	26.2%	7.868	0.006*
70—79 岁	39.4%	45.7%	10.624	0.001*
80 岁及以上	65%	76.1%	26.077	<0.001*

（4）城乡老年群体 IADL 失能状况比较

城乡人群在 IADL 失能率上差异明显，尤其是完全失能率，农村完全失能人群占比为 15.4%，显著高于城镇（5.4%）。完全自理人群占比，则是城镇（75.9%）高于农村（66.4%）。

从失能项目比较来看，城镇失能率最高的项目为处理财务，农村失能率最高的项目为使用手机；城镇失能率最低的项目为服用药物，农村失能率最低的项目为上街购物。

对城乡失能率进行卡方检验，结果显示，城乡 IADL 的失能率存在显著差异，表现为农村老年群体 IADL 失能率显著高于城镇（$p<0.001$）（表 3.15）。

表 3.15　分城乡 IADL 状况分布（%）

城乡	IADL		χ^2	p
	失能率	完全自理		
城镇	24.1	75.9	133.077	<0.001
农村	33.6	66.4		

从城乡老年群体 IADL 失能率随增龄的变化可以看出，农村失能率在整个老年期均显著低于城镇，其差异呈现出先增后减的趋势（图 3.11）。

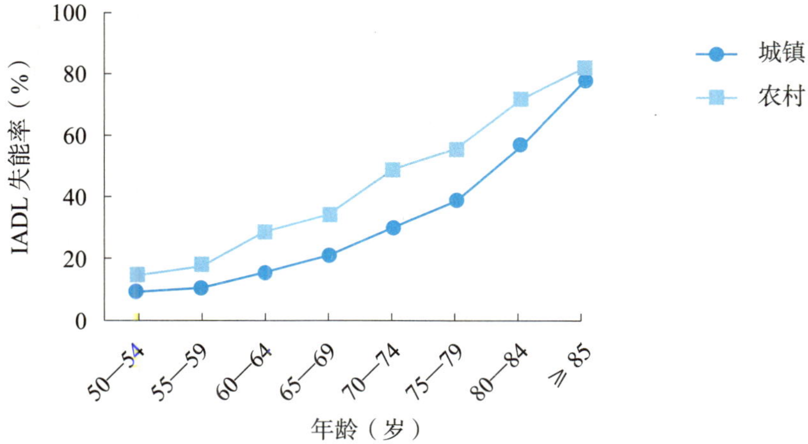

图 3.11　城乡 IADL 失能率随增龄的变化

卡方分析结果显示，各年龄段 IADL 的失能率皆存在显著的城乡差异（p<0.001）（表 3.16）。

表 3.16　分城乡不同年龄老年群体 IADL 失能率（%）

年龄分组	IADL 失能率		χ^2	p
	城镇	农村		
50—59 岁	9.9	15.9	22.865	<0.001
60—69 岁	18.0	30.7	68.564	<0.001
70—79 岁	33.5	51.3	82.594	<0.001
80 岁及以上	66.1	74.6	14.654	<0.001

3.2.3 小结

与 ADL 相比，IADL 是与独立生活能力相关的更加复杂的活动，是个人用以应付其环境需要的基本社会性活动能力。IADL 对于功能缺陷表现得更加敏感，因此 IADL 的能力是先于 ADL 受损的。

（1）失能率方面

① IADL 随增龄呈显著下降，且与教育和经济状况显著相关

IADL 失能率具有显著的随增龄上升的趋势，并且每个年龄段间的失

能率差异均显著。在不同受教育群体中，IADL 失能率随增龄的变化与受教育程度呈负相关，即受教育程度越高，失能率越低。在经济自评当中表现出类似的结果，经济自评状况越好，失能率越低。

以往研究结果显示，高教育程度和经济状况好的群体，其 IADL 随增龄的下降趋势多呈“高起点缓下降”的趋势；而低教育程度、经济状况差的群体，其 IADL 失能趋势呈现了“低起点快下降”的趋势[2]。这一结果与我们的结果相类似，体现了社会经济地位对于老年人工具性日常生活功能的影响。

② IADL 随增龄的城乡差异大于性别差异

IADL 失能状况具有显著的性别差异和城乡差异，且这一差异在不同年龄段之间均显著。结果提示，不同年龄段城乡间的 IADL 失能差异明显大于不同年龄段性别之间的 IADL 失能差异。

IADL 失能率的性别差异和城乡差异在以往的研究中都得到过明确的证实，相较于城镇、男性，农村、女性的 IADL 失能率要更高[2]。工具性日常生活能力的情况会受到生理、心理和社会经济状况等综合因素的影响。虽然女性的预期寿命高于男性，但是女性相较于男性具有更差的体能和生理功能水平，也就是说具有更高的失能可能性[9]。

（2）失能项目方面

在 50 岁及以上人群中，IADL 失能率最高的为使用手机，其次为处理财务，失能率最低的为服用药物。不同年龄、性别、城乡的老年人群中，不同项目失能率高低略有差异。

这一研究结果与之前一项基于 2013 年中国健康与养老追踪调查数据的分析结果相类似，在中国老年人中，IADL 失能比例排前三位的依次为使用电话、做家务和理财，并且提出，随着科技的进步，使用电话能力的失能率在老年人中愈发突出[10]。而这一“数字横沟”在农村老年人中体现更为突出。城乡的数字化差异，加大了数字化技术随增龄的城乡差异。我们的结果显示，农村老年人在手机使用上存在障碍的比例要远高于城镇老年人群。农村老年人群受教育程度和收入水平较低以及农村地区信息化基础设施建设较滞后等制约因素，都是导致在掌握手机使用技术和获得信息的能力上有明显弱势的原因。

3.3 电子支付能力

3.3.1 主要结果

（1）老年人群电子支付能力整体状况

电子支付在 50 岁及以上人群中的失能率（包括“需要一些帮助”和“完全做不了”）为 53.1%，其中“需要一些帮助”为 15.4%，“完全做不了”为 37.7%。

多重比较分析显示，不同受教育程度群体之间的电子支付失能状况具有显著的差异（$p<0.001$）。高等教育群体“不需要帮助”的比例显著高于其他三组，同时“完全做不了”的比例显著低于其他三组。电子支付能力与受教育程度呈正相关关系，受教育程度越高，电子支付能力越好（表 3.17）。

表 3.17　不同受教育程度群体电子支付能力的卡方分析（%）

电子支付能力	受教育程度				χ^2	p
	文盲	初等教育	中等教育	高等教育		
不需要帮助	6.3[a]	19.1[b]	47.8[c]	70.2[d]	2593.461	<0.001
需要一些帮助	8.0[a]	13.4[b]	22.0[c]	16.2[b]		
完全做不了	85.7[a]	67.6[b]	30.2[c]	13.7[d]		

从不同经济自评人群电子支付能力来看，经济状况宽裕和基本够用群体电子支付能力整体高于经济困难群体，具体表现为经济宽裕和基本够用群体“不需要帮助”的比例显著高于经济困难群体，而“完全做不了”的比例显著低于经济困难群体，多重比较显示组间差异显著（表 3.18）。

表 3.18 不同经济自评老年人群电子支付能力（%）

电子支付能力	经济状况自评			χ^2	p
	宽裕	基本够用	困难		
不需要帮助	38.6[a]	39.2[a]	31.8[b]	36.561	<0.001
需要一些帮助	15.8[a]	18.0[b]	16.7[a,b]		
完全做不了	45.7[a]	42.8[b]	51.5[c]		

（2）不同年龄老年群体电子支付失能状况的比较

电子支付的失能率随增龄而上升，85 岁及以上人群中失能率达到 93.3%，其中部分失能的比例为 14.9%，完全失能的比例为 72.5%（图 3.12）。

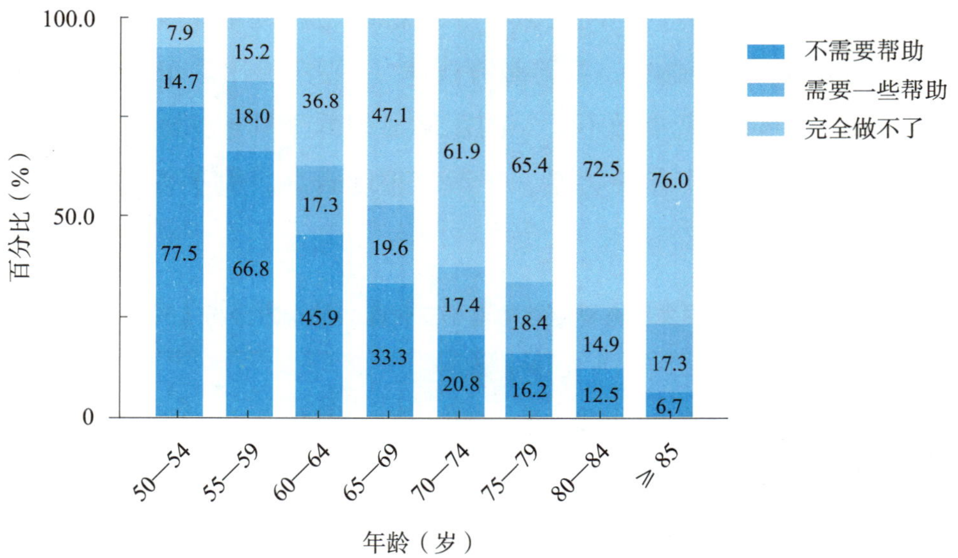

图 3.12 不同年龄老年人群电子支付能力状况

对不同年龄组的电子支付失能率进行卡方比较（表 3.19），两两比较的结果显示，各个年龄段的电子支付功能的失能率之间皆有显著差异（p<0.001），表现为失能率随增龄的升高而明显提高。

表 3.19　不同年龄老年人群电子支付失能状况的卡方分析（%）

失能状况	年龄分组				χ^2	p
	50—59 岁	60—69 岁	70—79 岁	80 岁及以上		
失能	12.5[a]	29.5[b]	32.8[c]	25.1[d]	2358.623	<0.001
完全自理	51.8[a]	31.4[b]	12.2[c]	4.6[d]		

（3）不同性别老年群体电子支付失能状况比较

在 50 岁及以上人群中，整体来看，不同性别人群电子支付的失能率差异不大，其中男性失能率为 52.5%，女性失能率为 53.6%。

由图 3.13 能够看出，不同性别人群的电子支付失能率均随着增龄而升高，且女性失能率始终大于男性。

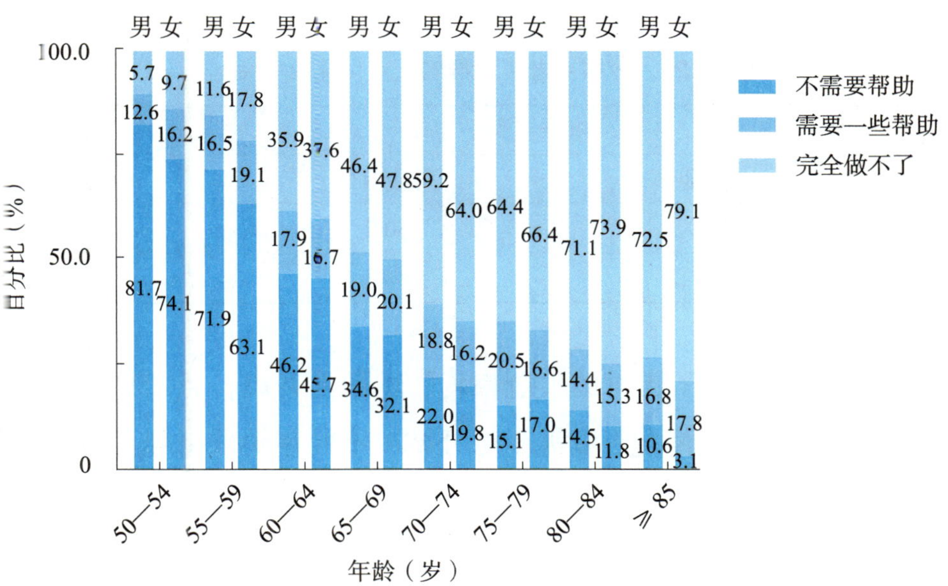

图 3.13　不同性别不同年龄老年群体电子支付能力状况

对不同年龄段不同性别人群的失能率进行卡方分析，分析结果显示，在低龄组和高龄组存在显著性别差异（p<0.05）（表 3.20）。

表 3.20　不同年龄不同性别老年人群电子支付失能率（%）

年龄分组	电子支付整体失能率		χ^2	p
	男性	女性		
50—59 岁	23.4	31.8	24.469	<0.001
60—69 岁	59.7	60.9	0.474	0.508
70—79 岁	81.1	81.4	0.034	0.879
80 岁及以上	87.2	92.4	13.183	<0.001

（4）不同城乡老年群体电子支付失能状况比较

城乡人群在电子支付能力上存在差异，尤其是完全失能比例，农村显著高于城镇。城镇电子支付的失能率为 43.5%，农村为 62.8%。卡方检验结果显示，电子支付的失能率存在显著城乡差异（$p<0.001$）（表 3.21）。

表 3.21　分城乡老年人群电子支付能力（%）

城乡	电子支付		χ^2	p
	失能率	完全自理		
城镇	49.3	50.7	449.399	<0.001
农村	75.2	24.8		

不同城乡人群电子支付的失能率均随增龄而升高，且农村的失能率在各个年龄段中都显著大于城镇。对分城乡不同年龄段老年人群的失能率进行卡方分析。分析结果显示，各年龄段电子支付能力的失能率皆存在显著的城乡差异（$p<0.001$）（图 3.14、表 3.22）。

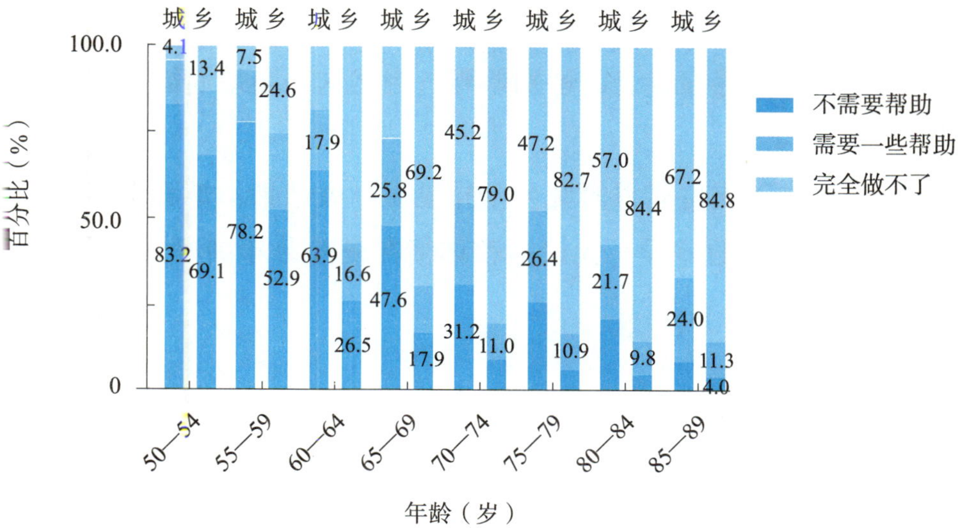

图 3.14　分城乡分年龄老年群体电子支付能力状况

表 3.22　不同年龄段电子支付失能率（%）

年龄分组	电子支付失能率		χ^2	p
	城镇	农村		
50—59 岁	19.3	39.8	141.994	<0.001
60—69 岁	44.3	77.7	360.899	<0.001
70—79 岁	70.9	91.6	178.751	<0.001
80 岁及以上	84.5	94.9	50.219	<0.001

3.3.2 小结

老年人群电子支付能力存在显著年龄劣势，受教育和经济因素影响显著。由分析结果可以看出，电子支付能力随着增龄有显著的下降，体现出了明显的年龄劣势，且年龄越大，这一劣势越明显。研究还发现电子支付能力与受教育程度和经济状况自评具有显著的正相关关系，即受教育程度越高，经济状况自评越好，电子支付能力越好。这在一定程度上反映了人群的社会经济地位对其获得和掌握信息技术的深刻影响，甚至直接影响对使用电子支付等数字化技术的意愿和需求。

整体上老年人群电子支付能力的性别差异并不显著，但分年龄段的比较分析中显示，在低龄（50—59 岁）和高龄（80 岁及以上）老年人群中，电子支付能力存在显著的性别差异。当然这一结果尚需更多的数据验证。

老年人群电子支付能力的城乡差异显著。由结果不难看出，电子支付能力在城乡之间的差异，无论是整体情况还是分年龄段的变化情况，这一差异始终显著。

3.4 健康自评

采用自评式健康测评，以“你对自己的健康状况满意吗？”来进行评估。1 为非常不满意，10 为非常满意。研究中，将健康自评的评分作为连续变量进行分析。

3.4.1 主要结果

（1）健康自评随增龄的变化趋势

健康自评的得分在各年龄段中差异不大，相对评分最低的在 80 岁及以上的年龄段。多重比较分析显示，50—59 岁年龄段健康自评均分与 60—69 岁和 80 岁及以上人群有显著差异；70—79 岁年龄段健康自评与 80 岁及以上人群有显著差异（表 3.23、图 3.15）。

表 3.23 分年龄老年人群健康自评多重比较 M（SD）

年龄分组	健康自评	F 值	*p*
50—59 岁	6.35（2.49）[a]	16.894	<0.001
60—69 岁	6.53（2.32）[b]		
70—79 岁	6.45（2.15）[a,b]		
≥ 80 岁	6.05（2.40）[c]		

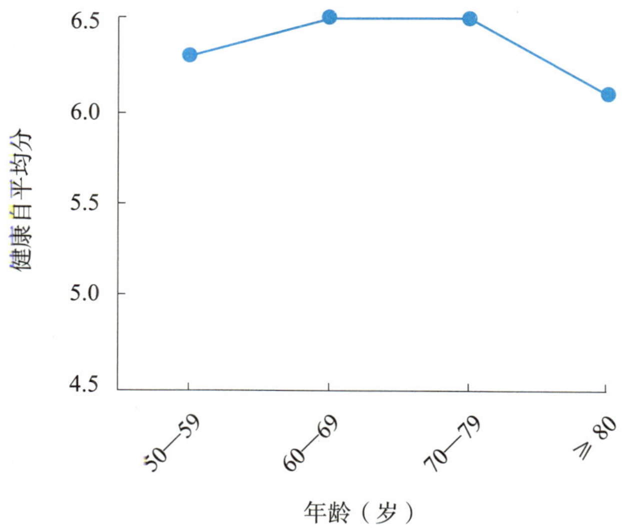

图 3.15　健康自评随增龄的变化

（2）不同性别老年人群健康自评状况比较

不同性别整体健康自评状况差异不大，均分均在 6 分左右。独立样本 t 检验结果显示，不同性别之间健康自评无显著差异（p=0.249）。

整体来看，各个年龄段健康自评的性别差异都较小，相对来说，进入高龄阶段后，这一差异开始加大。对不同年龄段、不同性别人群的健康自评均分进行组间检验，分析结果显示，只有 80 岁及以上年龄段中的健康自评存在显著的性别差异（p<0.05）（表 3.24）。

表 3.24　分年龄分性别老年人群健康自评差异 M（SD）

年龄分组	性别	健康自评	t	p
50—59 岁	男	6.28（2.54）	−1.185	.236
	女	6.39（2.44）		
60—69 岁	男	6.55（2.34）	.447	0.665
	女	6.52（2.31）		
70—79 岁	男	6.50（2.14）	.982	.326
	女	6.41（2.15）		
80 岁及以上	男	6.21（2.37）	2.573	.010
	女	5.92（2.42）		

（3）城乡老年人群健康自评状况比较

独立样本 t 检验结果显示，农村人群健康自评评分显著低于城镇人群（p<0.001）（表 3.25）。

表 3.25　分城乡老年人群健康自评组间差异 M（SD）

城乡	健康自评	t	p
城镇	6.55（2.17）	13.118	<0.001
农村	6.06（2.66）		

从健康自评城乡差异增龄变化来看，城镇健康自评得分始终高于农村，但随增龄城乡差异并没有呈现一致的变化趋势。比较来看，在 80 岁及以上这一高龄阶段，健康自评的城乡差距是最大的（图 3.16）。

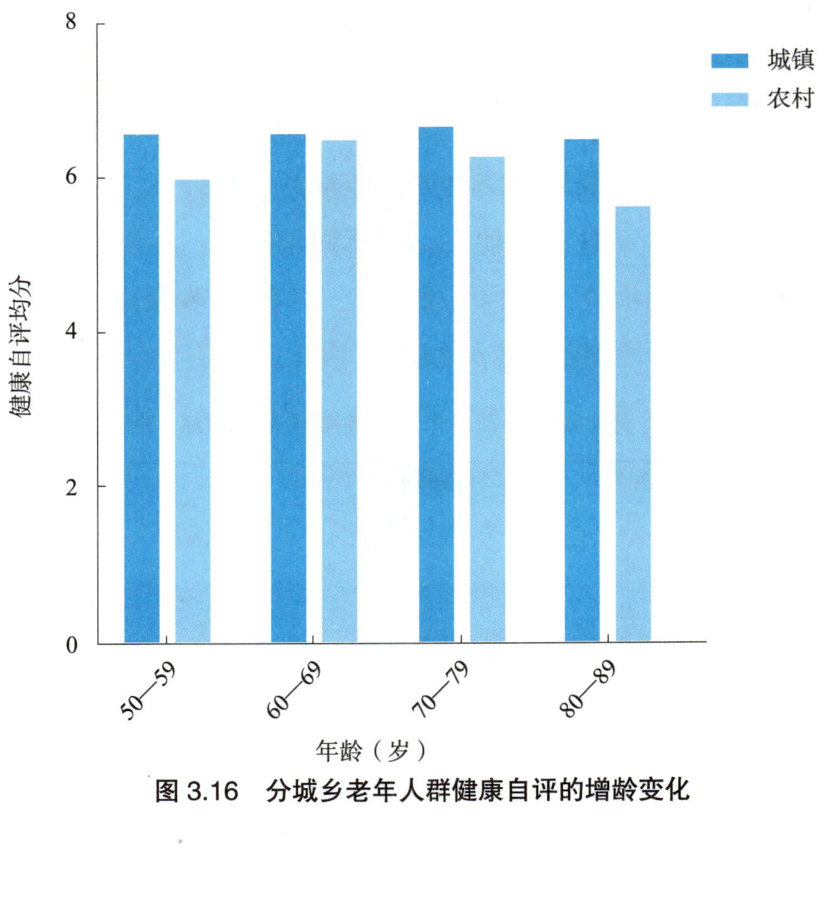

图 3.16　分城乡老年人群健康自评的增龄变化

对不同年龄段分城乡人群的健康自评均分进行组间检验，分析结果显示，50—59 岁、70—79 岁以及 80 岁及以上人群的健康自评均有显著的城乡差异（p<0.001）（表 3.26）。

表 3.26　分年龄分城乡老年人群健康自评差异 M（SD）

年龄分组	城乡	健康自评	t	p
50—59 岁	城镇	6.58（2.21）	6.052	<0.001
	农村	6.01（2.77）		
60—69 岁	城镇	6.58（2.22）	1.111	0.267
	农村	6.49（2.43）		
70—79 岁	城镇	6.67（1.80）	5.160	<0.001
	农村	6.23（2.43）		
80 岁及以上	城镇	6.46（1.90）	6.478	<0.001
	农村	5.67（2.76）		

3.4.2 小结

总体来看，被调查的 50 岁及以上人群中，其健康自评得分随增龄变化幅度不是很大。比较来看，健康自评状况最差的是 80 岁及以上的高龄老年人群。

健康自评在不同年龄段的不同性别之间的差异均较小，只有在 80 岁及以上年龄段中，健康自评才存在较显著的性别差异。相较之下，健康自评的城乡差异更为显著，无论是整体人群还是分年龄段人群的健康自评，都存在显著的城乡差异。

3.5 总结与建议

日常生活能力（ADL）、工具性日常生活能力（IADL）以及健康自评，是对老年人群生活功能、主客观健康状况的整体描绘，能够在一定程度上反映出老年人群日常生活的基本面貌，同时也能够整体上评估老年人的健康状况。研究结果显示，老年人群的基本生活能力和工具性日常生活能力随增龄下降显著，但同时受经济状况和教育程度的影响，总的来看，受教育程度高、经济状况好的老年人群功能相对更好。同时，在各项功能和健康状况的比较中，均体现出一致的城乡差异。从失能项目上看，修饰和洗澡是日常生活功能中受损最严重的项目，而手机使用和管理财务是工具性日常生活能力中受损最严重的项目。

从随增龄的日常功能的失能曲线中可以看到，老年人群日常生活功能的失能率在 75 岁之后显著上升，这提示我们，对于老年群体失能状况的关注要尽量提前，抓住失能防治的时间窗口，在功能显著下降之前及时进行监测和干预，以降低失能的速度和程度，缩短老年人生活不能自理的时长，提高老年人群的生活质量。与此同时，要重视康复训练在老年失能预防干预过程中的重要地位，不仅是得病、失能后的康复，而是要主动地针对增龄过程中受损最早、最严重的生活功能进行早期有针对性的康复训练。一方面能够在提升老年人群整体生活自理能力方面产生“四两拨千斤”的效果，另一方面，有针对性的康复训练也在一定程度上缩小医疗服务的范围，减轻医疗负担。

从分析结果来看，日常生活功能、工具性日常生活功能和健康自评都存在显著的城乡差异，表现为农村人群的失能率和健康自评低的情况都显著高于城镇人群。因此，要重视基础预防和康复训练在农村医疗卫生服务当中的地位，提高农村医疗卫生机构服务能力，将失能预防、健康管理以及康复训练等具有长远健康红利的健康服务进行推广和落地，降低农村老年人的失能率，特别是重度失能率。同时要注重开展弥合城乡老年人数字鸿沟的工作，降低农村老年人接受数字化技术和服务的门槛，提高农村老年人数字化应用能力。

虽然健康自评受到不同被访者关于健康的评价标准、期望和认知水平差异的影响，但学界仍普遍认为健康自评是反映个体整体健康状况的最重要的指标之一，是未来健康状况和健康服务使用的一个非常强大的预测因子。在一些主要的国家和国际调查中，也大都收集了自评健康的数据。研究表明 [13]，在提问自评一般健康问题之前先对被访者提问一系列具体的健康问题，有助于被访者更加全面和客观地评价自己的综合健康状况。目前在基线调查问卷中，健康自评排在所有健康指标问题的最前面，以后可对此题出现的位置进行适当调整。

参考文献：

[1] 蔡敏，谢学勤，吴士勇 . 我国老年人口健康状况及卫生服务利用 [J]. 中国卫生信息管理杂志，2021, 18(01): 27–34+49.

[2] 伍小兰，刘吉 . 中国老年人生活自理能力发展轨迹研究 [J]. 人口学刊，2018, 40(04): 59–71.

[3] 魏蒙，王红漫 . 中国老年人失能轨迹的性别、城乡及队列差异 [J]. 人口与发展，2017, 23(05): 74–81+98.

[4] 李芬，高向东 . 农村老年人生活自理能力性别差异分析——基于 CHARLS (2015) 数据的实证分析 [J]. 人口与发展 , 2019, 25(02):39–49.

[5] 马威，张人中 . 数字金融的广度与深度对缩小城乡发展差距的影响效应研究——基于居民教育的协同效应视角 [J]. 农业技术经济 , 2022, No.322 (02): 62–76.

[6] 蒋义，刘淼 . 中国高龄老年人日常活动能力状况及影响因素分析 [J]. 转化医学杂志，2020, 9(01): 21–25.

[7] 黄熙彤，张敏强，方俊燕 . 中国老年人失能的潜在发展轨迹：一项全国性纵向研究 [C]. 中国心理学会 . 第二十三届全国心理学学术会议摘要集（上）. 2021: 2.

[8] Spirduso WW, Francis KL, MacRae PG. Physical dimensions of aging[M]. Champaign: Human Kinetics, 2005.

[9] von Strauss, E., Agüero-Torres, H., Kåreholt, et al.Women are more disabled in basic activities of daily living than men only in very advanced ages: a study on disability, morbidity, and mortality from the Kungsholmen Project [J]. Journal of clinical epidemiology, 2003, 56(7), 669–677.

[10] 钱佳慧，吴侃，罗会强，等 . 中国老年人日常生活活动能力损失现况及影响因素分析 [J]. 中华流行病学杂志，2016, 37(09): 1272–1276.

[11] 全国老龄工作委员会办公室 . 第四次中国城乡老年人生活状况抽样调查总数据集 [M]. 北京：华龄出版社，2018.

[12] 王硕，董翠红，王雷，等 . 中国老年人健康自评状况分析 [J]. 社区医学杂志 , 2020, 18(04): 227–230.

[13] 齐亚强 . 自评一般健康的信度和效度分析 [J]. 社会 , 2014, 34(06): 196–215

第 4 章 调查人群社会经济状况的增龄变化分析

从医学和生物学的角度来关注和研究个体老化的历史是比较早的，但是从社会科学的角度来认识老龄健康问题以及开展群体老龄化规律研究则相对要晚一些。对健康状态内涵的理解及其与个体社会经济特征以及所处社会生活环境的关联思考和探究在不断深入。研究认为，人类的健康同时被社会因子与生物因子在生命历程中形塑而成。也就是说，健康是各种社会环境与身体、心理变化，在时间不断累积中，交互影响产生的结果[1]。

“我国人群增龄过程中健康状态变化特点与规律研究”项目基线调查问卷涉及丰富的个体社会经济因素变量，涵盖性别、教育水平、工作与经济状况、社会网络与支持、社会参与、医疗及社会服务需求与利用、居住环境等多个维度，可以为我们展现从青年、中年再到老年，不同年龄人群工作和生活的变化、发展和特点。因而本部分将立足增龄视角，对社会经济因素随增龄的变化进行描述性分析，来初步展示在增龄过程中，人们是在怎样的社会条件下活出一生。在一定程度上，这也反映了人们健康老龄化的发展过程，因为健康老龄化重点不是看人们有没有罹患疾病，而是看他们实际做了什么，是不是具备能够实现和成就自己价值观的能力。

4.1 工作状况

就业问题是经济社会发展的一个核心问题。对个人来说，就业是人们赖以生存、融入社会、实现人生价值的重要手段，也是参与创造和共享经济社会发展成果的基本条件和手段。

4.1.1 工作状态

（1）总体情况

被调查人群中，工作状况为全职工作的占比最高，达到38.9%，其次是离退休（25.1%）、无工作及在学人群（24.0%）。占比最低的为兼职和打零工人群，占比为12.1%。因工作状况的选项分类较多，但有的选项占比很低，因此这里将兼职工作、不固定（打零工）和其他三类合为兼职和打零工一组；无工作与在学两类合为无工作一组（图4.1）。

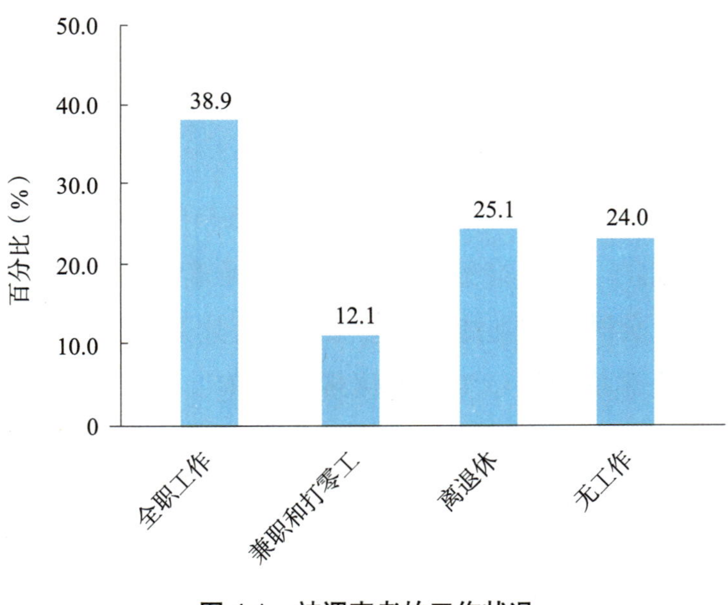

图4.1　被调查者的工作状况

（2）增龄变化

工作状况与年龄密切相关。青年（29岁及以下）、中青年（30—39

岁组）和中年（40—49 岁组）这三个年龄组均处于全职工作的高峰期，其中中青年（30—39 岁组）全职工作的比例最高，达到 83.0%。进入 50 岁以后，全职工作的比例开始断崖式下降。在准老年阶段（50—59 岁组）人群中，处于全职工作状况的比例下降到了四成左右（41.4%），处于不工作状态和离退休状态的老年人占比则上升到 40.2%。进入 60 岁以后，处于全职或兼职工作状态的比例进一步随着年龄组的增长而显著下降。

调查数据显示，一部分（19.3%）准老年阶段的人，已经进入了退休生活。同时即便在老年阶段，仍有一少部分人是处于工作状况（包括全职工作、兼职和打零工）的，而且兼职和打零工的情形要高于全职工作。低龄老年人（60—69 岁组）中有近二成（19.8%）处于工作状况，高龄老年人中，亦有 6.3% 的在从事不同形式的工作（图 4.2）。

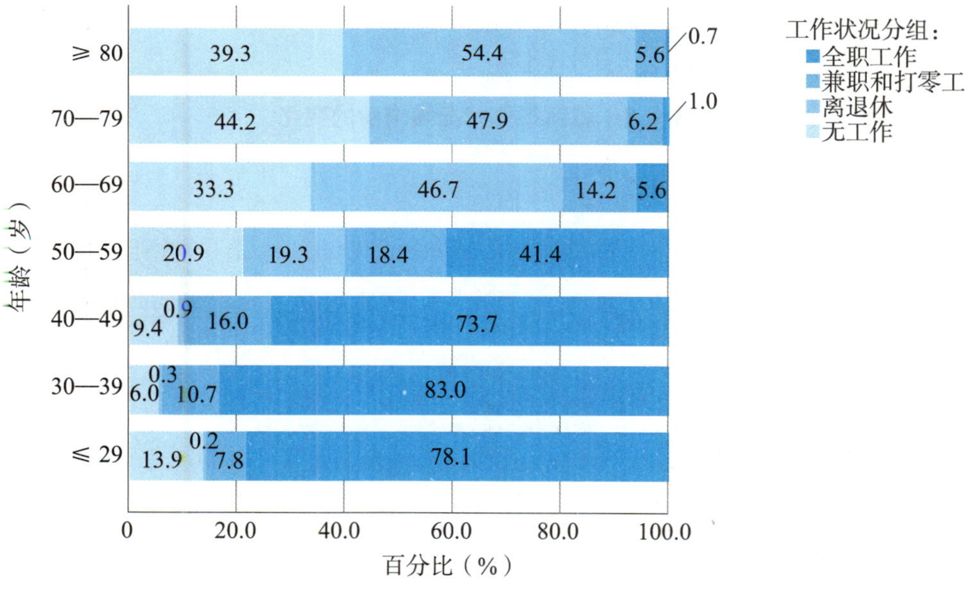

图 4.2　工作状况随增龄的变化

工作状况呈现出显著的城乡差异。在 60 岁及以上人群中，城镇有八成左右人群选择离退休（图 4.3），而农村有六成以上人群选择无工作（图 4.4），因为人们一般习惯于把非农工作才叫工作，而在家务农种地不叫工作。这也提示我们，问卷选项设计需要进一步优化，以更好体现城乡差异。

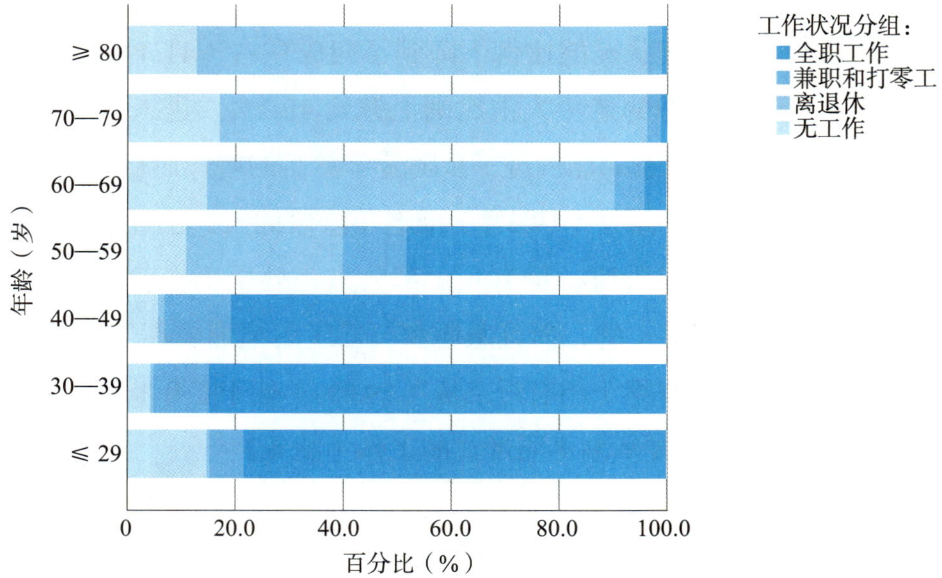

图 4.3　城镇工作状况随增龄的变化

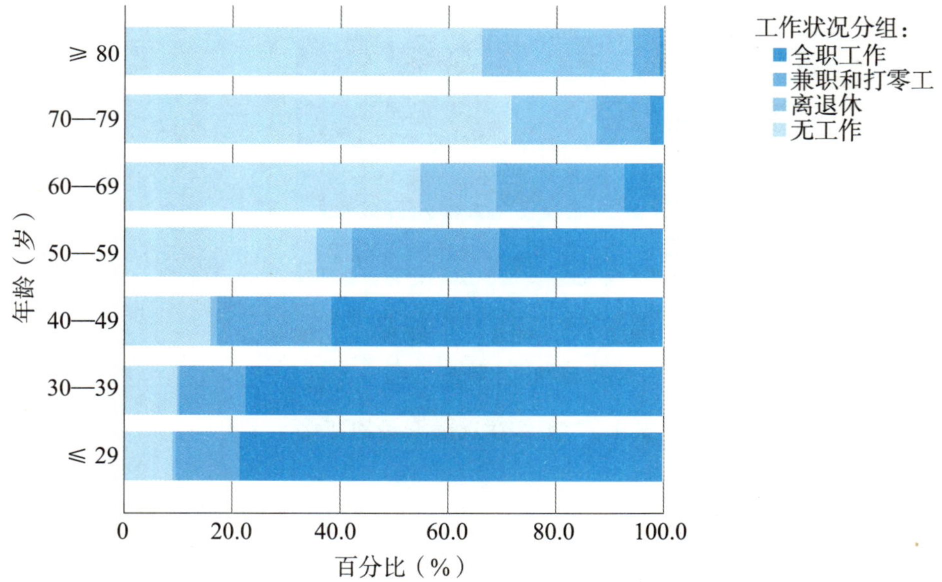

图 4.4　农村工作状况随增龄的变化

4.1.2 职业性质

（1）总体情况

被调查人群中，目前或退休前工作岗位属于国有部门的占比为 51.8%，属于非国有部门的占比为 48.2%。

（2）增龄变化

60 岁以下人群中，目前或退休前工作岗位属于非国有部门就业的比例要更高。而在 60 岁及以上人群中，目前或退休前工作岗位属于国有部门的比例要更高，且随年龄增长而同步递增，在高龄老年人（80 岁及以上）当中超过了七成（71.0%）（图 4.5）。

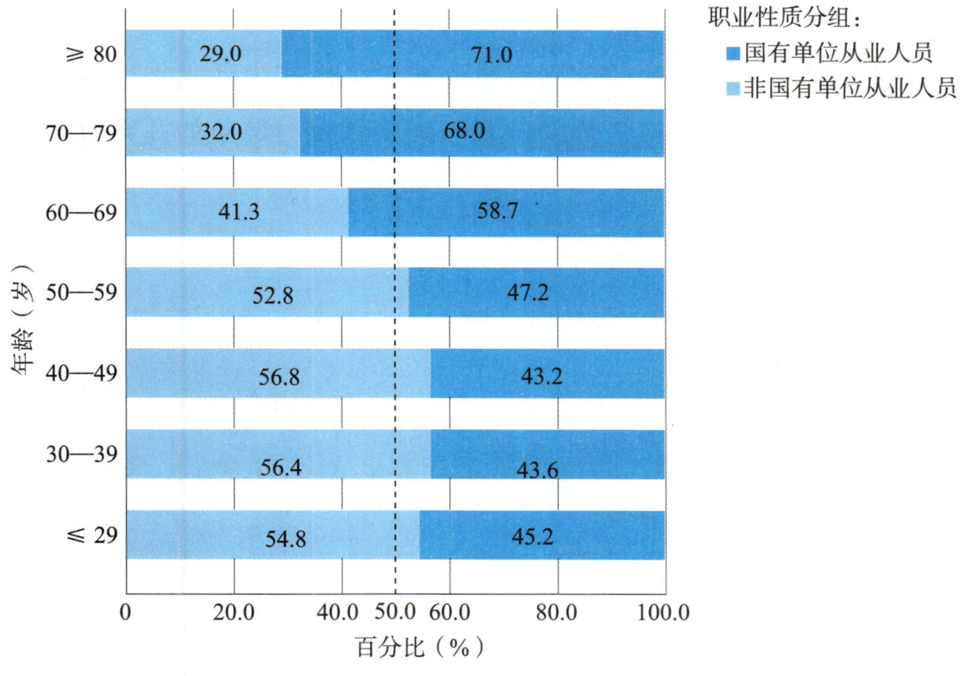

图 4.5 职业性质随增龄的变化

4.1.3 小结

跨年龄人群调查显示，工作状况与年龄密切相关。在传统农业社会中不存在“退休”的观念。老年是成年的延伸部分，而非迥异于成年的一个特定阶段。目前在很多农村地区，相当一部分老年人仍然还是处于这种状态。但在城镇地区，则很不一样，现代意义的退休制度已经普遍建立。这也就使得退休成为城市老年人普遍的生命历程阶段，结构化的老年阶段已经建立了起来。同时我们也看到社会发展和变迁对于生命历程就业状况的影响，相比其他年龄人群，老年人在国有部门就业的比例要显著高于在非国有部门就业的比例，而且年岁越高，比例越大。

在分析过程当中也发现，工作状况和职业状况的缺失值都比较高，在以后调查中需要进一步考虑城乡人群的差异，完善问卷设计。

4.2 经济状况

经济状况是个体生活的基础，也反映了个体在生活水平、生活方式和资源获取上相对优势或劣势的位置。经济状况与健康的关系也最早为人所关注。

4.2.1 生活来源

（1）总体情况

被调查人群中，就第一位生活来源来说，劳动和工资所得占比最大，接近六成（54.7%），其次为离退休金和养老金（31.9%），其他来源占13.4%。

（2）增龄变化

增龄过程中，第一位生活来源构成也在发生显著变化。总体来说，随着年龄增加，最主要依靠劳动或所得工资的比例呈下降趋势，依靠离退休金和养老金的比例则在进入50岁以后开始显著增加。

50岁以下人群中，九成以上的人在生活来源上最主要依靠劳动或所得工资。50岁及以上人群中，第一生活来源为劳动或所得工资的比例开始显著下降，特别是在进入60岁以后。在老年期，人们的第一生活来源呈现以社会保障性收入为主的多元化格局，中低龄老年人当中，仍有相当一部分人最主要依靠劳动所得或工资（图 4.6）。

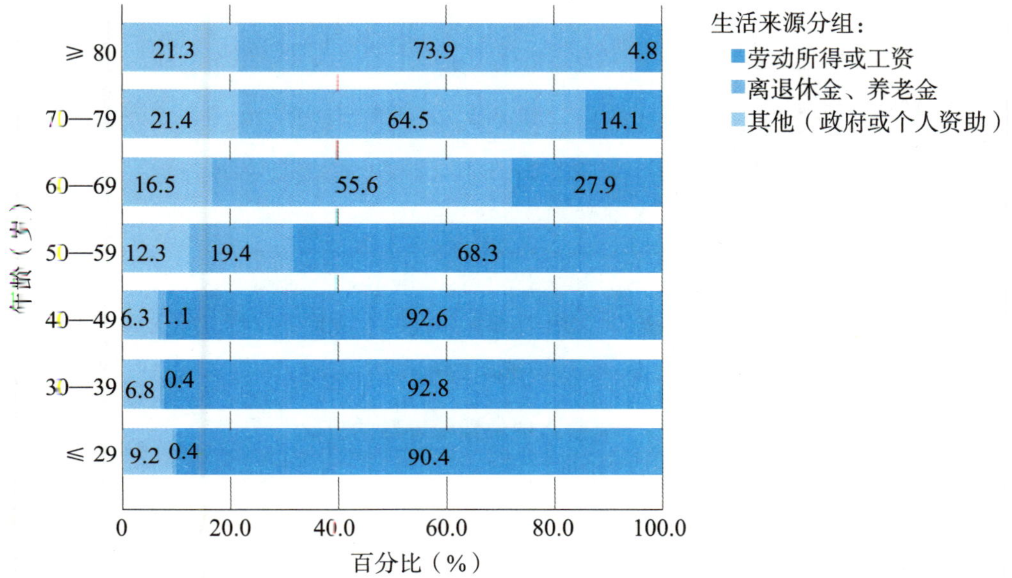

图 4.6　第一生活来源随增龄的变化

4.2.2 收入水平

（1）总体情况

被调查人群中，去年年收入平均数为 6.1 万元，中位数为 4 万元，众数为 3 万元。

（2）增龄变化

随增龄的变化，不同年龄的年收入水平呈现先升后降，然后趋于稳定的态势。在中青年组（30—39 岁），人们的年收入中位数水平是最高的，之后逐步下降，进入老年期以后，低龄、中龄以及高龄老年人的收入中位数水平变动不大（图 4.7）。

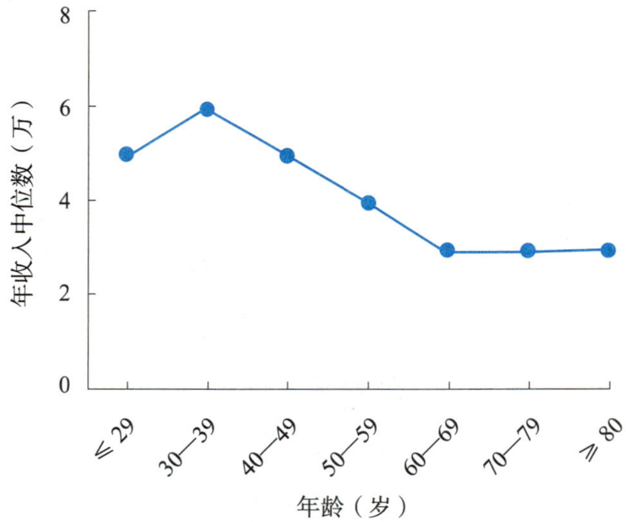

图 4.7　年收入中位数随增龄的变化

从中国综合社会调查数据来看，跨年龄的人群收入水平同样呈现出类似的先升后降的趋势，30—39 岁是收入水平最高的人生阶段。

4.2.3 住房产权

（1）总体情况

被调查人群中，超过七成的（70.3%）人有产权属于自己的房子，还有不到三成的人没有属于自己的房子。

（2）增龄变化

从不同年龄比较来看，青年人有产权住房的比例是最低的（31.0%），然后呈现逐渐上升的趋势，在准老年阶段（50—59 岁组）和低龄老年阶段（60—69 岁组）分别达到次高和最高的水平，然后随着年龄的进一步增长，出现平缓的下降（图 4.8）。

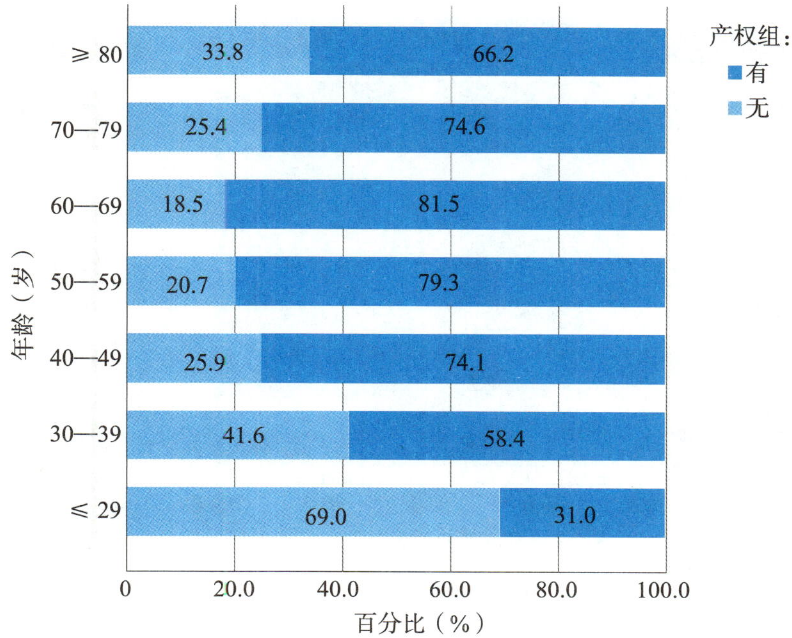

图 4.8 拥有住房产权情况随增龄的变化

4.2.4 经济状况自评

（1）总体情况

接近七成（65.5%）的被调查者认为自己经济状况属于“基本够用”，超过二成（21.6%）的人自评经济状况为宽裕（包括非常宽裕和比较宽裕），经济困难群体（包括比较困难和非常困难）占比最少，为13%。

（2）增龄变化

随着年龄的增长，人们自评经济状况也会发生明显变化。调查人群中，自评“宽裕”的比例随增龄呈现递增的趋势，高龄老年人自评经济“宽裕”的比例最高（33.5%）。自评经济“困难”人群则呈现出随增龄而递减的趋势，29岁以下青年人群自评经济“困难”的比例最高（16.5%）（图4.9）。

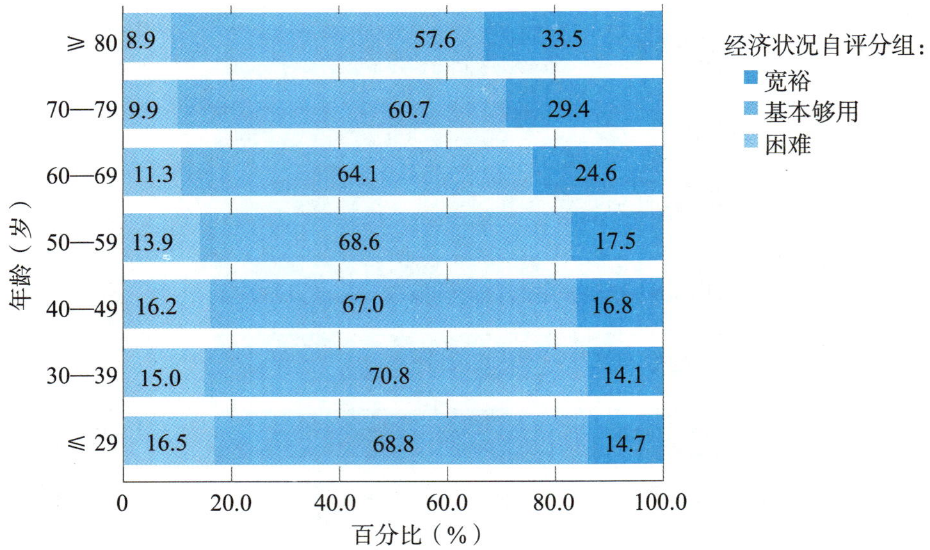

图 4.9　经济自评随增龄的变化

无论城乡，高龄老人自评经济宽裕的占比均最高，城镇为 37.3%，农村为 31.6%。不管在什么年龄组，城镇经济宽裕人群占比都要显著高于农村，而农村经济困难群体明显高于城镇（图 4.10、图 4.11）。

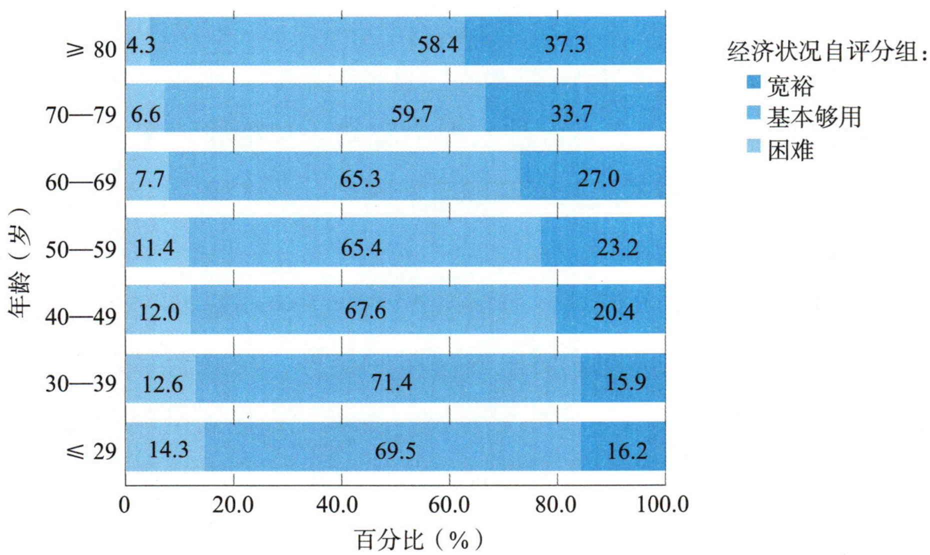

图 4.10　城镇经济自评随增龄的变化

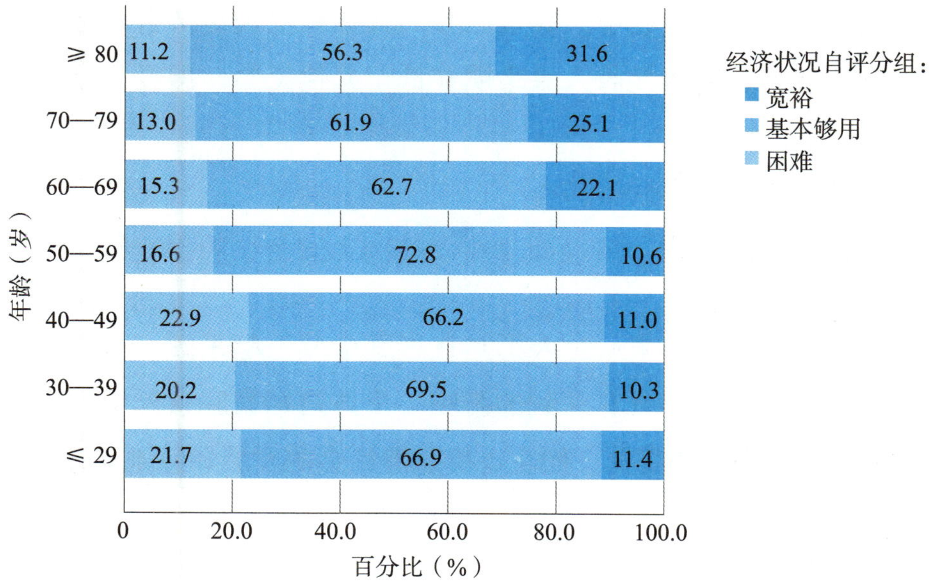

图 4.11　农村经济自评随增龄的变化

4.2.5 小结

在第一生活来源上，随增龄的变化，最主要依靠劳动或所得工资的比例呈下降趋势，依靠离退休金和养老金的比例则在进入 50 岁以后开始显著增加。进入老年期以后，人们的第一生活来源呈现以社会保障性收入为主的多元化格局，中低龄老年人当中，仍有相当一部分人最主要依靠劳动所得或工资。

在年收入中位数上，随增龄的变化，不同年龄的年收入水平呈现先升后降，然后趋于稳定的态势。在中青年阶段（30—39 岁），人们的年收入中位数水平是最高的。

在住房产权上，随增龄的变化，有产权属于自己房子的比例呈现先升后降的趋势，青年期最低（31.0%），然后逐渐增加，到低龄老年阶段则达到最高（81.5%），然后缓慢回落。

在经济自评上，调查人群中，自评宽裕的比例随增龄呈现递增的趋势，青年人群自评经济困难的比例最高。

可以看出，增龄过程中，客观的收入指标和主观经济自评之间呈现出逆向反差现象，老年期收入水平明显低于其他年龄，但经济自评状况要更好。

4.3 婚姻家庭状况

自人类社会产生以来，个人都是在家庭中成长起来的，对于个人成长、发展以及身心健康具有深刻的影响。个体婚姻家庭状况嵌入于增龄过程中家庭生命周期的变化，而且也折射着社会的发展和急剧变迁。

4.3.1 婚姻状况

（1）总体情况

从婚姻状况来看，调查人群中已婚同住所占比例最大（75.9%），其次是丧偶（11.4%）、未婚（7.1%）、已婚分居（2.9%）和离异（2.7%）（图 4.12）。

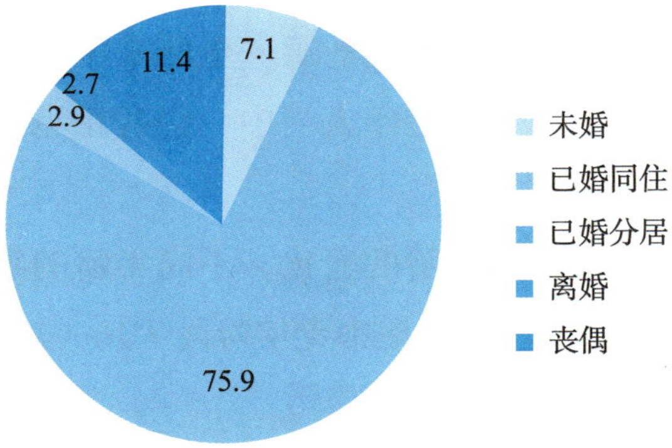

图 4.12　被调查者的婚姻状况（%）

从有无配偶的角度，可将婚姻状况分为有配偶和无配偶两类，有配偶包括已婚同住和已婚分居，无配偶包括丧偶、未婚和离异三种情形。按这个来分的话，有配偶的比例接近八成（78.8%）。

（2）增龄变化

从不同年龄比较来看，30 岁以下的被调查者更多处于未婚阶段（59.6%），此后已婚同住的比例随增龄快速增长，进入 60 岁以后出现下降拐点，进入高龄阶段以后，已婚同住的比例不到一半（47.2%）（图 4.13）。与此同时，丧偶的比例随增龄快速上升，成为老年期婚姻家庭的一个重要特征。

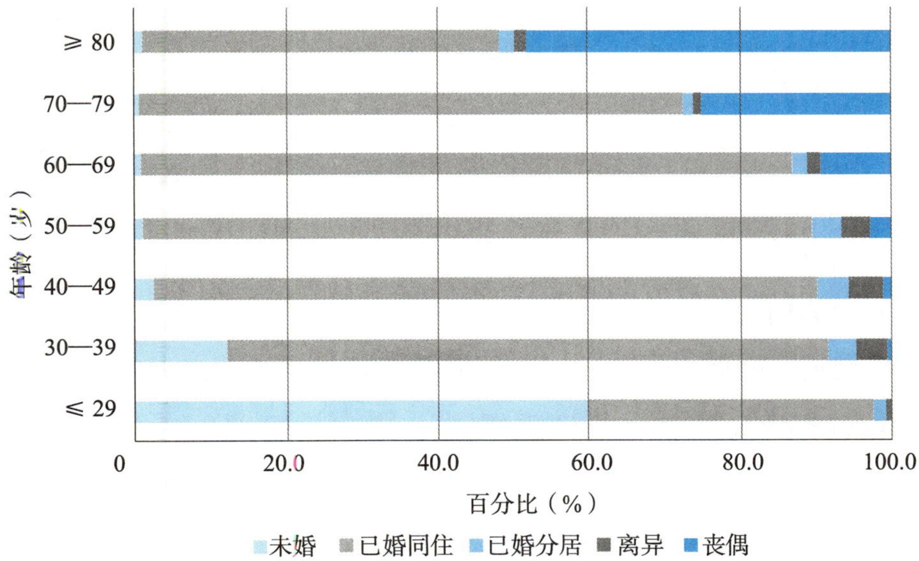

图 4.13　婚姻状况随增龄的变化

增龄过程中，有配偶的比例呈倒 U 型，也即中间高、两头低。30—79 岁人群婚姻状况皆以“有配偶”为主，有配偶的比例最高的是 50—59 岁组和 40—49 岁组人群，比例都在九成以上。进入老年以后，有配偶的比例呈现出逐渐下降的趋势，到了高龄阶段，老年人有配偶的比例显著下降（图 4.14）。

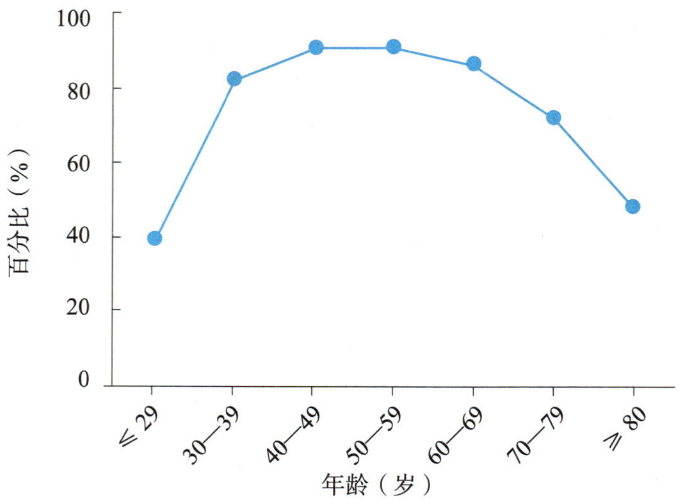

图 4.14　有配偶比例随增龄的变化

4.3.2 与配偶关系

（1）总体情况

被调查有配偶人群中，对与配偶关系表示满意的占大多数，其中非常满意占 38.2%，比较满意占 47.0%，一般的占 12.9%，不满意（包括不太满意和非常不满意）的比例很低，合计为 1.9%（图 4.15）。

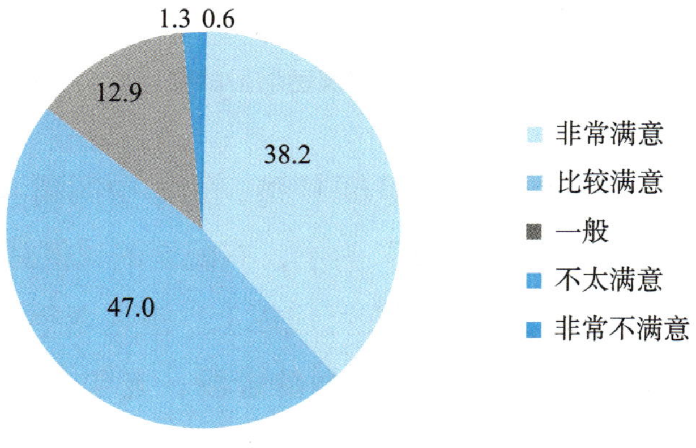

图 4.15　被调查者配偶关系评价（%）

（2）增龄变化

增龄过程中，对与配偶关系表示满意（包括非常满意和比较满意）的比例一直保持在高位，进入老年期后，呈现出进一步小幅上升的趋势，80 岁及以上高龄老年人，对与配偶关系表示满意的比例达到最高点（90.7%）（图 4.16）。对比来看，老年群体对与配偶关系感到满意的比例要略高于非老年群体。

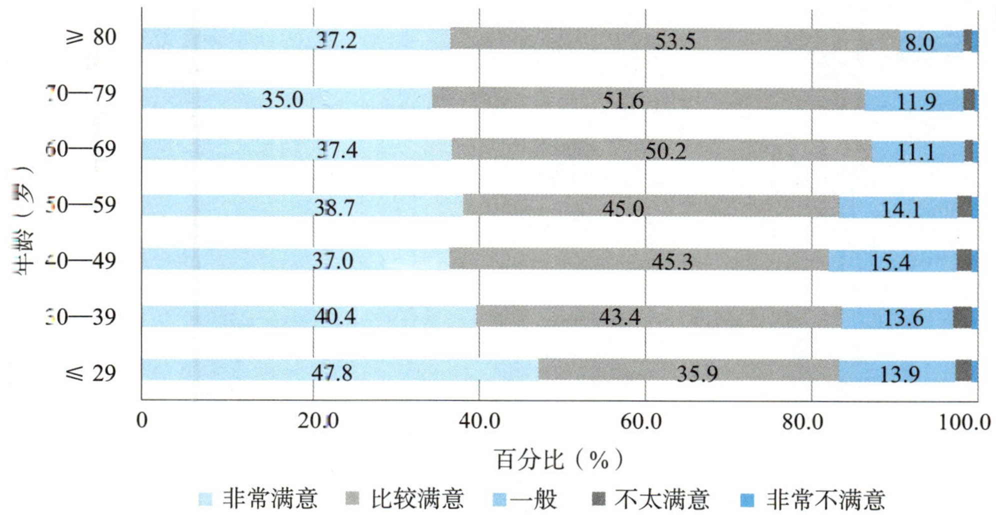

图 4.16　与配偶关系评价随增龄的变化

4.3.3 居住方式

（1）总体情况

被调查人群中，居住形式为一代户的占 41.4%，二代户的占 35.3%，三代户的占 19.4%，其他居住形式占 3.9%（图 4.17）。

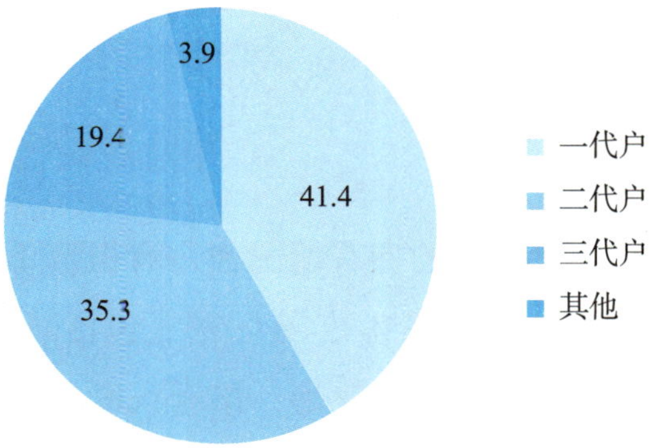

图 4.17　被调查人群居住方式总体情况（%）

（2）增龄变化

个体居住形式与其所处年龄、生命周期密切相关。青年人（29 岁以下）生活在二代户和一代户的比例都比较高，合计接近八成（77.9%）。30—49 岁人群中，大多数人的居住方式是二代人或三代人生活在一起，约占 70% 左右。三代户居住方式在 30—39 岁人群中占比最高（36.9%）。进入 50 岁以后，处于一代户的比例开始显著提高，进入 60 岁以后，一代户的比例进一步超过 50%，且年龄越大，一代户的比例越高（图 4.18）。也就是说，仅与配偶居住或单身居住是老年群体的主要家庭居住形式。

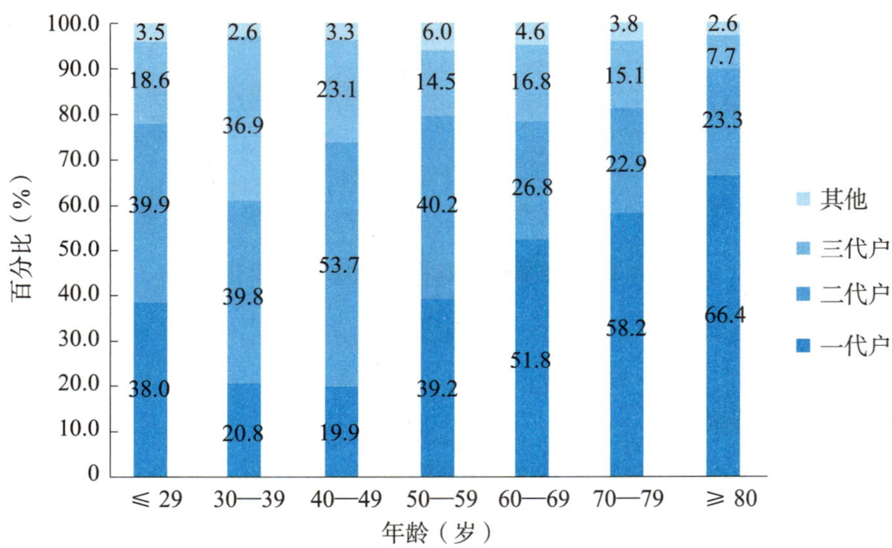

图 4.18　被调查人群居住方式随增龄的变化

4.3.4 亲属网络

（1）总体情况

被调查人群中，上代亲属的拥有情况为：有祖辈（包括曾外祖父母）的人群很少，占比不到一成（7.3%），有父辈（包括配偶的）的比例超过一半（51.9%）；同代亲属的拥有情况为：接近八成（79.9%）的有兄弟姐妹（包括配偶的），72.6% 的有配偶；下代亲属的拥有情况为：超过八成（86.4%）的有子女，有孙辈（包括曾外孙子女）的比例为 34.8%。有其他亲戚的比例为 23%（图 4.19）。

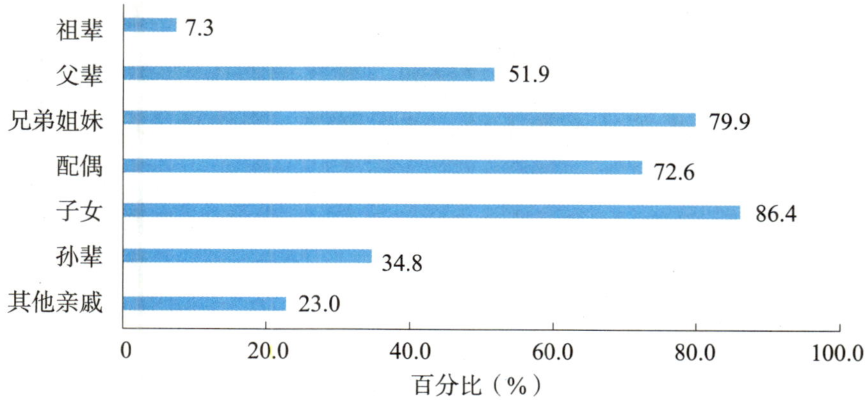

图 4.19　被调查人群亲属网络总体状况

（2）增龄的变化

由于被调查者年龄及其亲属的寿命状况、婚育状况不同，其主要亲属组成自然也存在显著差异。只有同代和代际关系的比例随增龄的变化呈现倒 V 型，在 40—49 岁年龄段达到最高比例（84.6%）；随增龄的变化，有同代代际和隔代三种亲属关系的比例呈现出先降后升，到高龄阶段又有所下降的波动态势，40—49 岁年龄段的这一比例最低（8.8%），然后又逐步上升，到 70—79 岁达至最高（62.6%）（图 4.20）。

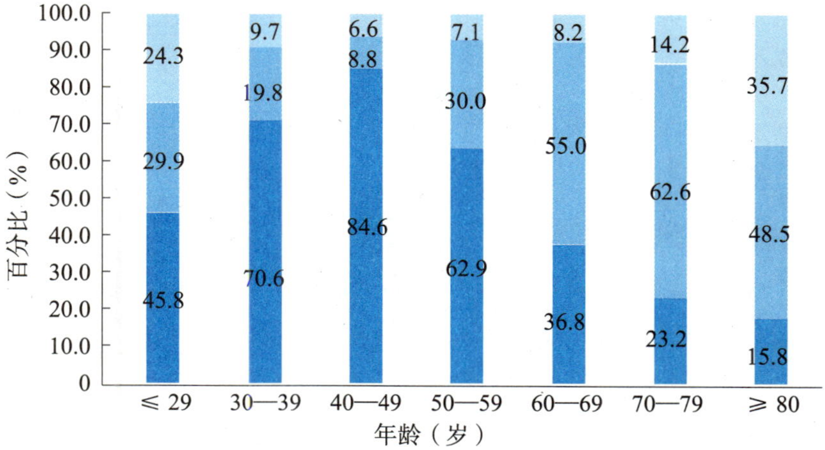

图 4.20　亲属网络类型随增龄的变化

增龄过程中，有上代亲属的比例随增龄显著下降。30 岁以下青年群体中，超过四成（40.3%）的有祖辈亲属，此后进一步快速下降，进入中年期后则已降到很低的水平。40 岁以前，有父辈的比例处于最高位水平，到中年阶段（40—49 岁）有所下降，此后则进一步快速下降（图 4.21）。

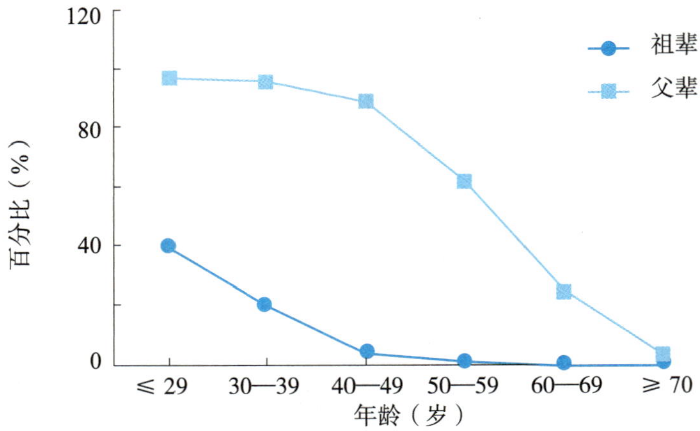

图 4.21　有上代亲属比例随增龄的变化

随增龄的变化，有同代亲属的比例呈现先升后降的倒 U 型。在 40—69 岁这一人生阶段上，有配偶、有兄弟姐妹的比例都很高，进入 70 岁以后则出现明显下降，到了 80 岁及以上，丧偶和失去兄弟姐妹则成为常态（图 4.22）。

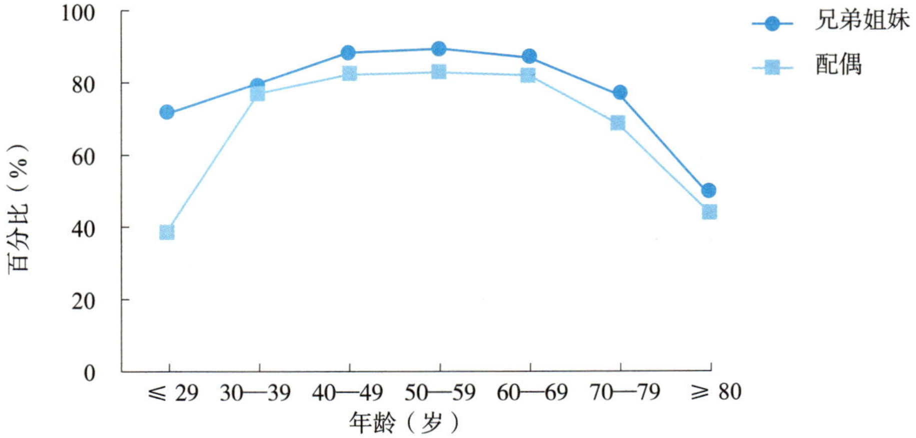

图 4.22　有同代亲属比例随增龄的变化

随增龄的变化，有子女的比例呈现快速上升然后逐步稳定的趋势，进入 40 岁以后，九成以上的人都有子女（图 4.23）。随增龄的变化，有孙辈的比例呈现不断上升，然后趋于稳定的趋势，进入 70 岁以后，六成以上的都有孙辈（图 4.24）。

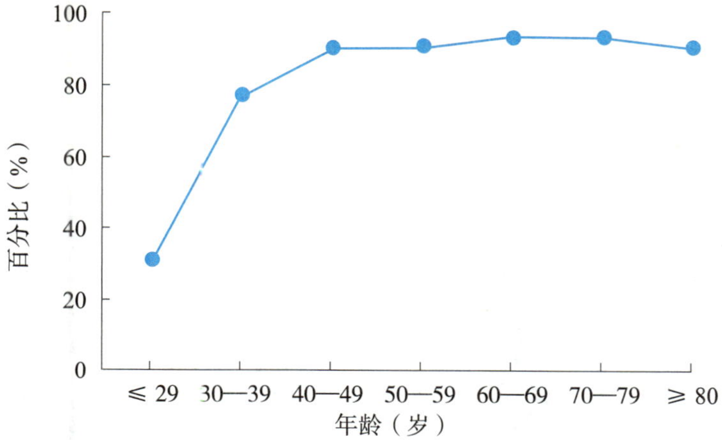

图 4.23　有下代亲属（子女）比例随增龄的变化

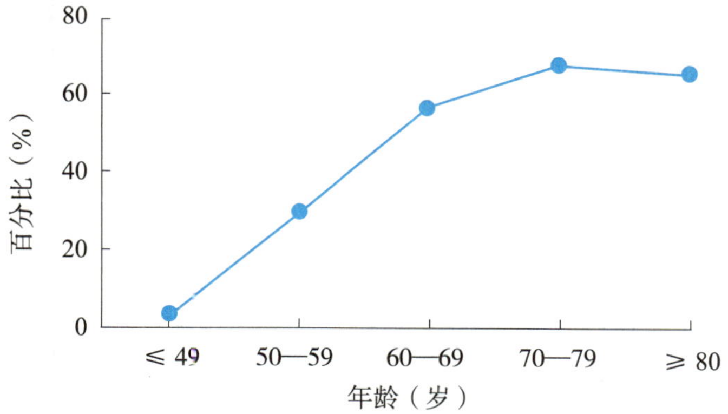

图 4.24　有下代亲属（孙辈）比例随增龄的变化

4.3.5 与家人交流状况

（1）总体情况

由图 4.25 可以看出，被调查人群中，在与父母交流上，不适用情形所占比例是最高的，超过四成（43.3%），三成以上（33.4%）的经常与父母交流，一般的比例为 19.0%，交流很少的比例很低（4.3%）。

在与子女交流上，不适用的情况是最低的。近六成（58.8%）的被调查者与子女交流频繁，一般的比例超过二成（25.7%），很少的比例不到十分之一（7.0%）。

在与兄弟姐妹交流上，不适用的比例超过了一成（14.3%），交流状况为“一般”的占比最高（37.9%），其次为经常交流（34.7%），很少交流的比例为 13.0%。

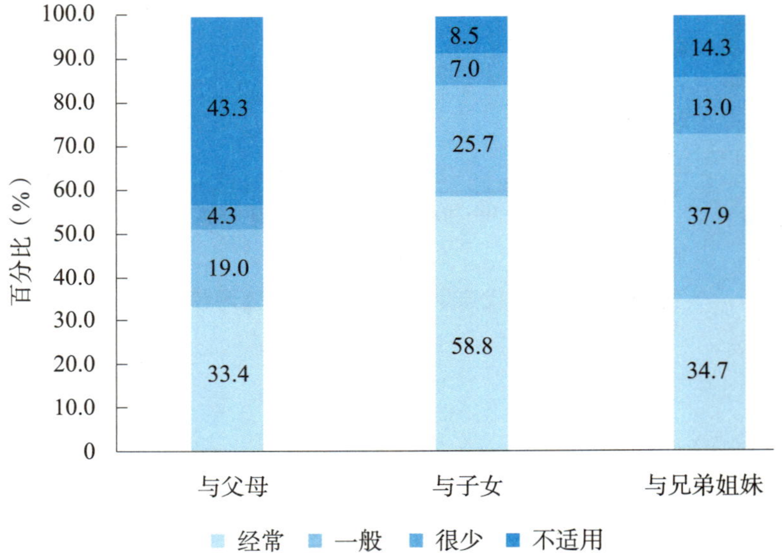

图 4.25　被调查者与家人交流状况

（2）增龄变化

与父母的相处和交流，不适用的情形随着年龄的增长而呈现逐步上升的趋势，特别是进入 50 岁以后，变得越来越普遍。适用情形下，增龄过程中，人们与父母保持密切交流的情形始终占据多数，也即交流“经常”的比例要明显高于“一般”或“很少”。50 岁以前的被调查者中，超过一半的人与父母联系密切，而且年纪越小越普遍（图 4.26）。

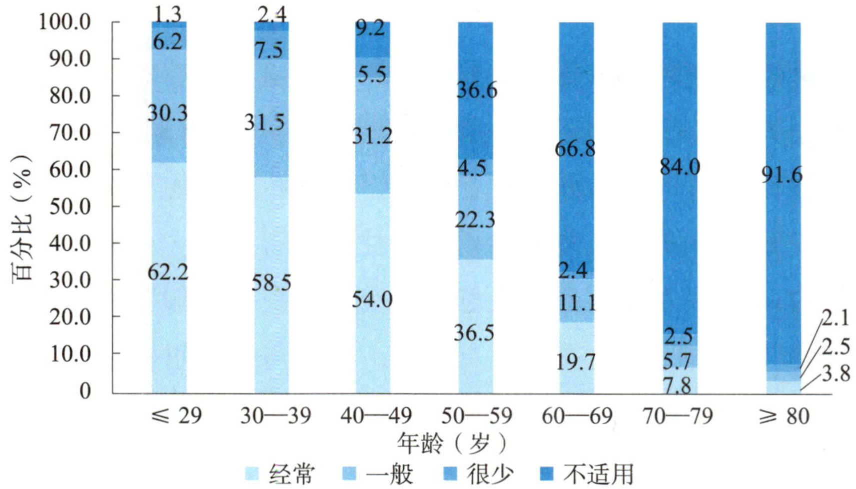

图 4.26　与父母交流情况随增龄的变化

与子女的相处和交流，不适用的比例随着年龄的增长，总体呈现下降趋势。进入 30 岁以后，特别是进入 40 以后，不适用的比例保持在很低的水平，到了高龄阶段略有反弹。适用情形下，增龄过程中，人们与子女保持密切交流的始终占据多数，也即交流“经常”的比例要明显高于“一般”或“很少”。30—59 岁人群中，超过六成的与子女交流密切，比例最高，其次是老年群体，经常与子女交流的比例在五成以上，但随年龄增长而缓慢下降（图 4.27）。

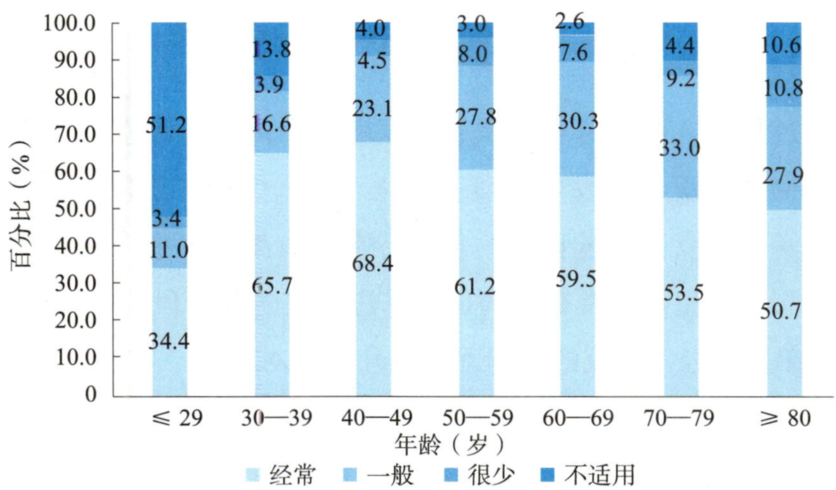

图 4.27　与子女交流状况随增龄的变化

与兄弟姐妹的相处和交流，不适用的比例随着年龄的增长，呈现先降后升的趋势，到高龄阶段，不适用的情形变得比较普遍。适用情形下，增龄过程中，人们与兄弟姐妹的交往密切程度始终不如与父母和子女的交往。30—59 岁人群中，与兄弟姐妹交往“经常”和“一般”的比例是比较接近的；60 岁及以上老年人群中，交往状况“一般”的情形要明显高于“经常”；只有在 30 岁以下人群中，经常与兄弟姐妹交往的比例要高于“一般”（图 4.28）。

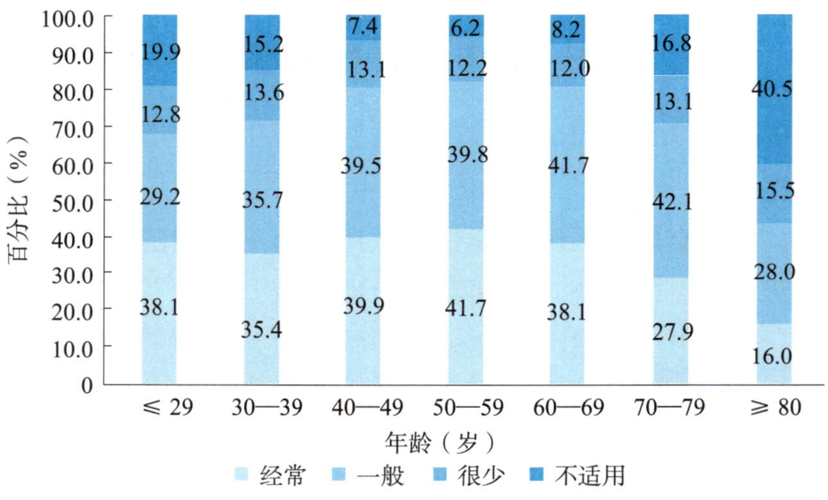

图 4.28 与兄弟姐妹交流状况随增龄的变化

增龄过程中，受父母存活状态、家庭生命周期等因素的影响，与不同家人的交流状况也在发生着显著变化。进入中青年阶段（30—39 岁）以后，经常与子女交流的比例一直保持在比较高的水平，并且明显高于与父母、与兄弟姐妹经常交流的比例。进入准老年阶段（50—59 岁）以后，与兄弟姐妹经常交流的比例逐步提升（图 4.29）。

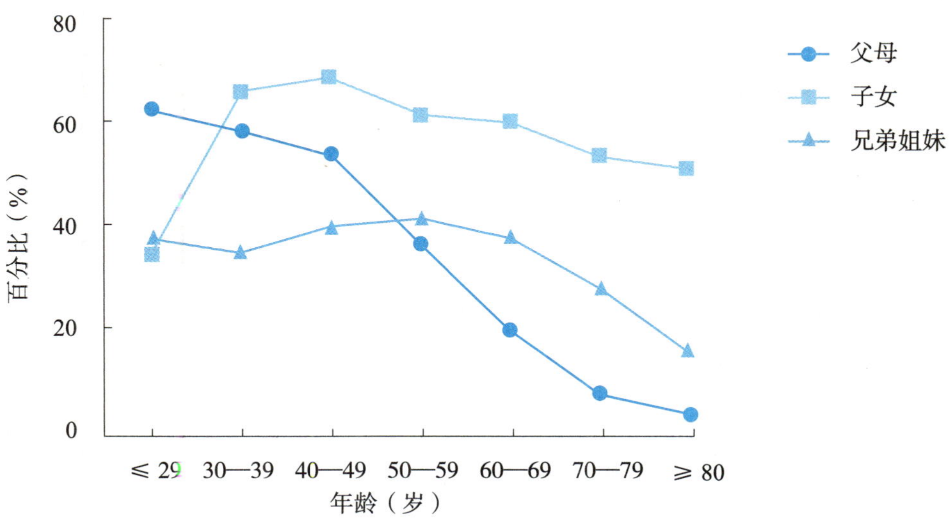

图 4.29　与家人经常交流比例的随增年龄变化

4.3.6 小结

就婚姻状况而言，不同年龄组有配偶的比例呈倒 U 型，也即中间高，两头低。进入老年期后，有配偶的比例呈现出逐渐下降的趋势。

在与配偶关系评价上，增龄过程中对与配偶关系的满意度始终较高。进入老年期后，对与配偶关系表示满意的比例在高位水平上呈现出进一步小幅上升的趋势。

就居住安排而言，30 岁以下的青年人多生活在二代户和一代户家庭，30—49 岁人群多生活在二代和三代家庭。50 岁以后，一代户家庭的比例开始显著提高，60 岁以后表现出进一步的提高。

就亲属网络而言，被调查者的亲属构成跨越不同代际，子女、兄弟姐妹和配偶是被调查者拥有率最高的三类亲属。60 岁以前，被调查者的亲属网络以只有同代和代际亲属为主，60 岁以后则以同代代际和隔代亲属并存为主。增龄过程中，有上代亲属的比例随增龄显著下降，有同代亲属的比例呈现先升后降的倒 U 型，有下代亲属的比例随增龄呈现逐步上升并趋于稳定的趋势。九成以上的老年人有子女，近六成的老年人有孙子女。

就与家人交流状况而言，与父母的交流，不适用的情形随着年龄的增长而呈现逐步上升的趋势，50 岁以后变得越来越普遍。增龄过程中被调查者与父母、子女经常交流的比例始终高于一般和很少的比例，进入中青年阶段（30—39 岁）以后，与子女经常交流的比例开始明显高于与父母、与兄弟姐妹经常交流的比例，进入准老年阶段（50—59 岁）以后，与兄弟姐妹经常交流的比例开始高于与父母的经常交流。

4.4 社会网络与支持

社会网络是指个体与他人接触时所产生的社会关系，它可以区分为结构面的网络结构与行动面的网络功能。网络功能主要是指网络内成员间获得、提供和互换协助的情形，即所谓的社会支持。大量经验研究发现，人们的社会关系无论对身体健康还是精神健康都起着相当重要的作用，这种作用既可以是直接的，也可以是间接的“缓冲”[2]。

4.4.1 社会交往规模

（1）总体情况

就日常与人接触情况（包括点头、打招呼、交谈、打电话、写信、网上联系都算）来看，被调查人群中，日常接触人数介于 10—19 人的是最多的，超过三成（30.8%），其次是接触人数在 5—9 人之间的（28.8%），超过二成（22.1%）的人则属于范围比较广的类型，日常接触人数在 20 人以上。还需注意的是，还有极少部分人（1.4%）自报处于社会隔离状况（图 4.30）。

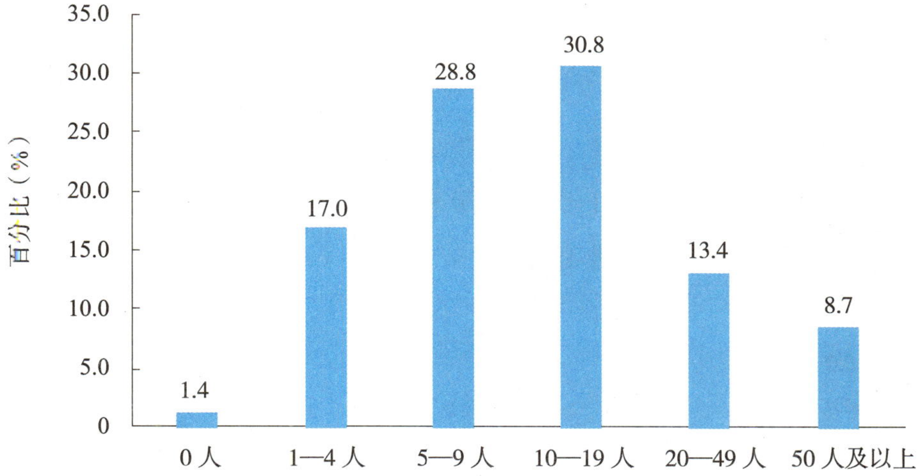

图 4.30　被调查者日常接触人数状况

（2）增龄变化

不同年龄人群，社会日常交往规模具有阶段性差异。在进入老年阶段，也就是 60 岁以前，不同年龄的社会交往规模差异并不显著。进入 60 岁后，随着年龄的增长，人们社会交往规模呈现显著缩小趋势，极少一部分老年人对外几乎没有接触和交流，并且随增龄而加大（图 4.31）。

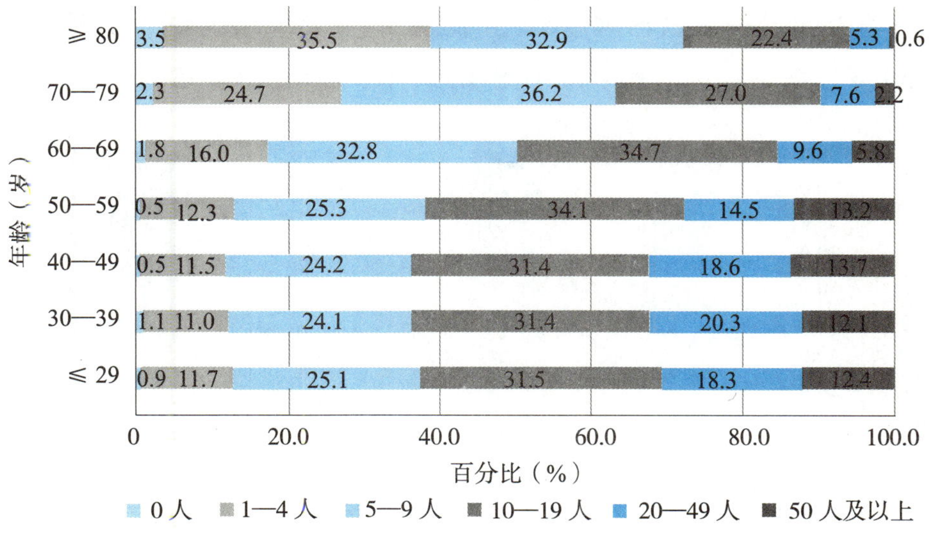

图 4.31　被调查者日常接触人数随增龄的变化

4.4.2 同事关系评价

（1）总体情况

在职场人际关系评价上，不适用的比例总体上都比较高。适用情形下，对各类同事关系（与上级、同级和下属）表示“满意”的比例都要高于“不满意”的状况（图 4.32）。

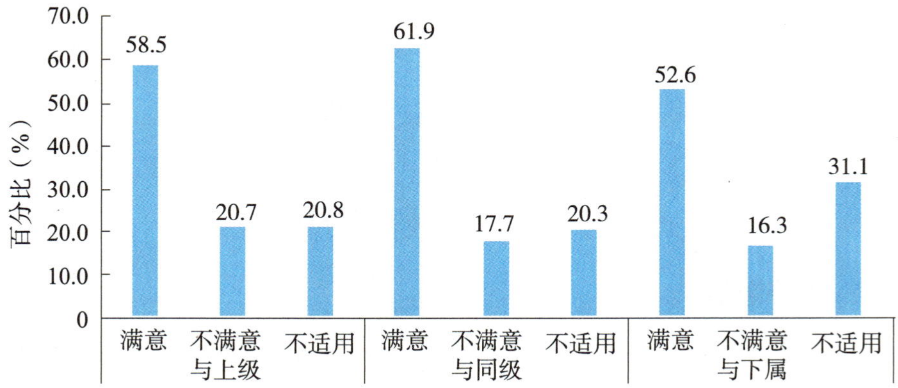

图 4.32　被调查者与同事关系满意度评价总体情况

（2）增龄变化

在与同事关系评价上，不适用的比例随增龄显著提升。在各个年龄段，对各类同事关系表示满意的比例都要明显高于不满意的比例，特别是在 50 岁以前的职场活跃阶段（图 4.33、图 4.34、图 4.35）。

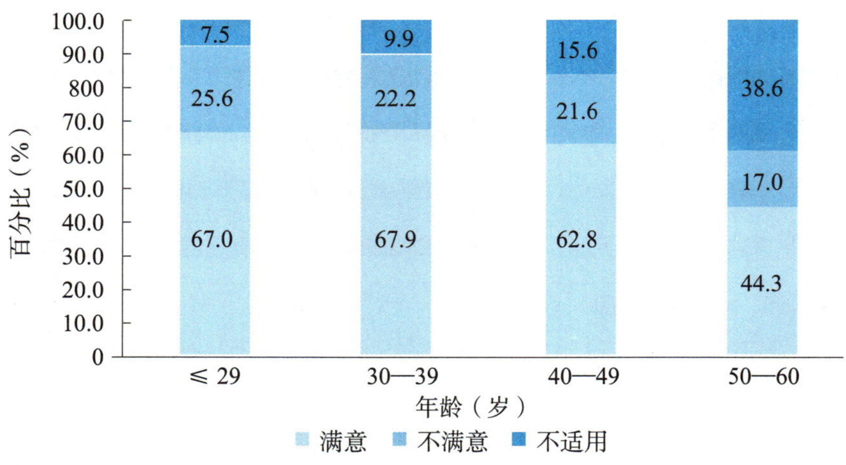

图 4.33　被调查者与上级关系满意度评价随增龄的变化

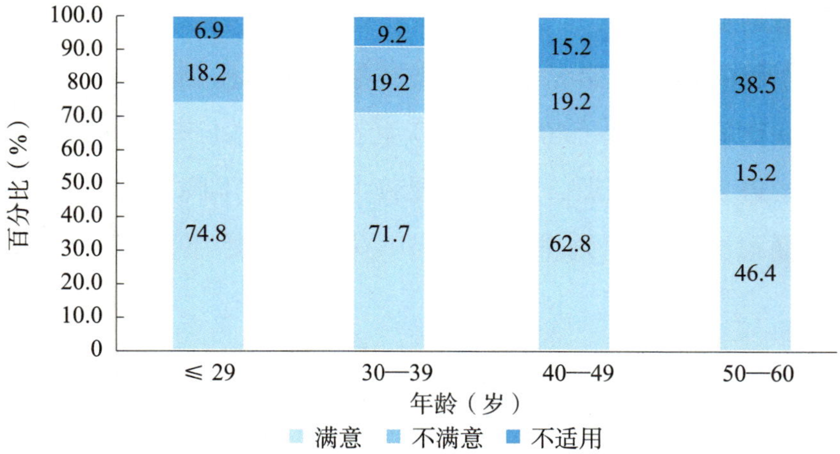

图 4.34　被调查者与同级关系满意度评价随增龄的变化

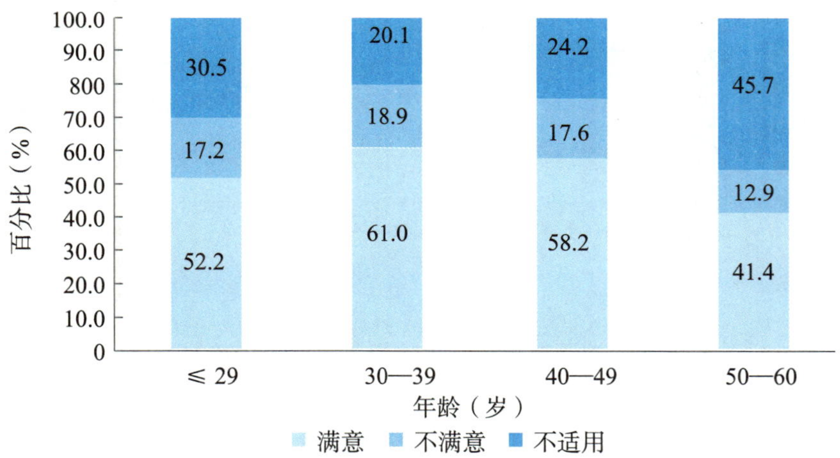

图 4.35　被调查者与下级关系满意度评价随增龄的变化

4.4.3 社会网络地位

（1）总体情况

是否常常有人找来商量大事一定程度上反映了个人在社会关系网络中所处的地位和重要性。被调查人群中，常常有人找来商量大事的比例为 13.8%，不太多的占 37.1%，很少占 28.4%，几乎没有人找来商量大事的占 20.7%。

（2）增龄变化

随着年龄的增长，常常有人找来商量大事的比例呈先上升后下降的趋势。这一比例在中年（40—49 岁）和准老年期（50—59 岁），达到最高的水平，进入老年期后，开始出现较为明显的下降。与此同时，几乎没人找来商量大事的比例则在进入 50 岁以后开始出现较为快速的增长（图 4.36）。

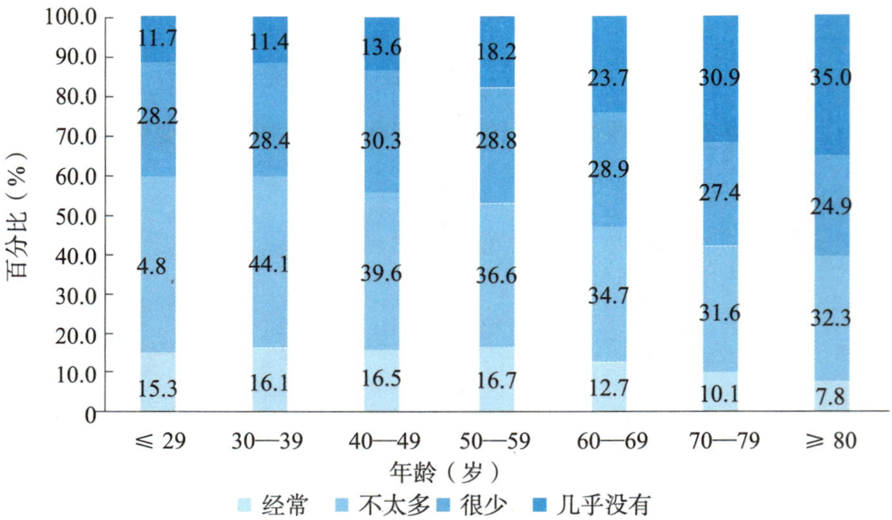

图 4.36　被调查者有人找来商量大事随增龄的变化

4.4.4 社会支持

（1）总体情况

被调查人群中，在需要情感性支持或者工具性支持上，没人可找的比例都很低，还有一部分人选择谁也不找，这实际上也是处于一种无人可帮的境地。在借钱、生病、商量大事这方面的工具性社会支持上，来自近亲属的支持是最为主要的。这与既往研究发现是一致的，亲属关系是个体最多接触并最可能发挥影响作用的支持构成，配偶和家庭成员是保护个人健康的关键支持提供者[3]。

在情感性支持上，除了近亲属，朋友、同事的重要性显著提高（图 4.37）。

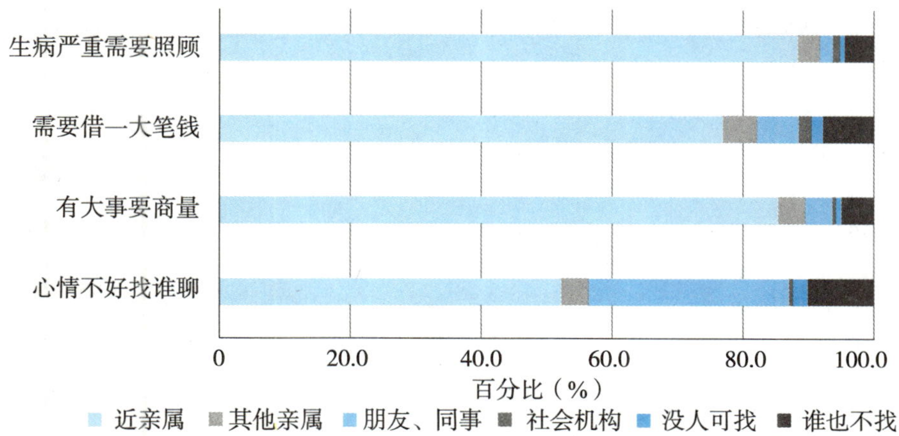

图 4.37　被调查者社会支持状况

若将选择近亲属，其他亲属，朋友、同事和社会机构的归为有帮助，将选择没人可找和谁也不找的归为无帮助的话，可以看到在需要工具性支持的时候，九成以上的人都能得到帮助，能获得情绪性支持的比例要略低一些。在心情不好想聊聊的时候，一成以上（12.3%）的难以获得支持和帮助（图 4.38）。

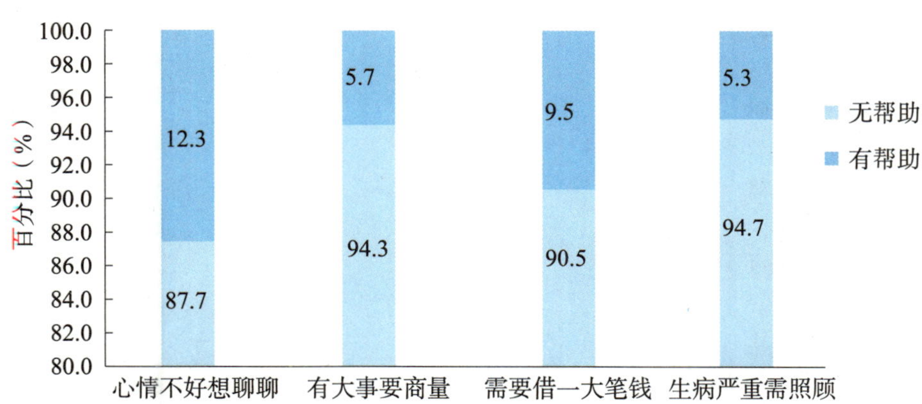

图 4.38　被调查者社会支持状况

（2）增龄变化

心情不好想找人聊聊时，找近亲属的比例随增龄不断上升，找朋友、同事的比例则随增龄不断下降，到了高龄阶段，谁也不找的消极心态有所强化。总体来看，增龄过程中，年龄越大，近亲属的重要性更强，反之，朋友、同事的重要性越强（图 4.39）。

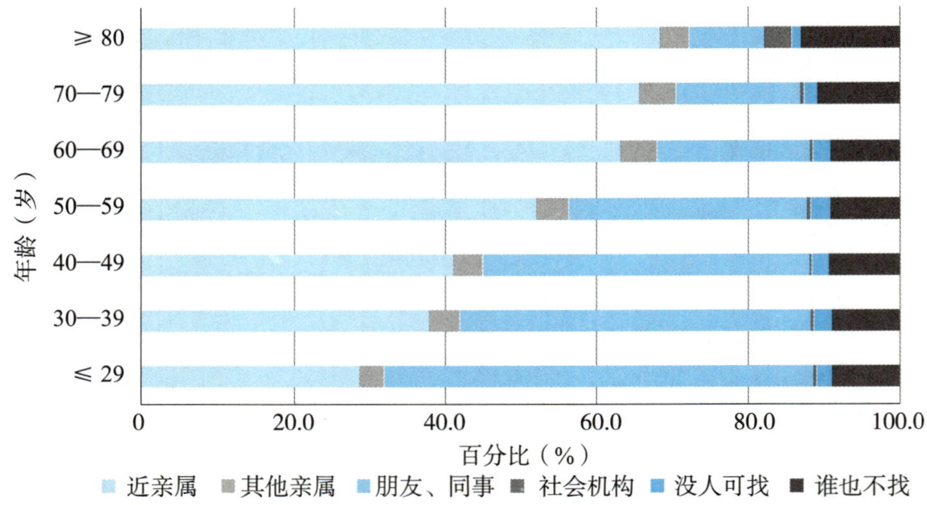

图 4.39　心情不好想聊聊最先想要找谁帮忙随增龄的变化

增龄过程中，心情不好想聊聊时，能获得帮助的比例随增龄变化不大，略有起伏，总的来说，进入 70 岁以后，能获得帮助的比例有较为明显的下降（图 4.40）。

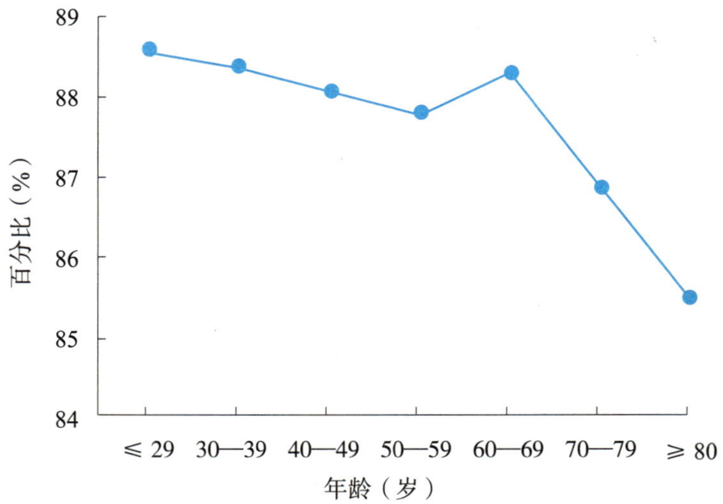

图 4.40　心情不好想聊聊有帮助的比例随增龄的变化

增龄过程中，有大事要商量时寻找帮助的对象都以近亲属为主，找朋友、同事的比例不高，且随增龄而下降，谁也不找的比例在 50 岁以后呈现小幅递增的趋势（图 4.41）。

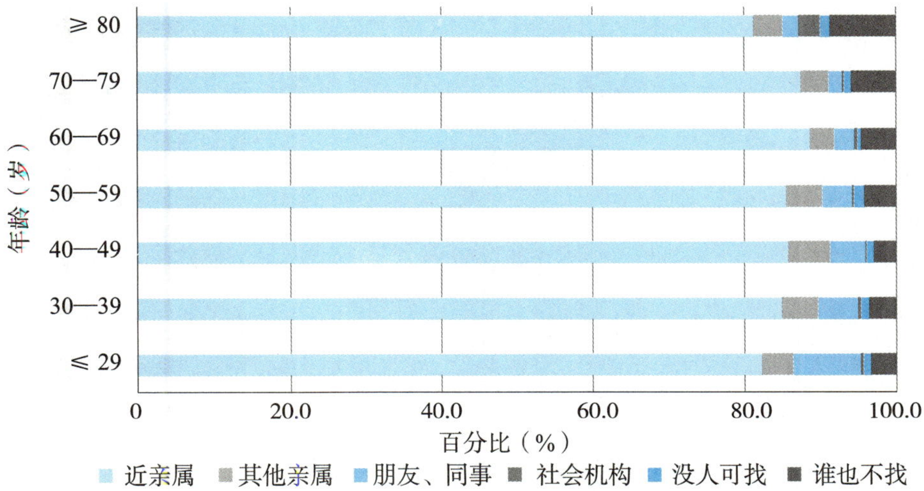

图 4.41　有大事要商量最先想要找谁帮忙随增龄的变化

增龄过程中，有大事要商量时，能获得帮助的比例随增龄始终保持高位，中年阶段（40—49 岁）是获得帮助比例最高的时期，进入 70 岁以后能获得帮助的比例有明显下降，高龄期能获得帮助的比例是最低的（图 4.42）。

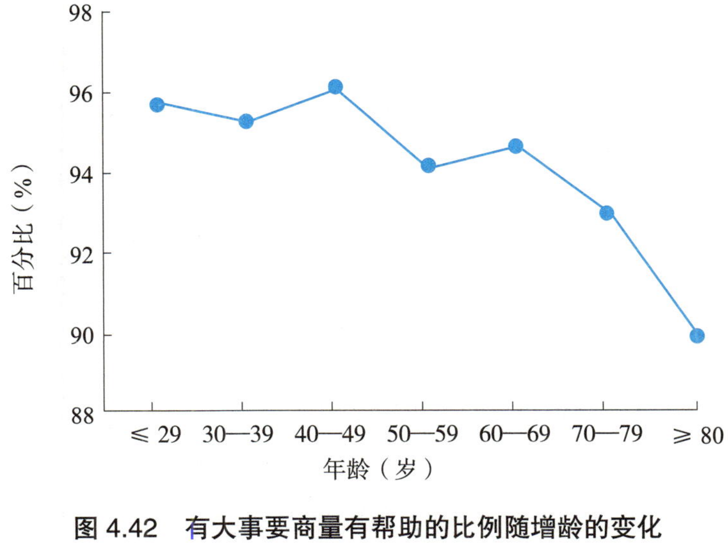

图 4.42　有大事要商量有帮助的比例随增龄的变化

增龄过程中，需要借一大笔钱时寻找帮助的对象都以近亲属为主，找朋友、同事的比例随增龄而下降，谁也不找的比例在 50 岁以后呈现递增的趋势（图 4.43）。

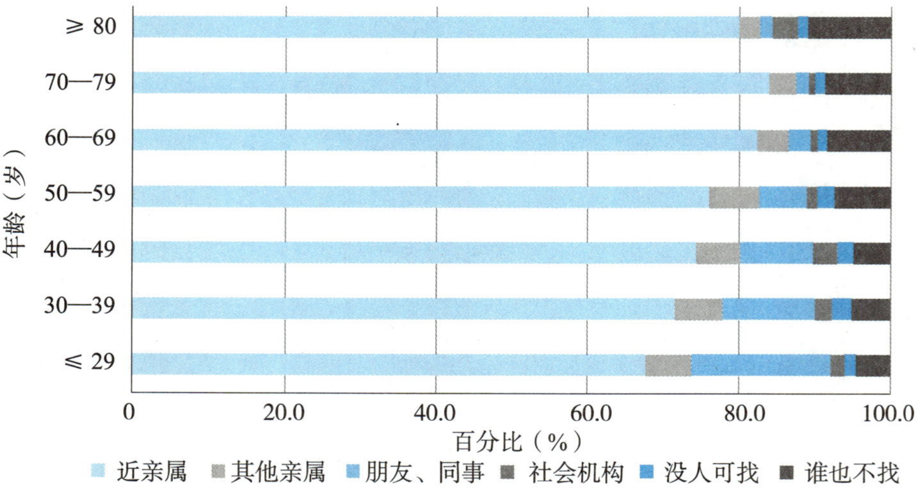

图 4.43　需要借一大笔钱最先想要找谁帮忙随增龄的变化

增龄过程中，需要借一大笔钱时，能获得帮助的比例在青年阶段（30 岁以下）和中年阶段（40—49 岁）是最高的，进入 50 岁以后能获得帮助的比例有较为明显下降，高龄期能获得帮助的比例是最低的（图 4.44）。

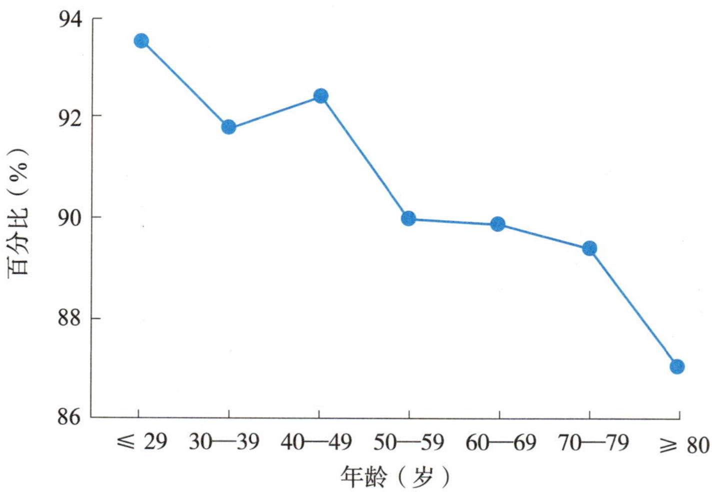

图 4.44　需要借一大笔钱有帮助的比例随增龄的变化

增龄过程中，生病严重需照顾时寻找帮助的对象都以近亲属为主，找朋友、同事的比例随增龄而下降，谁也不找的比例在 70 岁以后呈现小幅递增的趋势（图 4.45）。

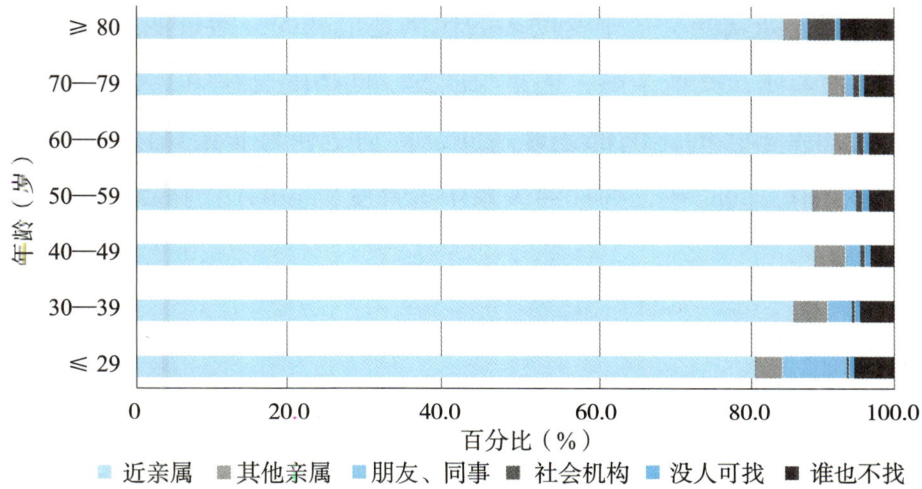

图 4.45　生病严重需照顾最先想要找谁帮忙随增龄的变化

增龄过程中，生病严重需要照顾时，能获得帮助的比例随增龄始终保持在较高水平，高龄阶段（80 岁及以上）获得帮助的比例相对是最低的，其次是青年阶段（30 岁以下）（图 4.46）。

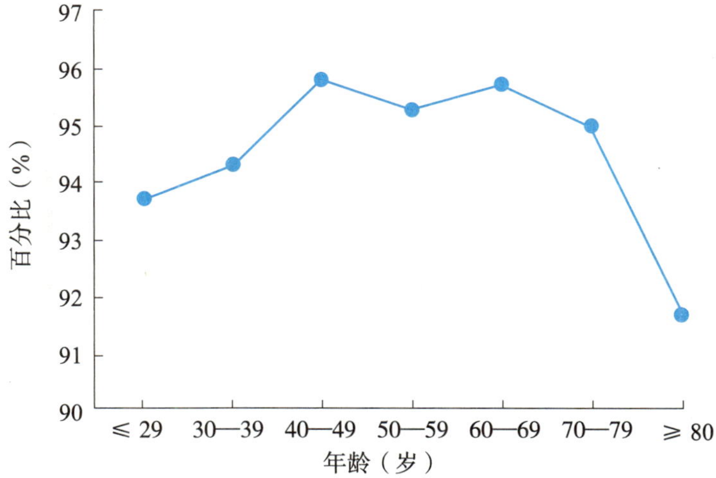

图 4.46　生病严重需照顾有帮助的比例随增龄的变化

4.4.5 社会支持评价

(1)总体情况

从被调查人群对与亲属、朋友交往中的获得的帮助和支持情况评价来看，在与近亲属的交往中受助多的比例是最高的，接近四成（39.0%）。无论是与近亲属、其他亲属，还是与朋友、同事的交往中，提供的和获得的帮助之间差不多的比例都是最高的，特别是在与非亲属以及朋友、同事的交往当中，同时在三种社会关系中选择受助多的比例都略高于帮助多（图 4.47）。

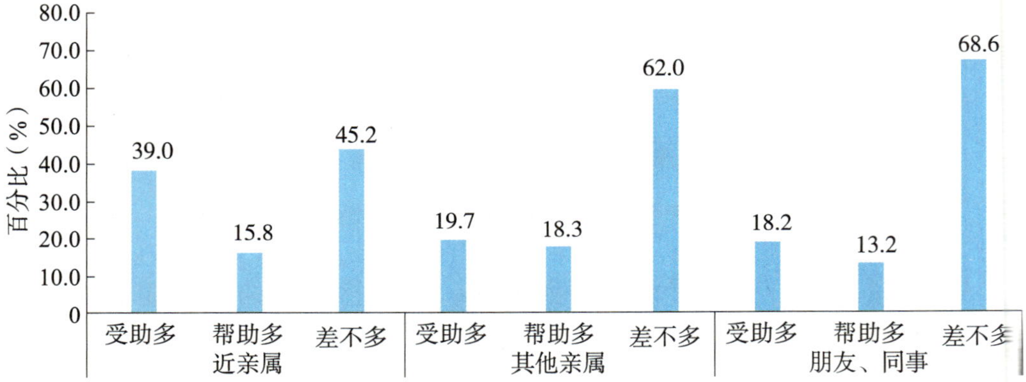

图 4.47 被调查者社会支持评价

(2)增龄变化

在各类社会关系交往中，认为自己受到近亲属帮助多的比例随增龄均呈先降后升的双峰趋势，也就是说，青年期和老年晚期在各方面受帮助更多的情况是相对最多的。整个增龄过程中，在与近亲属的交往中受助多的比例始终高于提供帮助多的比例，这一差距在低龄老年阶段和准老年阶段是最低的，在青年期和高龄期是最高的。

由图 4.48 可以看出，近六成（59.9%）的青年人获得了近亲属更多帮助，之后随着年龄的增加，这一比例逐步下降，在低龄老年阶段降至最低（28.1%），然后开始明显回升，到高龄阶段，受助多的比例上升到 48.7%。

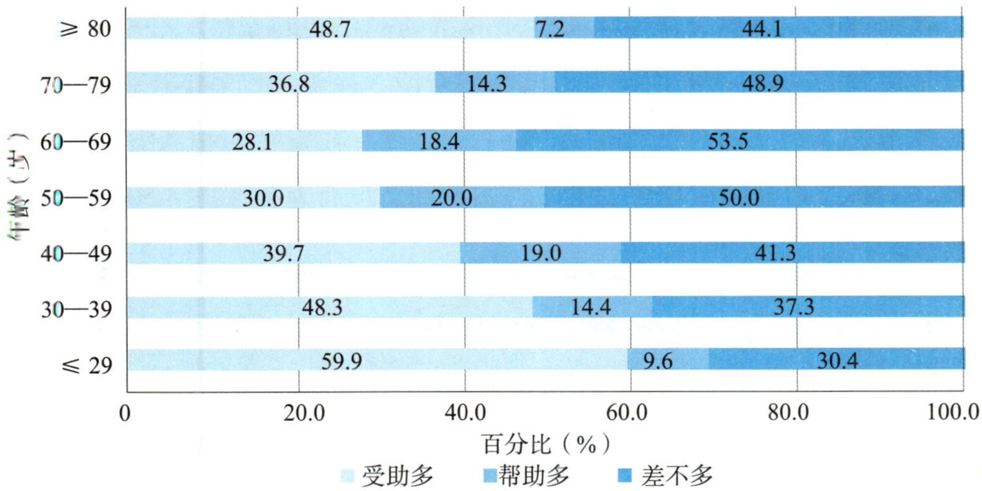

图 4.48　被调查者与近亲属的社会支持评价

与提供的帮助和支持相比，得到其他亲属帮助更多的比例在青年期，超过了二成多（25.5%），之后随着年龄的增加，这一比例逐步下降，在中龄老年阶段开始逐步回升，到高龄阶段，这一比例上升到 31.7%。在 30—69 岁这一长的年龄阶段，帮助多的比例始终高于受助多，特别是在 30—49 岁群体中，两者差距更大。在青年阶段和中高龄阶段，受助多的比例高于帮助多，在高龄期差距最大，其次是青年期（图 4.49）。

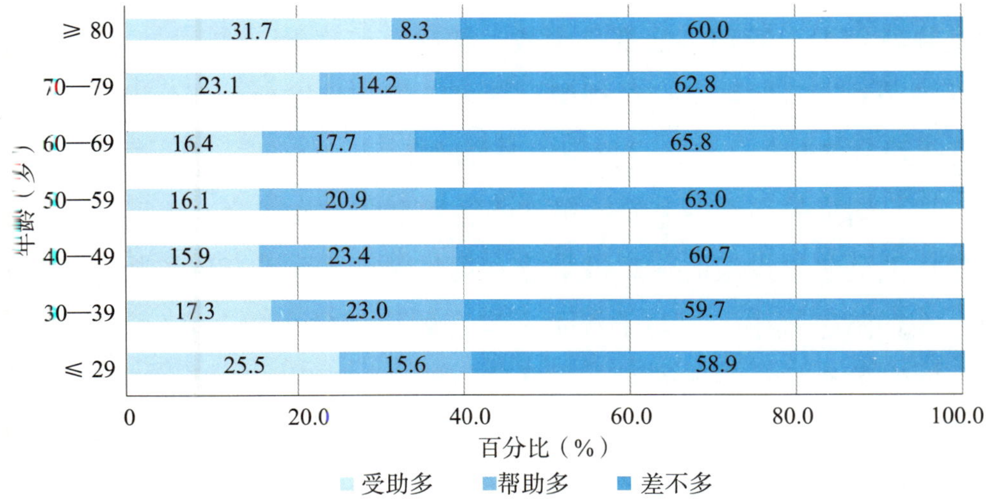

图 4.49　被调查者对与其他亲属交往的社会支持评价

在与朋友、同事交往中，受助多和帮助多之间的差距，在中高龄老年阶段是最大的，如在 80 岁及以上的高龄阶段，接受帮助多的比例（28.4%）比提供帮助多 (4.9%) 的比例高近 24 个百分点。在青年期和低龄老年阶段，两者之间略有差异，在其他年龄段，两者几乎没有差异（图 4.50）。

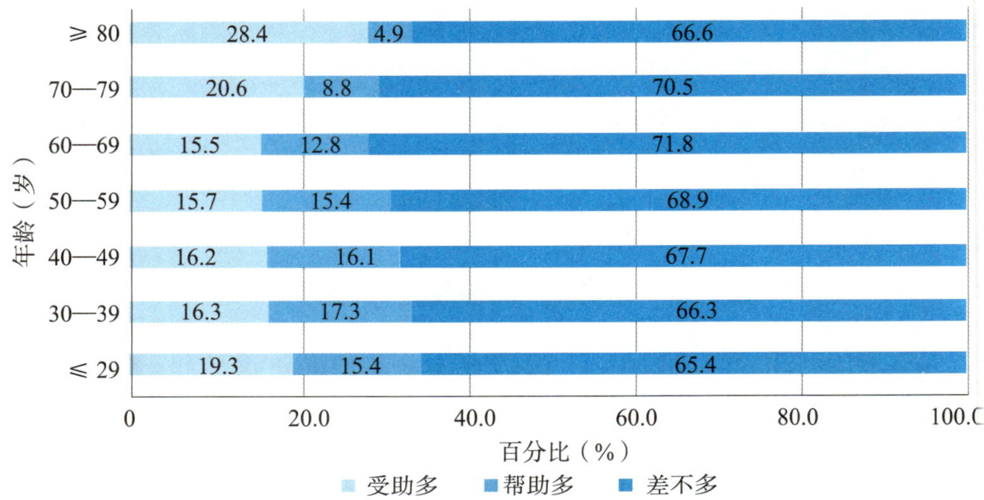

图 4.50 被调查者对于朋友、同事的社会支持评价

4.4.6 小结

就日常接触人数来看，被调查者与外界都有一定的联系和交往，日常交往特别少和特别多的都是少数。增龄比较来看，60 岁是一个拐点，此后被调查者日常社会交往规模呈现显著萎缩，极少一部分老年人与外界几乎没有接触和交流，且比例随增龄增高。

从与同事关系评价来看，虽然不适用群体占比较高，但感到满意群体的比例仍然是最高的，超过半数，对与同级关系满意群体甚至超过六成。在增龄过程中，对与上级关系满意的比例呈小幅上升后下降趋势，对与同级关系满意的比例呈下降趋势，而对与下属关系满意的比例则呈倒 U 型。但是，不论是与上级、同级，还是下属关系，评价满意的比例在增龄过程中始终高于不满意。

从社会网络地位来看，常常被人找来商量大事的比例随增龄呈现缓慢上升趋势，并趋于稳定，进入老年期后则逐步明显下降。几乎没人找的比例在 50 岁以后开始出现较为快速的增长。

从社会支持可获性上看，在借钱、生病照顾、商量大事这方面的工具性社会支持上，来自近亲属的支持是最为主要的。在情感性支持上，近亲属和朋友、同事是两个主要的支持提供主体。较之工具性支持，情感性支持的可获性更低，一成以上（12.3%）的人难以获得支持和帮助。

增龄过程中，在心情不好想聊一聊时，年龄越大，近亲属的重要性越明显，反之，朋友、同事的重要性越明显。有大事要商量时，寻找帮助的对象都以近亲属为最主要。70 岁及以上中高龄老年人能获得帮助和支持的比例在这两个方面都是最低的。需要借一大笔钱时，仍以近亲属为主，在 50 岁以下，特别是更年轻群体中，找朋友、同事的也占一定比例。进入 50 岁以后能获得帮助的比例明显下降，高龄期能获得帮助的比例是最低的。生病严重需照顾时，寻找帮助的对象以近亲属为最主要来源。

从社会支持获得—付出的交互比较来看，不同类型的社会关系，占主流的都是平衡状态，也就是得到的帮助和提供的帮助大致是差不多的。增龄过程中，30 岁以下的青年阶段和 70 岁及以上中高龄老年阶段是获得帮助更多的时期，但我们也应该看到，中高龄老年人中仍还有一定比例的人处于提供帮助更多的角色，低龄老年人则更为活跃独立。

整个增龄过程中，在与近亲属的交往中，受助多的比例始终高于提供帮助多的比例，这一差距在低龄老年阶段和准老年阶段是最小的，在青年期和高龄期是最高的。在与其他亲属的交往中，在 30—69 岁这一较长的年龄阶段，帮助多的比例始终高于受助多，在青年阶段和中高龄阶段，受助多的比例则要高于帮助多。在与朋友、同事交往中，受助多和帮助多之间的差距，只有在中高龄老年阶段较为明显，其他年龄段则差距不大或基本接近。总体来看，进入老年阶段后，老年人作为社会支持提供者的角色在弱化，作为受助者的角色则在增强。

4.5 社会参与

社会参与是指个体参与广泛社会角色和关系的程度。社会参与一般涵盖的范围很广，这里从家庭、职场、社会生活、闲暇活动等多个角度来考察不同年龄个体社会参与程度。在社会参与方面，已有众多研究表明社会参与对老年人身体健康有重要影响。

4.5.1 再就业参与

（1）总体情况

在 50 岁及以上被调查者中，退休后再就业的比例占 4.0%。

（2）增龄变化

在 50 岁及以上被调查者中，再就业现象遍及不同年龄人群，当然再就业的比例随着增龄呈现下降趋势。50—54 岁人群再就业的比例最高，其次是 55—59 岁人群和刚步入老年阶段的 60—64 岁人群，此后开始明显下降（图 4.51）。

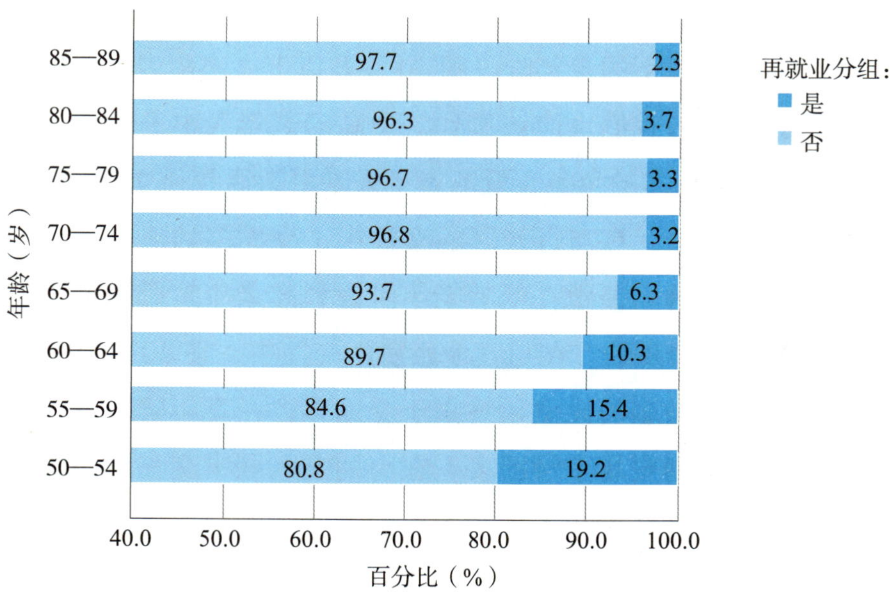

图 4.51　被调查者再就业状况

4.5.2 闲暇活动参与

（1）总体情况

主要闲暇活动涵盖上网、逛街购物、旅游、看电影、演出、比赛，聊天聚会，棋牌，锻炼，看书、学习等九个方面。被调查者中，主要闲暇活动为 1 项的比例最高（44.3%），接近三成（29.6%）的主要闲暇活动为 2 项，主要闲暇活动为 3 项及以上的亦接近三成（26.2%）。

从具体内容上看，被调查人群中，主要闲暇活动涉及娱乐型、交往型、学习型、锻炼型。参与最高的项目是聊天聚会（36.0%）、上网（33.3%）以及锻炼（32.2%）；其次是看电影、演出和比赛（21.2%）；逛街购物（16.7%）和看书、学习（16.4%）紧随其后（图 4.52）。

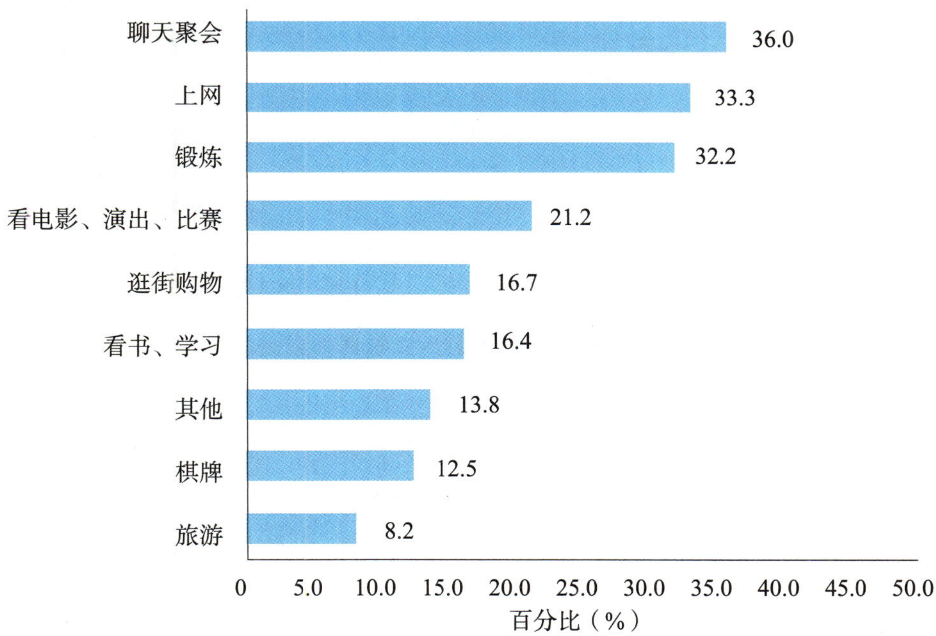

图 4.52　被调查者主要闲暇活动参与状况

（2）增龄变化

总体来看，随着年龄的增加，主要闲暇活动在 3 项及以上的比例呈现出下降的趋势。不同年龄比较来看，青年人群（29 岁及以下）和中青年人群（30—39岁）的主要闲暇活动数量是最多的。50—59岁人群的主要闲暇活动数量相对处于最为单调的时期，进入低龄老年阶段后闲暇活动丰富性开始反弹，之后又开始逐步下降（图4.53）。

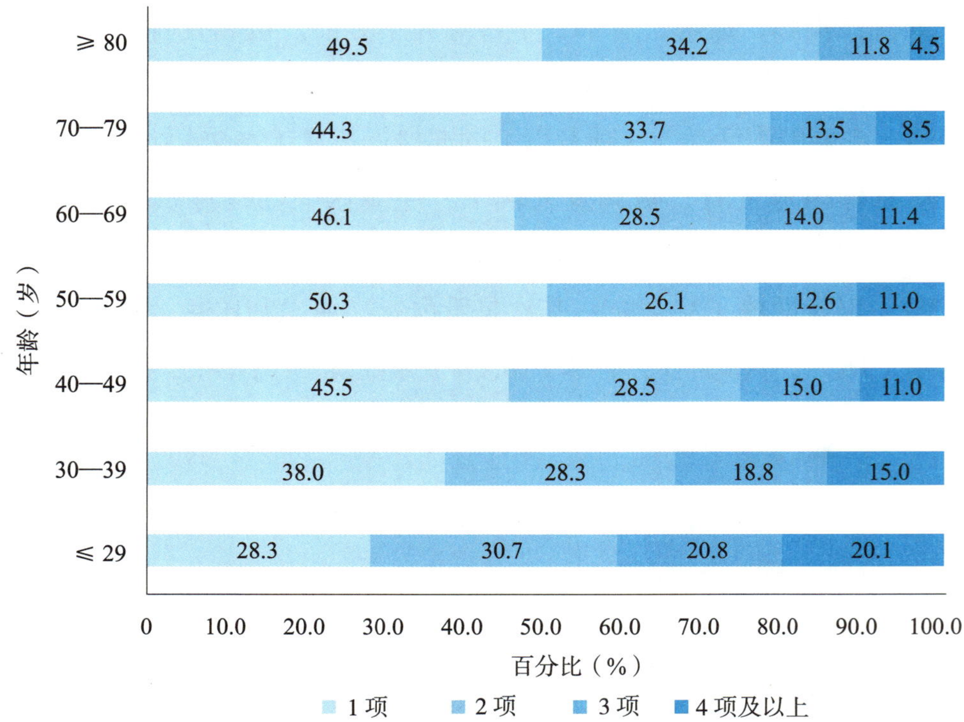

图4.53　被调查者主要闲暇活动数量随增龄的变化

不同年龄比较来看，主要闲暇社会参与具有明显的年龄差异。40岁以下群体中，参与最多的三项主要闲暇活动均为上网、看电影、演出、比赛和聊天聚会，特别是在青年群体中，以上网作为主要闲暇活动的比例非常高。在40—59岁人群中，参与最多的三项主要闲暇活动均为上网、聊天聚会和锻炼。在60—79岁人群中，主要是聊天聚会、锻炼以及看电影、演出、比赛。在高龄老年人中，聊天聚会和锻炼的参与率也比较高（图4.54）。

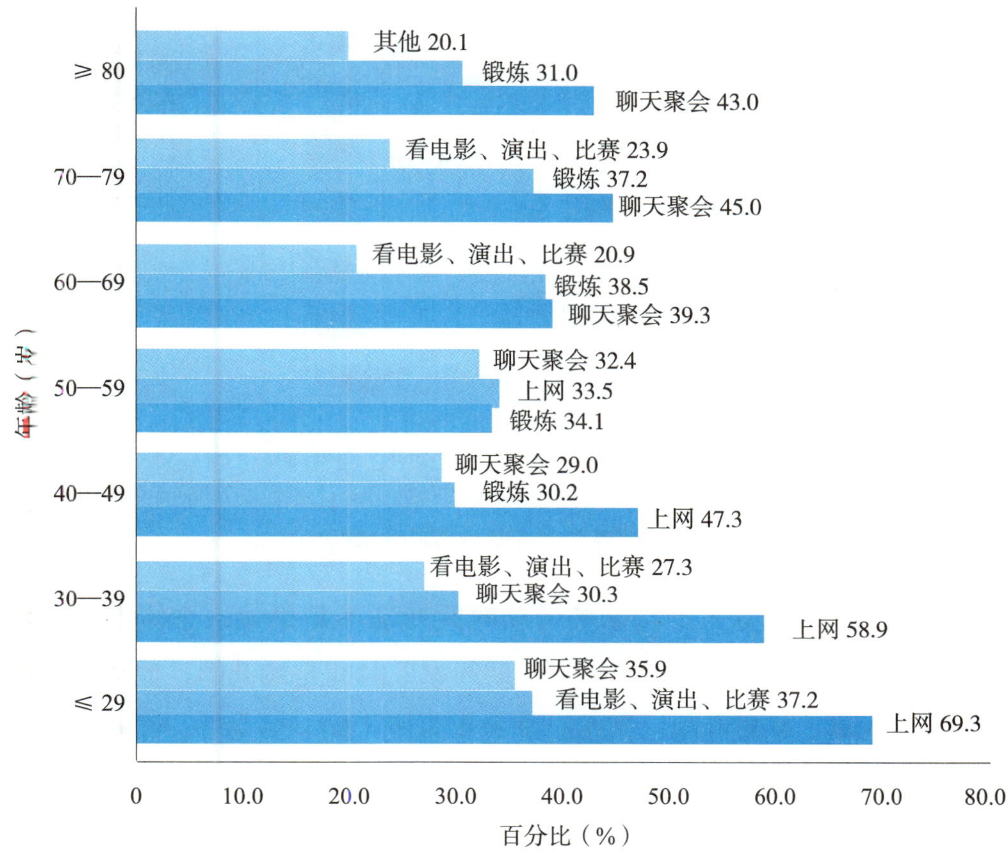

图 4.54　被调查者主要闲暇社会参与随增龄的变化

4.5.3 家务劳动

（1）总体情况

被调查者中，绝大多数人（86.1%）每天都做家务，每天做家务（包括照看孩子、老人）的平均时间为 2.5 个小时。

（2）增龄变化

增龄过程中，人们参与家务劳动的情形都很普遍，并呈现出先升后降的趋势。整体上看，处于两端的高龄老年人和青年人参与家务的比例是最低的，其他年龄阶段都处于比较高的水平，低龄老年人以及中龄老年人参与家务的比例仍然很高（图 4.55）。

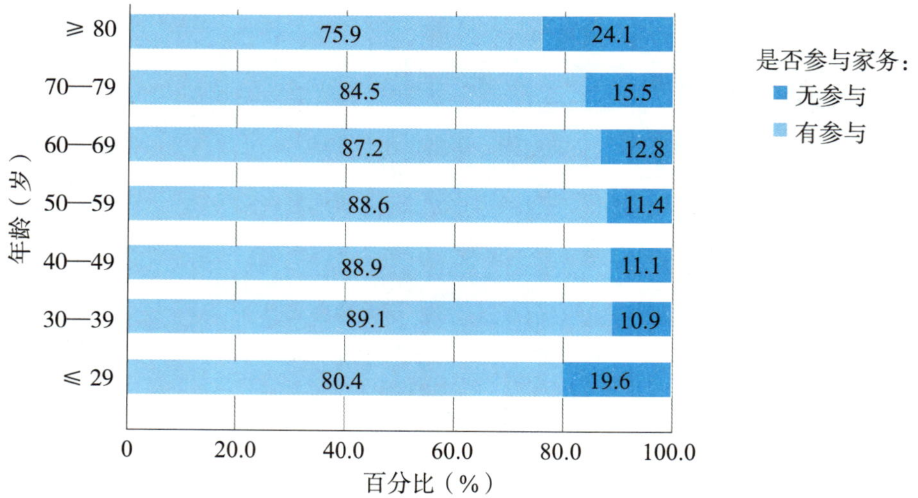

图 4.55　被调查者家务参与情况随增龄的变化

增龄过程中，每天平均家务劳动时间变动不是很大，总体上随增龄缓慢上升再缓慢下降，青年期和高龄期的家务时间是最低的，低龄老年阶段（60—69 岁）是最高的，其次是准老年阶段（50—59 岁）（图 4.56）。

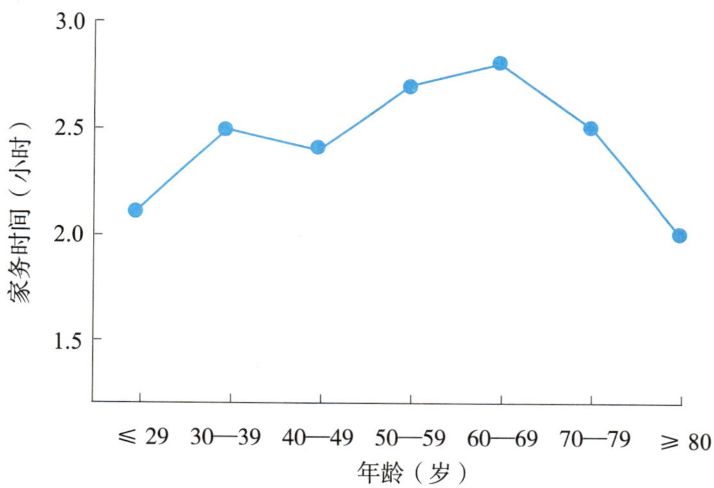

图 4.56　被调查者每天家务时间随增龄的变化

不同性别人群随增龄的家务时间差异显著。在整个增龄过程中，其中在小于 80 岁人群中，女性每天家务的时间在所有年龄段都显著高于男性，同时在 60 岁之后，性别之间的家务时间差异开始变小，直到在 80

岁及以上人群中，两组家务劳动时间趋于一致（图 4.57）。

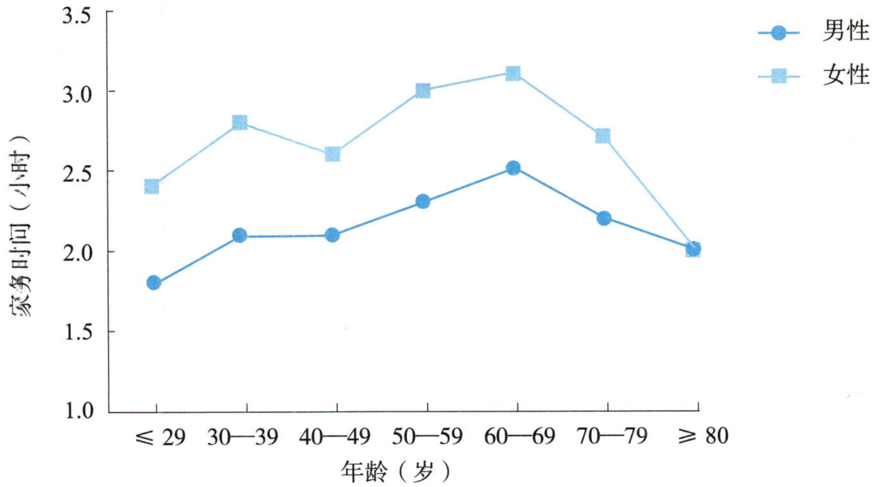

图 4.57　分性别被调查者每天家务时间随增龄的变化

4.5.4 社会组织参与

（1）总体情况

总体上来看，各种社会组织的参与率都不是太高。相对而言，参加运动、娱乐组织的人最多（18.9%），其次是志愿公益服务组织（13.5%）和专业技术组织（12.8%）（图 4.58）。从参与程度来看，社会组织中一般成员所占比例均明显高于积极成员。

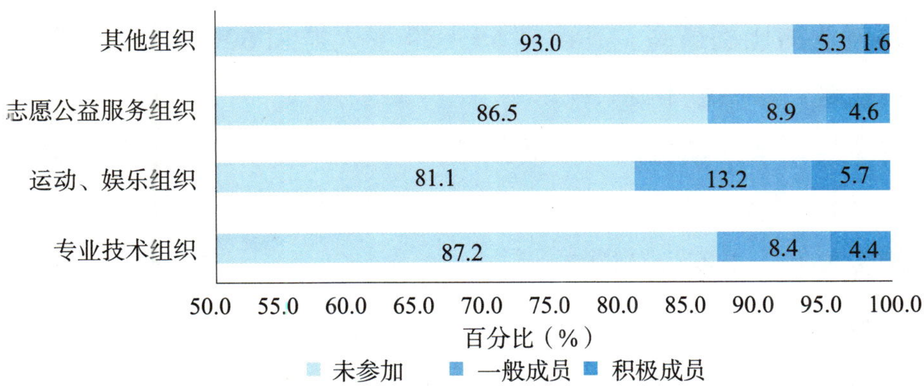

图 4.58　被调查者社会组织参与状况

(2) **增龄变化**

总体来看，各类社会组织的参与率随增龄出现先升后降的趋势，高峰均出现在 30—39 岁年龄组，此后随着年龄的增长，参与率均开始明显下降。增龄过程中，人们参与运动、娱乐组织的比例始终是第一高的，以 50 岁为拐点，在此之前，人们参与率第二高的是专业技术组织，第三高的是志愿公益服务组织；在此之后，人们参与率第二高的是志愿公益服务组织，第三高的是专业技术组织（图 4.59）。

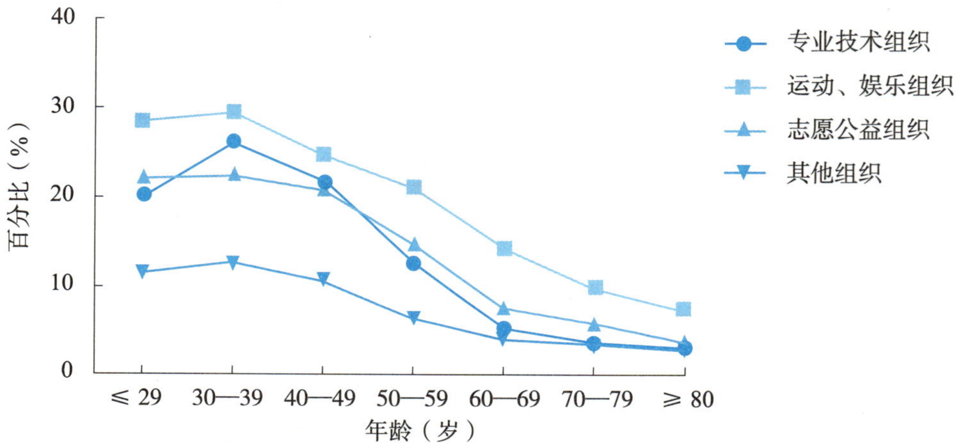

图 4.59　社会组织参与率随增龄的变化

4.5.5 小结

退休后再就业的比例整体很低，随增龄而呈现明显差异。50—54 岁人群再就业的比例最高，其次是 55—59 岁人群和 60—64 岁人群，此后再就业比例开始明显下降。

在主要闲暇活动方面，主要闲暇活动为 1 项的比例最高，具体活动参与涉及娱乐型、交往型、学习型和锻炼型多个方面，参与度最高的项目是聊天聚会、上网以及锻炼。

增龄变化来看，40 岁以下群体的主要闲暇活动数量最多，50—59 岁人群闲暇活动最单调，进入 60 岁以后闲暇活动丰富性开始反弹，进入 70 岁以后又开始逐步下降。主要闲暇活动选择上的增龄差异也很明显。5

岁以下人群中上网是排名第一的闲暇活动，到 50—59 岁，上网退居第二位，锻炼成为第一位，进入 60 岁以后，锻炼持续成为排名前三的活动，上网退出前三。

在家务劳动参与上，绝大多数人每天都参与家务劳动，每天做家务（包括照看孩子、老人）的平均时间为 2.5 个小时。增龄过程中人们持续普遍参与家务劳动，处于两端的青年人和高龄老年人参与家务的比例和时间都要低一些，低龄老年人参与家务时间是最长的，其次是准老年人。80 岁以前，不同性别人群随增龄的参与家务时间差异显著，女性每天参与家务的时间在所有年龄段都显著高于男性。

在社会组织参与上，参与率总体不高，运动、娱乐组织的参与率最高，从参与程度来看，多为一般成员。各类社会组织的参与率随增龄出现先升后降的趋势，高峰均出现在 30—39 岁年龄组，此后随增龄明显下降。

4.6 居住环境

居住环境可以划分为物质环境和社会环境。物质环境包括居住面积、住房类型、周边设施配置等，即住房条件因素和社区环境因素；而社会环境则更倾向于居住的人文环境。居住环境对于健康的影响因素包括客观特征和主观评价两方面。既有研究证实居住环境对居民的心理健康、生理健康（ADL）都有直接的影响，这些影响在高龄老人中更为明显。因城乡生活和居住环境差别很大，故分城乡展开分析。

4.6.1 住房类型

（1）总体情况

城镇被调查者中，一半以上的住在无电梯楼房（55.5%），其次是有电梯楼房（39.2%）；农村被调查者中，一半以上（54.6%）住在平房，其次是无电梯楼房（38.6%）（图 4.60）。

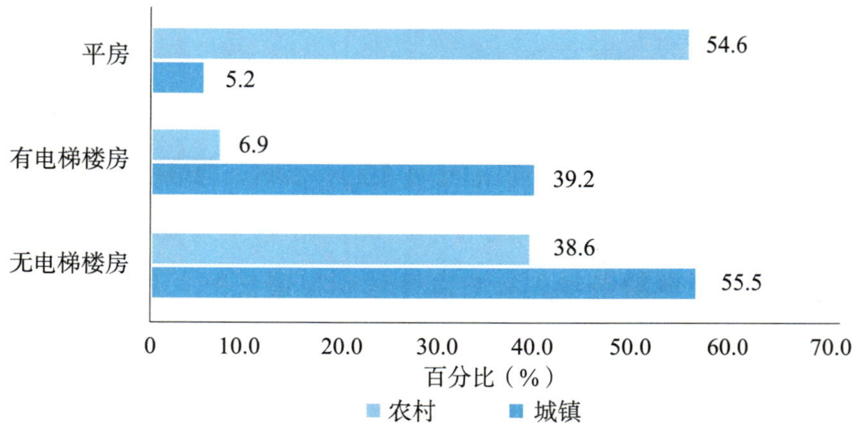

图 4.60　被调查者住房类型情况

（2）增龄变化

增龄过程中，城镇被调查者居住在无电梯楼房的比例都是最高的（图 4.61），老年人住无电梯楼房的比例比非老年人更高一些，在农村也是如此（图 4.62）。

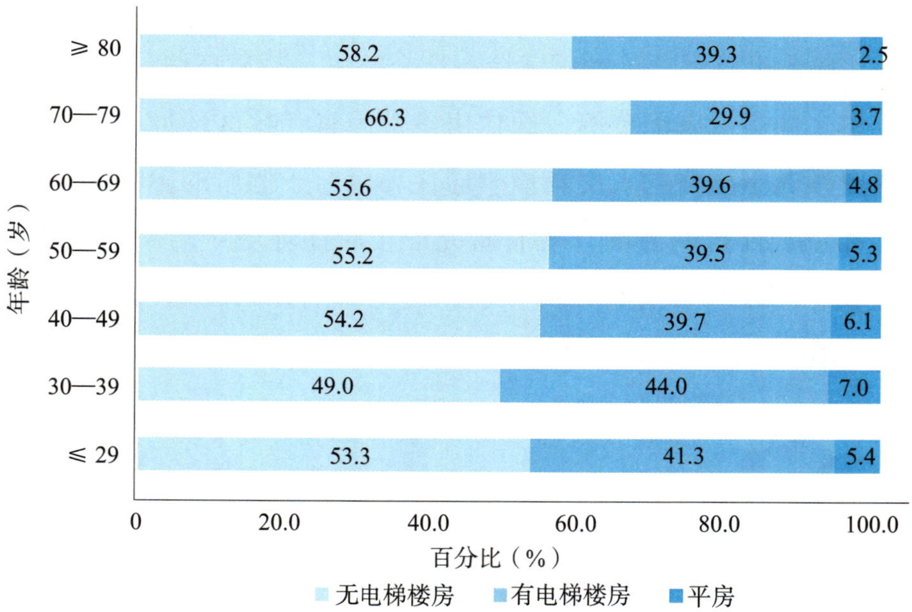

图 4.61　城镇调查者住房类型随增龄的变化

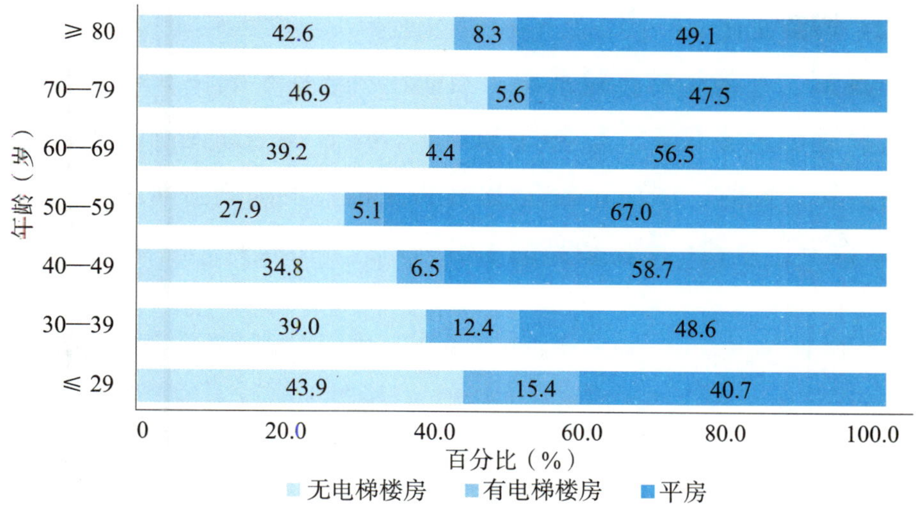

图 4.62　农村调查者住房类型随增龄的变化

4.6.2 居住年数

（1）总体情况

由图 4.63 可以看出，城镇被调查者中，目前房屋居住年数分布最高的为 5 年以内（32.6%），其次为 11—20 年（26.7%）、6—10 年（24.3%）和 20 年以上（16.4%）。农村被调查者中，目前房屋居住年数分布最高的为 20 年以上（39.2%），其次为 11—20 年（23.0%）、5 年以内（21.5%）和 6—10 年（16.3%）。

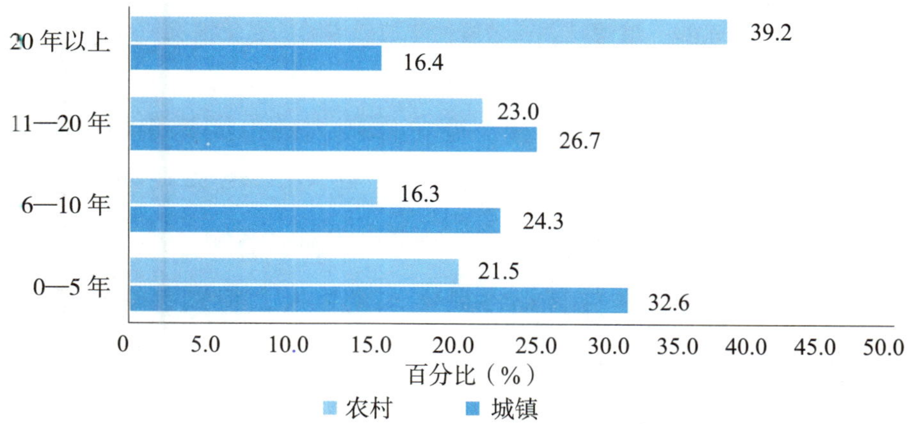

图 4.63　被调查者住房居住年数情况

（2）增龄变化

在城镇，不同年龄比较来看，当前住房居住年数在 5 年以内的比例随增龄而逐步显著下降。在 40 岁以下群体中，相当高比例的人居住年数不超过 5 年。同时，居住年数在 20 年以上的比例随增龄而逐步上升，进入 60 岁以上，达到一个比较高的水平，并进一步爬升（图 4.64）。

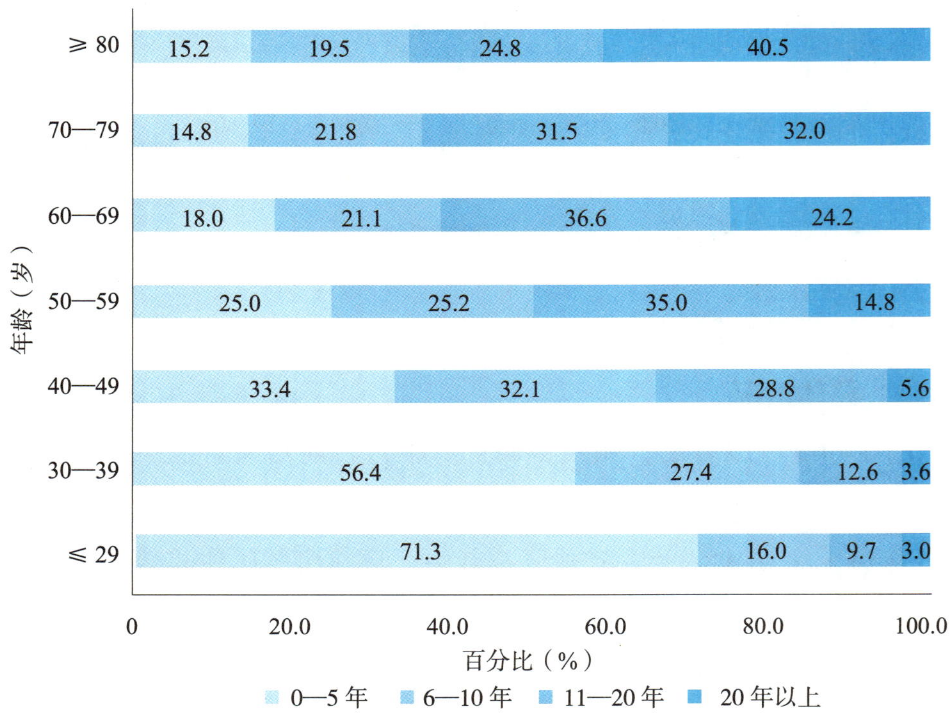

图 4.64　城镇被调查者居住年数随增龄的变化情况

在农村，不同年龄比较来看，变化比较大的也同样集中在两端上，居住年数在 20 年以上的随增龄逐步上升，在 50—59 岁达到一个比较高的水平，居住年数在 5 年以上的随增龄明显下降（图 4.65）。总体上反映出，无论城乡，年轻人居住流动性最强，老年人，特别是农村老年人则更多生活在老地方、老房子。

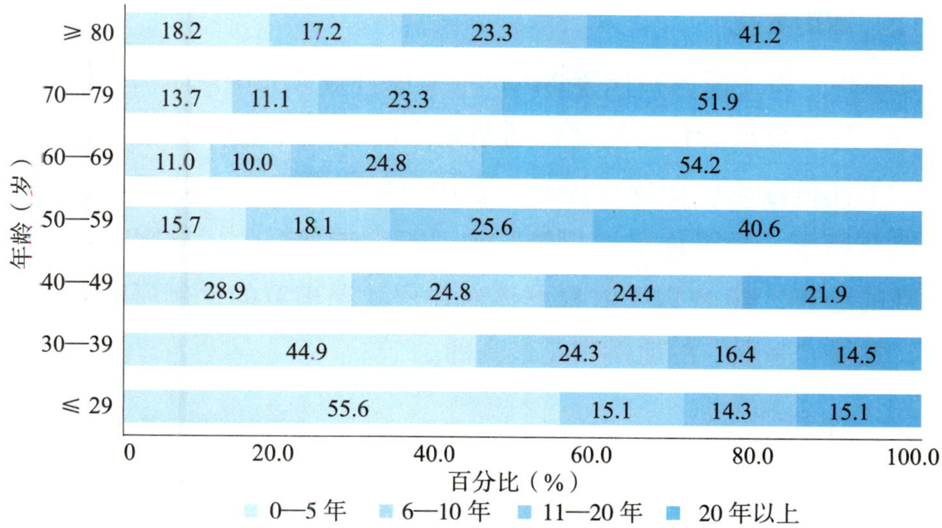

图 4.65　农村被调查者居住年数随增龄的变化情况

4.6.3 住房满意度

（1）总体情况

总体来开，城乡大多数人对于目前住房表示满意（包括非常满意和比较满意），对住房状况不满意的占比不到一成。城乡比较来看，农村被调查者对住房的满意度更高，近四成（39.9%）的农村被调查者对住房表示非常满意，远高于城市（23.7%），比较满意上，则是城镇（44.0%）高于农村（32.8%）（图 4.66）。

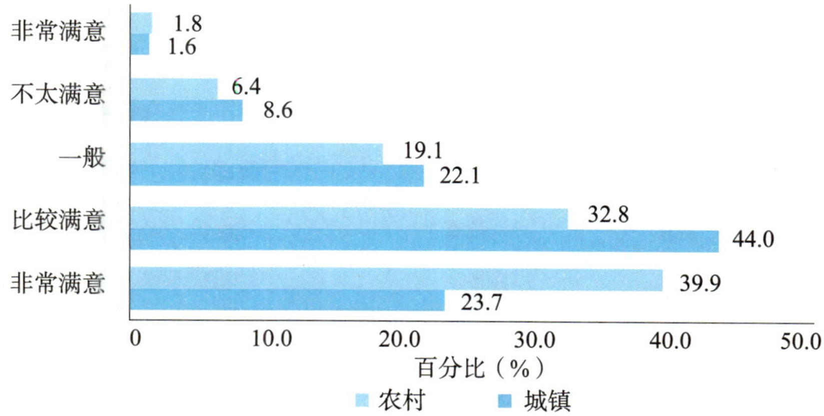

图 4.66　被调查者住房满意度情况

（2）增龄变化

在城镇，各年龄段对住房状况的满意度评价变化不是很大（图 4.67）。在农村，各年龄段对住房的评价则差异比较大（图 4.68），总的来看，非常满意的比例随增龄而逐步提升，在中低龄老年阶段达到最高，高龄阶段又略有回落，觉得住房“一般”和“不太满意”的比例则随增龄而呈现下降的趋势，40 岁以下农村群体对住房状况满意的比例所有人群中最低的，觉得“一般”的比例则是最高的。

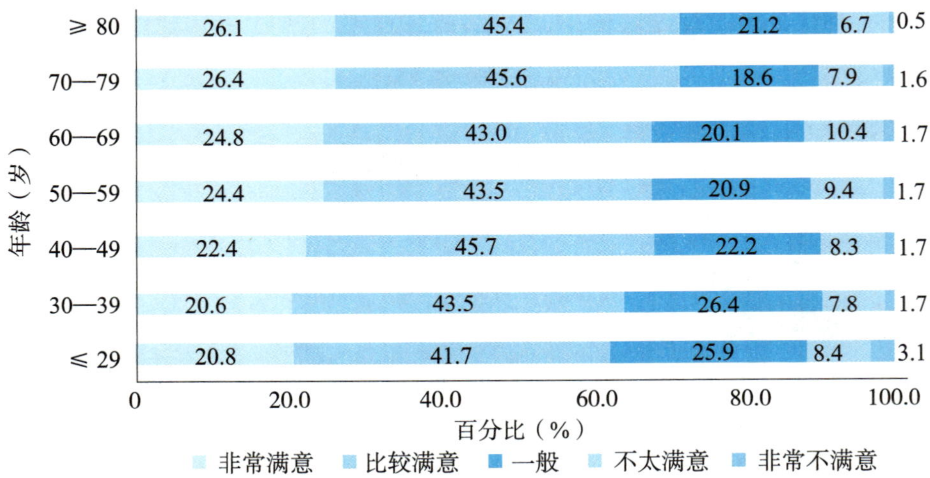

图 4.67 城镇住房满意度随增龄的变化

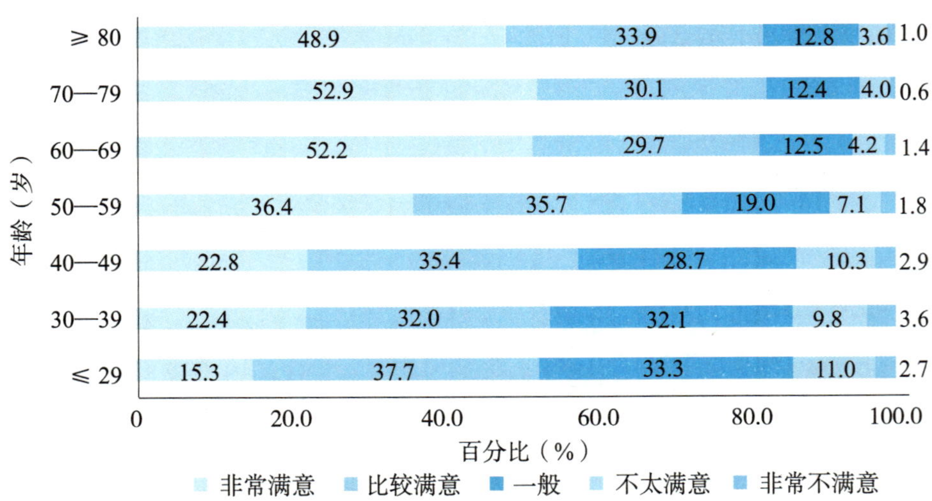

图 4.68 农村住房满意度随增龄的变化

4.6.4 住房不满意方面

(1) 总体情况

调查对“非常满意”以外的人群进行了进一步的询问，在住房不满意的方面，城镇排序最高前四位的是没电梯（39.5%）、面积小（32.5%）、通风采光不好（18.9%）和噪声大（17.9%）；农村则是面积小（26.2%）、没有紧急呼叫设备（17.1%）、上厕所不方便（14.8%）和洗澡不方便（14.5%）（图 4.69）。

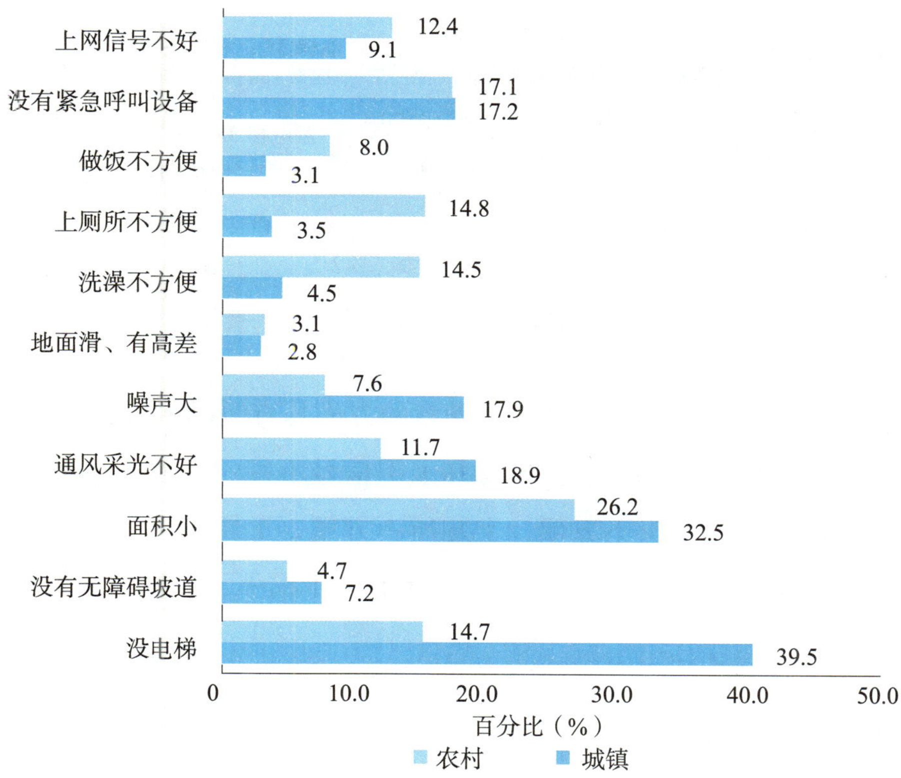

图 4.69　住房不满意方面的总体情况

(2) 增龄变化

在城镇，40 岁以下群体中，住房最不满意反映最突出的三项是面积小、没电梯和噪声大；40 岁及以上群体中，最不满意的是没电梯，而且随增龄，持续增高（图 4.70）。

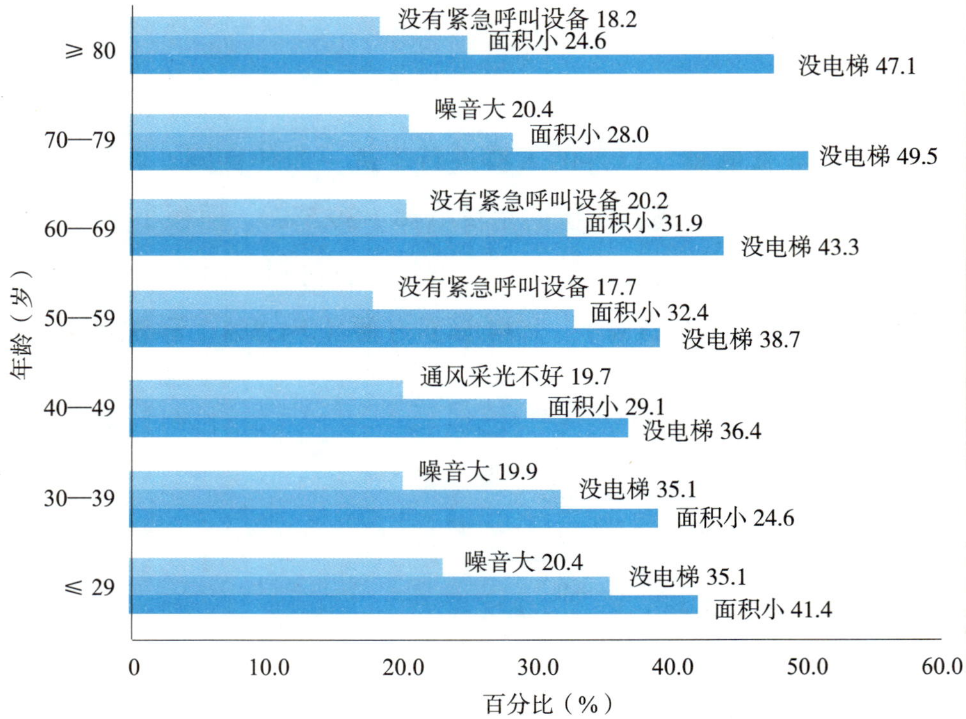

图 4.70　城镇住房不满意方面随增龄的变化

在农村，不同年龄段人群最不满意的方面具有明显差异，在 40 岁以下群体中，集中在面积小、没电梯和上网信号不好三个方面；40—59 岁则多反映面积小、洗澡不方便、上厕所不方便、上网信号不好；60 岁及以上群体中，则集中在没有紧急呼叫设备、面积小、上厕所不方便（图 4.71）。

4.6.5 社区设施配套

（1）总体情况

城镇被调查者中，住房附近十五分钟生活圈内有 11—15 项配套设施的比例最高（38.0%），其次是有 6—10 项的（37.5%），有 1—5 项配套设施的最低。农村被调查者中，多数住房附近配套设施数量较少，配置差异也比较大（图 4.72）。

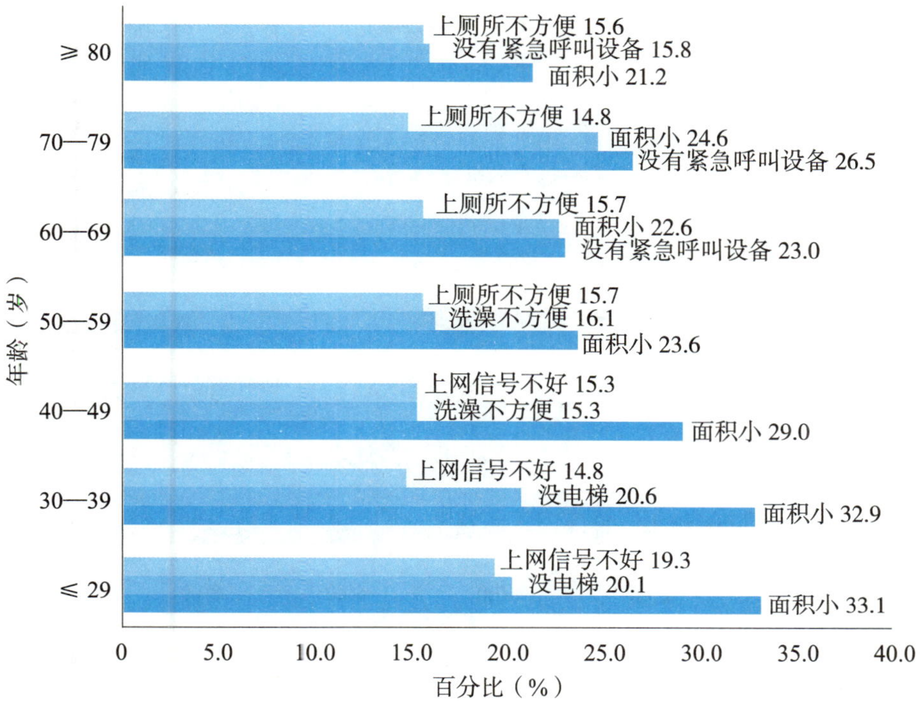

图 4.71　农村住房不满意方面随增龄的变化

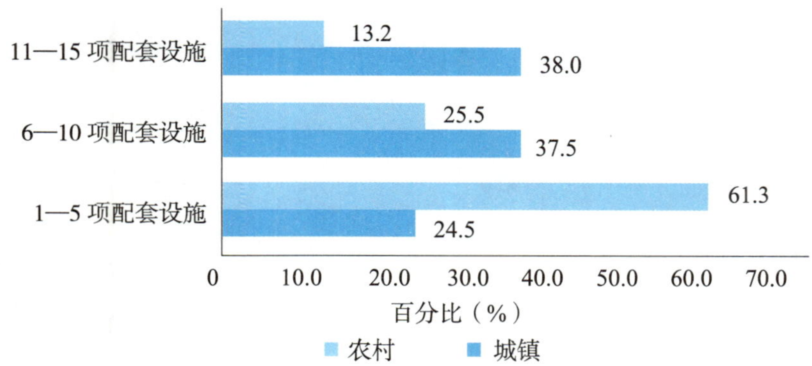

图 4.72　被调查者住房附近设施配套情况

(2) 增龄变化

城镇被调查者中，不同年龄组间的差异不是很大（图 4.73）。在农村，则体现出比较明显的年龄组差异，60 岁以前，居住区域配套设施少（5 项及以下）的比例随增龄而上升，配套设施相对多（6 项以上）的比例随增龄而下降，到 60—79 岁年龄段，居住区域配套设施开始出现好转，到 80 岁及以上群体，又开始跌落（图 4.74）。

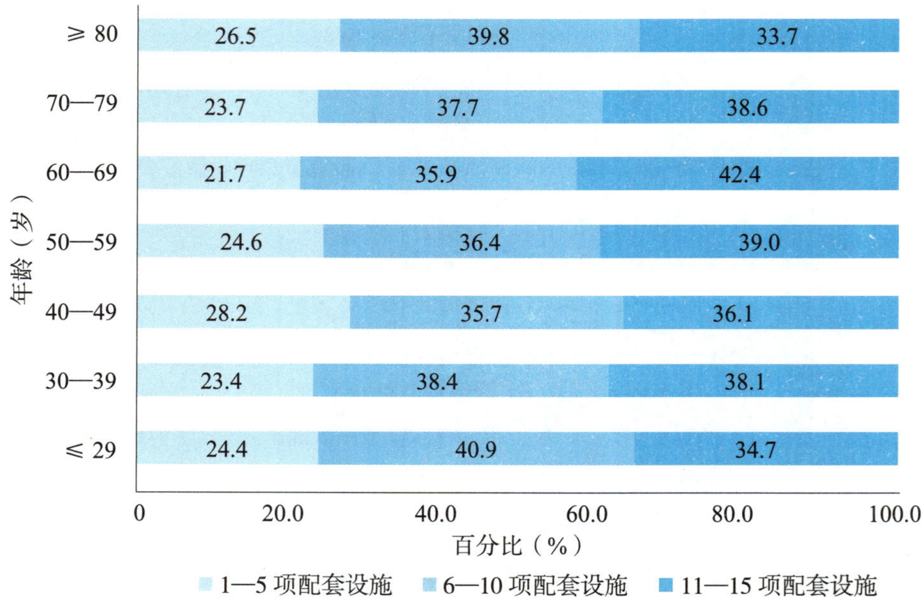

图 4.73　城镇被调查者住房附近设施配套随增龄的变化

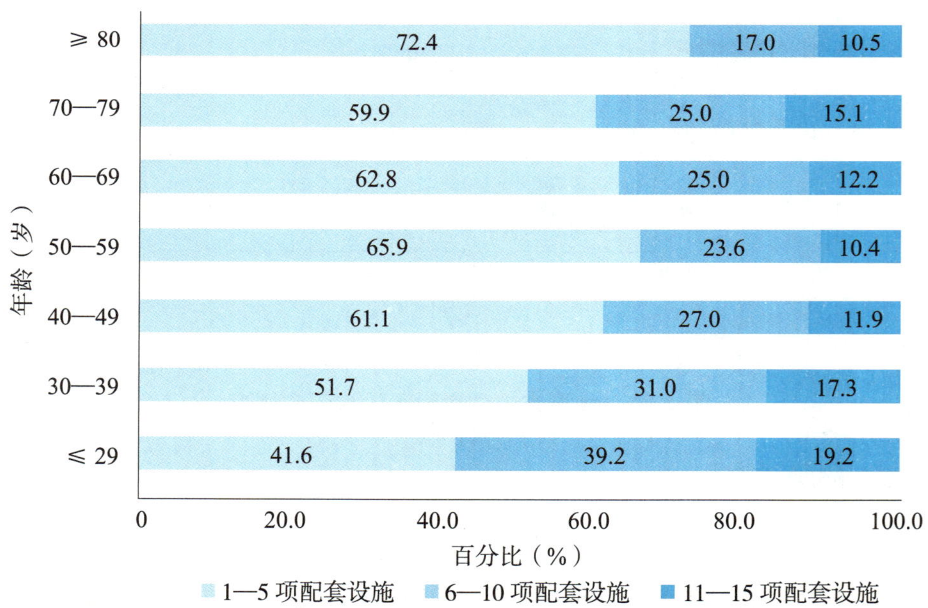

图 4.74　农村被调查者住房附近设施配套随增龄的变化

4.6.6 社区环境满意度

（1）总体情况

城乡对居住社区环境不满意（包括不太满意和非常不满意）的比例都很低，城乡表示满意（包括比较满意和非常满意）的比例都较高，分别为 63.6% 和 68.6%，认为一般的比例也比较高，均超过四分之一（图 4.75）。

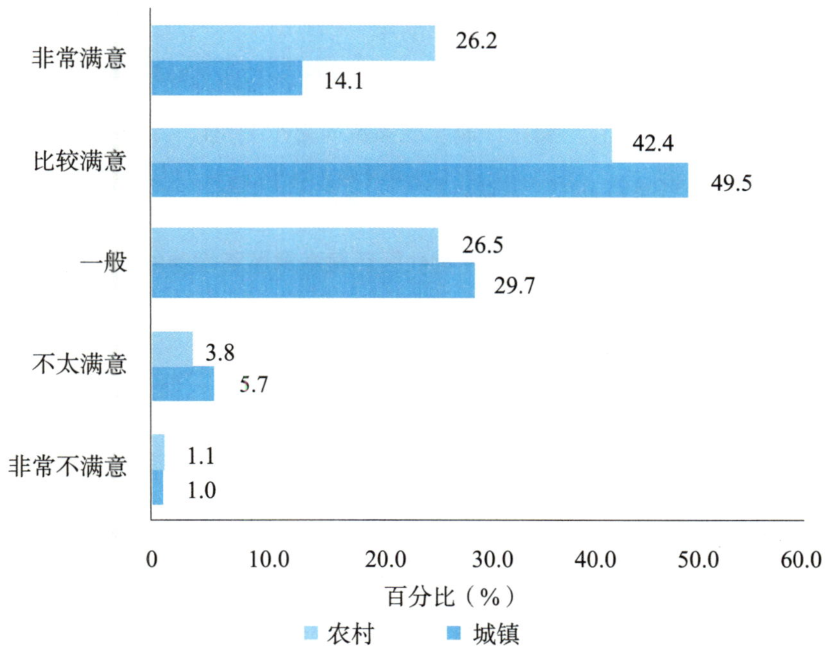

图 4.75　被调查者对居住社区环境的满意度评价

（2）增龄变化

无论城乡，老年人对社区环境感到满意（包括非常满意和比较满意）的比例要高于其他群体。总体来看，对居住社区满意度评价随增龄现阶梯式分布，无论城乡，50 岁以下群体相对最低，其次是 50—59 岁群体。老年群体，特别是中高龄老年群体最高（图 4.76、图 4.77）。

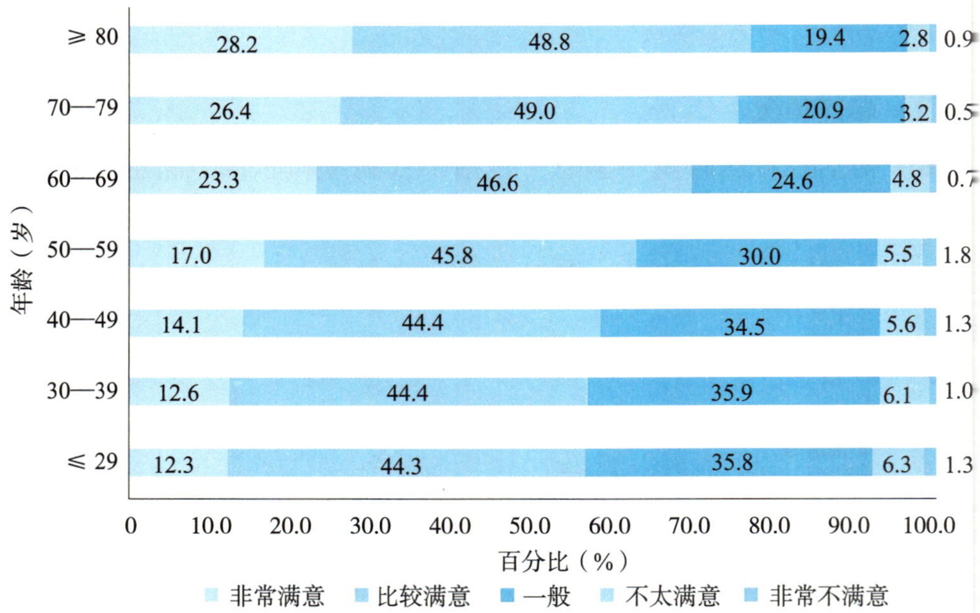

图 4.76　城镇被调查者对社区环境满意度随增龄的变化

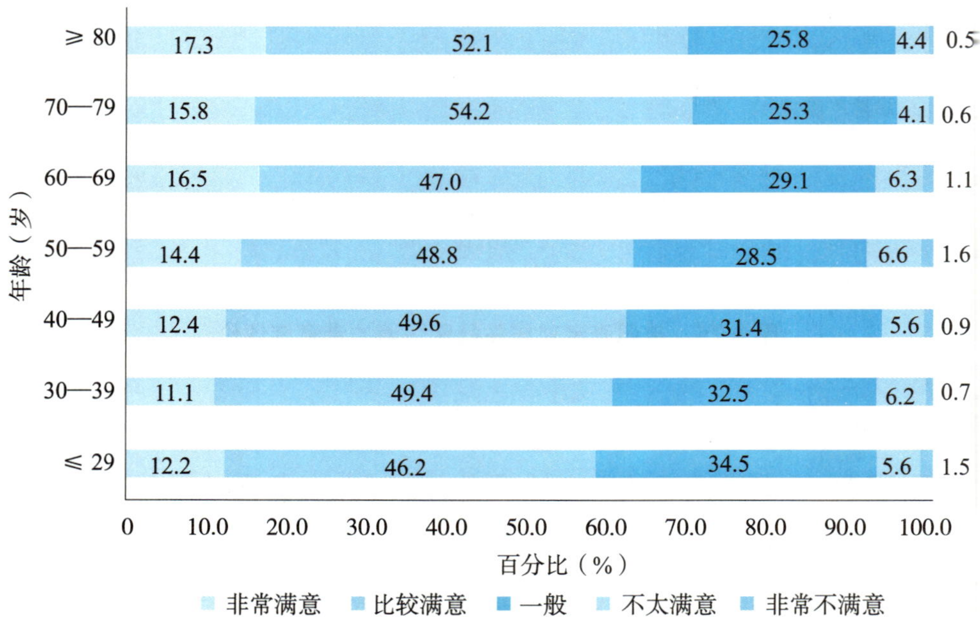

图 4.77　农村被调查者对社区环境满意度随增龄的变化

4.6.7 社区不满意方面

(1) 总体情况

城镇被调查者对居住社区环境不满意的比例远高于农村。城镇对居住社区最不满意的方面，主要集中在绿化、卫生、物业服务和活动场地上，农村则集中在卫生，道路、照明，绿化和活动场地上（图 4.78）。

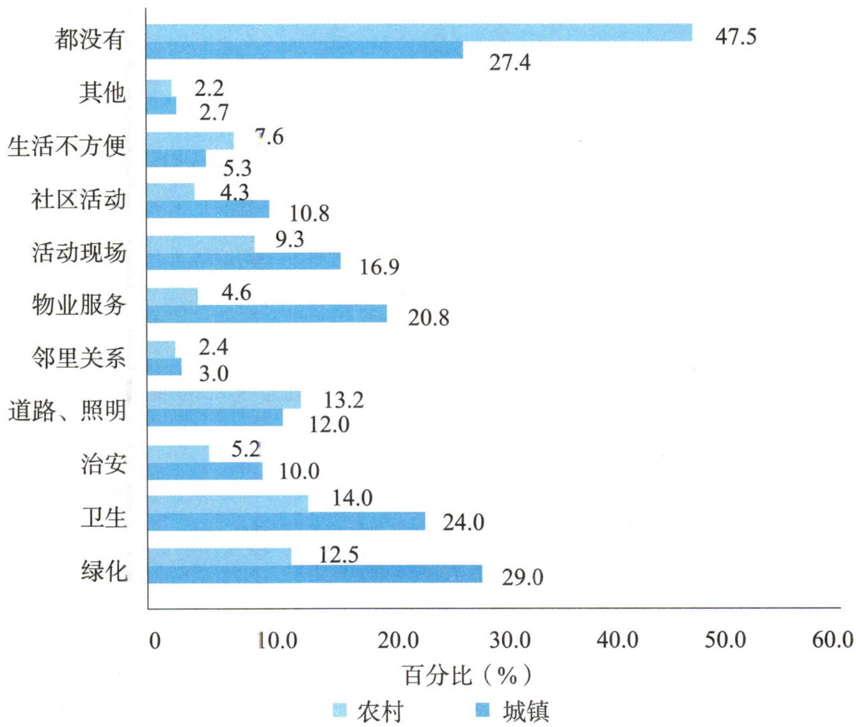

图 4.78　被调查者对居住社区环境最不满意的方面

(2) 增龄变化

对居住社区最不满意的方面，在城镇，不管在什么年龄，排在前三位的都是绿化、卫生和物业服务这三项。非老年群体较老年群体不满的比例要更高（图 4.79）。在农村，不管在什么年龄，排在前三位的都是绿化，道路、照明，卫生这三项，同样非老年群体不满率要更高（图 4.80）。

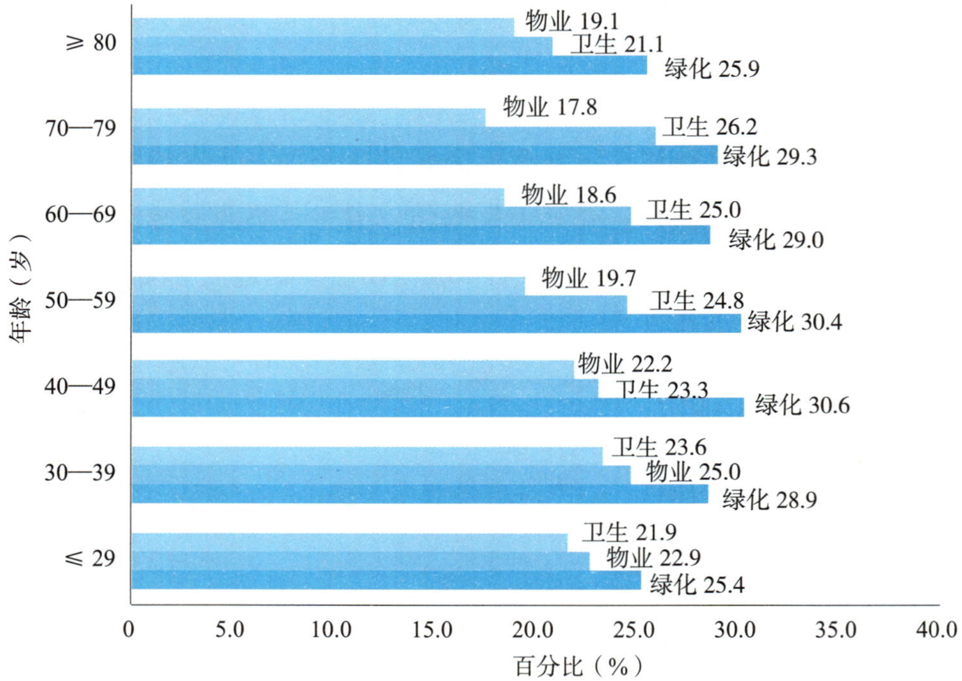

图 4.79 城镇被调查者对居住社区环境不满意情况的增龄变化

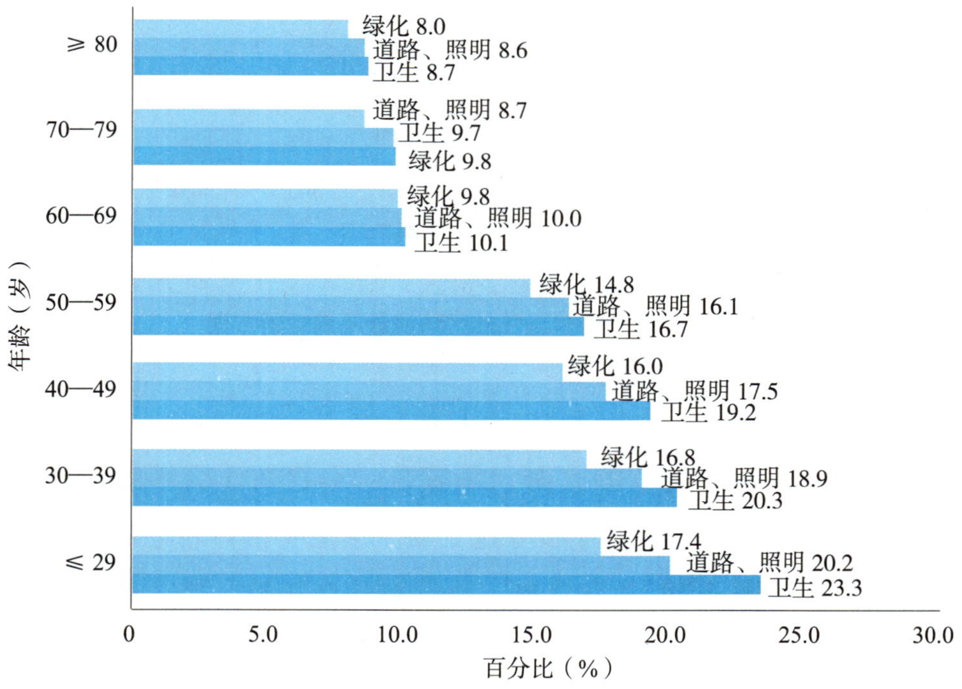

图 4.80 农村被调查者对居住社区环境不满意情况的增龄变化

4.6.8 小结

在住房类型上，城镇最常见的住房类型是楼房，其中又以无电梯楼房居多，农村则以平房为主。无论城乡，老年人住无电梯楼房的比例比非老年人更高一些，但农村楼房普遍以自建低层楼房为主。

在住房居住年数上，在城镇，5 年以内和 11—20 年以上两种情形是最高的；在农村，20 年以上和 11—20 年以上两种情形是最高的。无论城乡，青年和中青年群体居住流动性最强，老年群体，特别是农村老年群体则更多生活在老地方、老房子。

在住房满意度评价上，城乡满意度都比较高，农村非常满意的比例更高。各年龄段的比较来看，城镇差异不大，农村差异则比较大，老年群体满意度明显高于中青年群体。在住房不满意方面，城镇 40 岁以下群体中最不满意的是面积小，40 岁及以上群体则是没电梯，尤其是在老年群体当中。在农村，不同年龄段人群最不满意的方面具有明显差异，老年群体对住房不满意的方面主要集中在没有紧急呼叫设备、面积小、上厕所不方便上。

在居住社区配套设施上，农村的年龄差异大于城市。无论城乡，40 岁以下群体住房附近配套设施情况是最好的，农村 80 岁及以上群体住房附近设施配套情况是最差的。

在社区环境满意度评价上，无论城乡，比较满意群体和一般群体占比是最多的，随增龄呈现梯度式分布，50 岁以下群体相对最低，其次是 50—59 岁群体，老年群体，特别是中高龄老年群体最高。对居住社区最不满意的方面，在城镇地区，不管在什么年龄，排在前三位的都是绿化、卫生和物业服务这三项。在农村地区，不管在什么年龄，排在前三位的都是绿化，道路、照明，卫生这三项。无论城乡，非老年群体对社区环境的不满率都要更高。

4.7 医疗服务利用

医疗服务是个人的基本需要和基本福利，医疗服务与健康之间存在较为密切的关系。医疗服务利用与增龄也存在密切关系，随着年纪的增加，老年人的能力逐渐衰退，罹患一种以上疾病的概率增加，也会造成更高频率的医疗服务利用。

4.7.1 近一年看过病的情况

（1）总体情况

被调查人群中，过去一年到医院或诊所看过病的比例为 44.2%。

（2）增龄变化

总体来看，过去一年去医院或诊所看过病的比例随增龄而逐步增长，进入 70 岁之后，超过一半的人近一年看过病（图 4.81）。

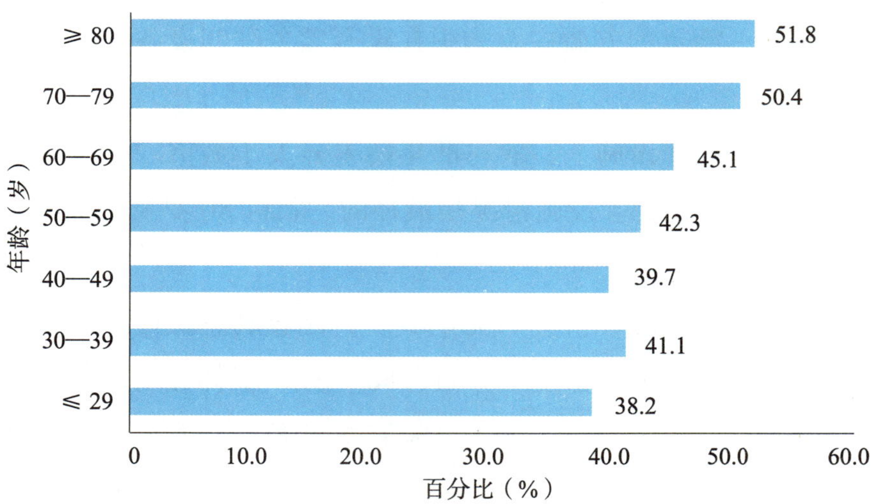

图 4.81 过去一年看过病的情况随增龄的变化

4.7.2 住院情况

（1）总体情况

被调查人群中，最近两年住过院的比例为 16.0%。

（2）增龄变化

过去两年住过院的比例随增龄而不断升高。在 50 岁之前，近两年住过院的比例比较稳定，低于 10%。进入 50 岁之后，住过院的比例开始明显增长，70—79 岁组中龄老年人中近四分之一的住过院，80 岁及以上高龄老年人中住过院的比例则接近三分之一（图 4.82）。

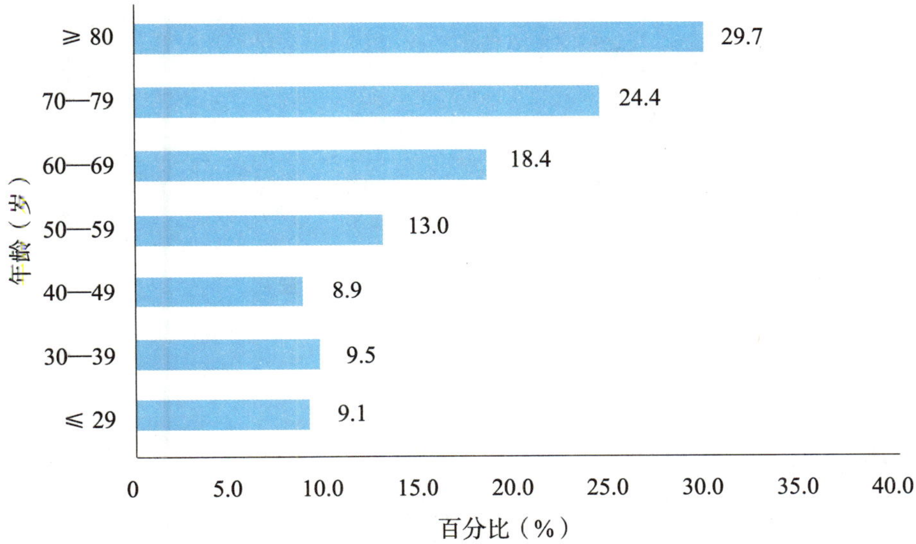

图 4.82 最近两年住院情况随增龄的变化

4.7.3 药物服用

（1）总体情况

被调查人群中，经常服用药物的人占比超过了三成（37.0%）。

（2）增龄变化

经常服用药物的情形随增龄显著升高。40 岁之前，人们经常服用药物的比例比较低，之后逐步上升，40—69 岁之间，每增长十岁，经常服药的比例也提升 10 个百分点以上。进入 70 岁以后，经常服药的比例超过了六成（图 4.83）。

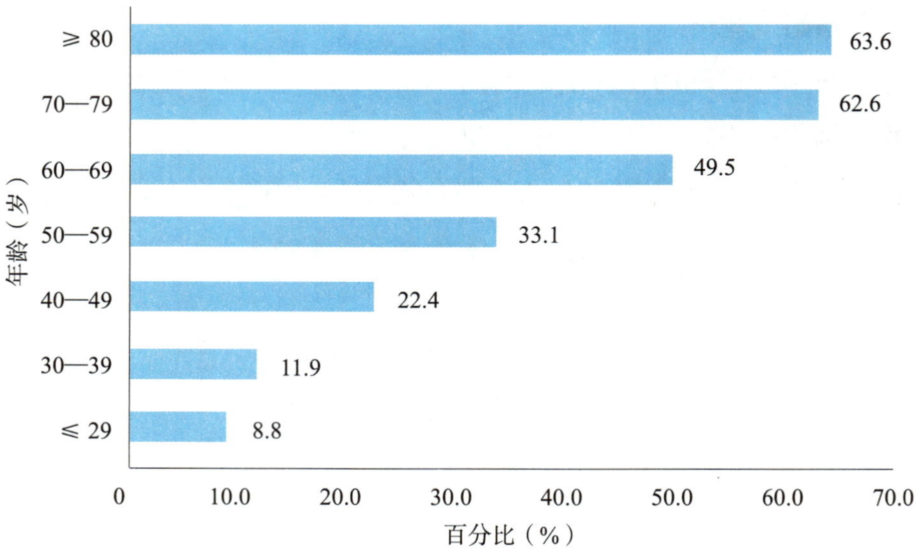

图 4.83　经常服药情况随增龄的变化

4.7.4 看病就医方便性

(1) 总体情况

被调查人群中，大多数人（76.3%）认为看病方便，其中比较方便为 45.4%，非常方便为 30.9%。认为“一般”的占 14.3%，还有近一成（9.4%）的认为不方便（包括不太方便和很不方便）（图 4.84）。

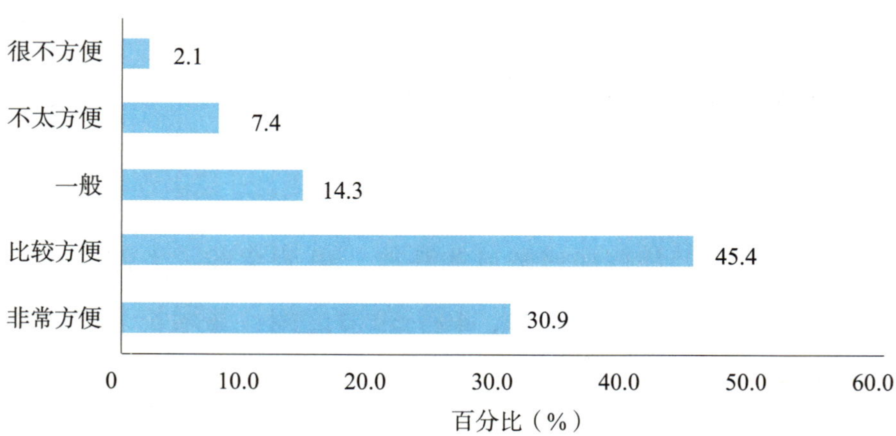

图 4.84　被调查者看病方便性评价

（2）增龄变化

进入 60 岁以后，人们认为看病方便（包括非常方便和比较方便）的比例出现一个相对明显的上升，进入 80 岁以后，又有所回落。60—79 岁这一部分老年人认为看病方便的比例是最高的，超过了八成（图 4.85）。

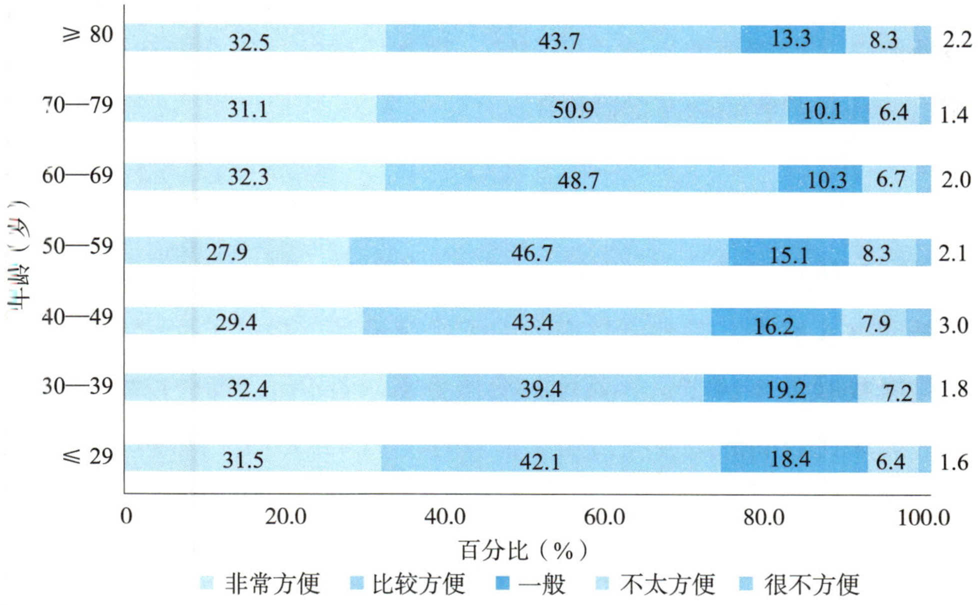

图 4.85　看病方便性评价随增龄的变化

4.7.5 小结

在医疗服务利用方面，总体来看，看过门诊和住过院比例随增龄而逐步增长。进入 50 岁之后，住过院的比例开始明显增长，中龄老年人中近四分之一的住过院，高龄老年人中住过院的比例则接近三分之一。

经常服用药物的情形随增龄变化显著。40 岁之前水平较低，40—69 岁之间，每增长十岁，经常服药的比例也提升 10 个百分点以上。进入 70 岁以后，经常服药的比例超过了六成。

在看病方便性评价上，大多数人认为看病方便，总的来看，老年群体，特别是低龄和中龄老年人认为看病方便的比例要高于非老年群体。

4.8 社会服务

人的发展是终生过程，不同年龄阶段和家庭状况的个体有着不同的社会服务需要，涵盖儿童保育、就业服务、养老服务、健康服务以及生活服务等多个方面。这些社会服务干预通过减少个人的生活风险和提供支持性服务，可以缓解生活中的困境，提高个体社会融合度和生活质量，因而也就具有重要的健康促进作用。

4.8.1 需求情况

（1）总体情况

被调查人群中，对健康教育的需求比例最高，超过了两成（21.4%），其次是家政服务（14.2%），其他社会服务需求都介于 9%—12%。一老一小服务需求比较高的服务项目是学前教育（13.4%），上门看病（12.0%）、康复护理（11.0%）和托育服务（10.3%）（图 4.86）。

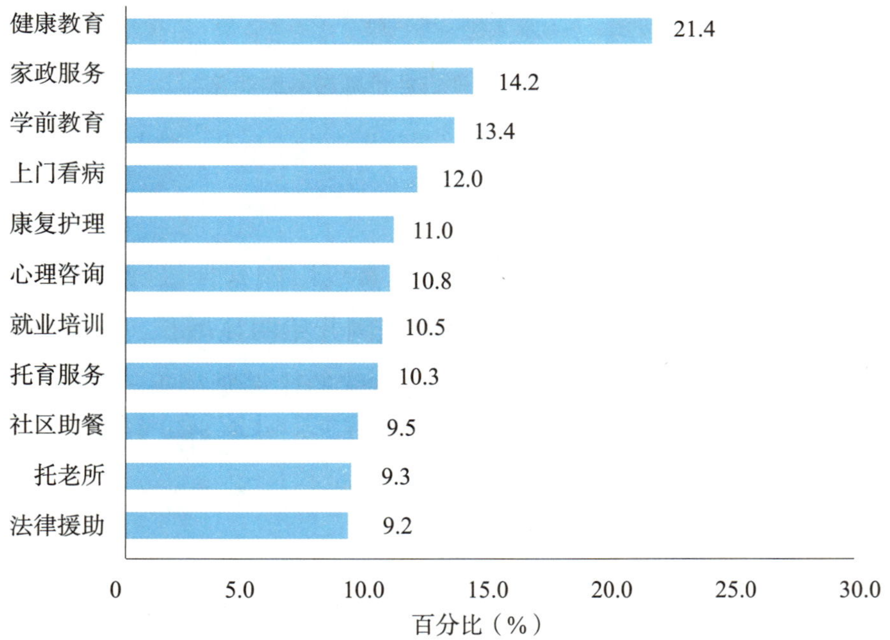

图 4.86　被调查者社会服务需求情况

分自理能力来看，ADL 失能者对个人和家庭的社会服务需求比自理者更高，ADL 重度失能者需求最高的前三项服务为托老所、康复护理和上门看病，ADL 轻中度失能者最需要的服务则集中在康复护理、健康教育和上门看病等方面（图 4.87）。

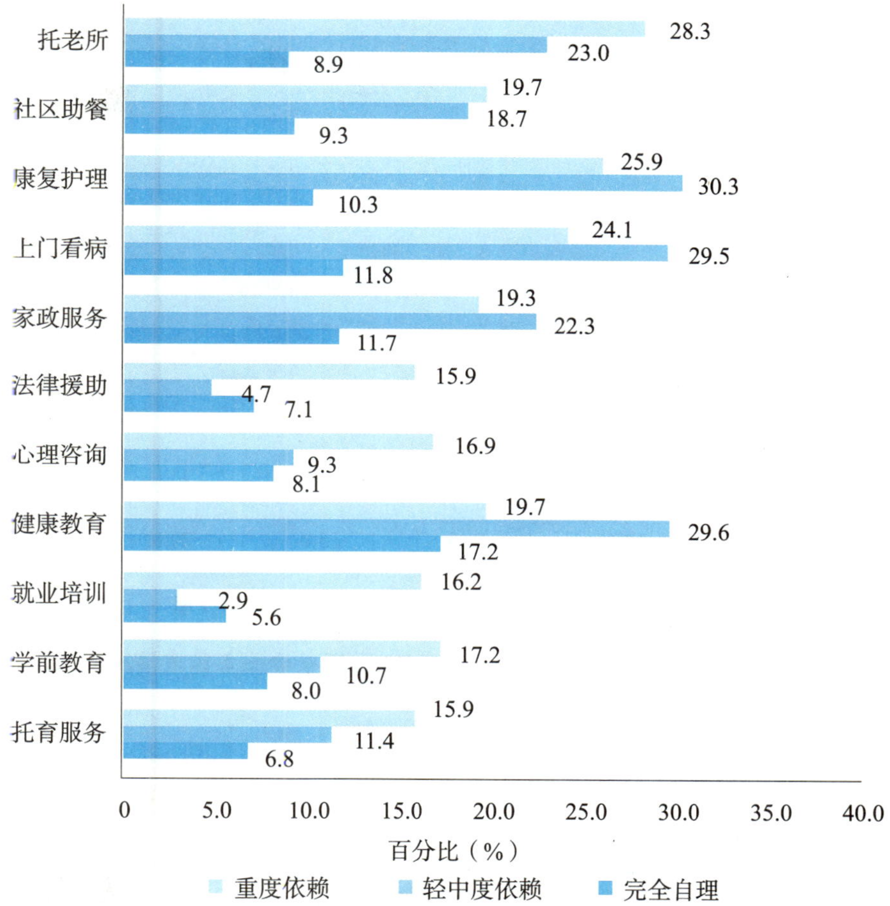

图 4.87　50 岁以上人群中分 ADL 状况社会的服务需求情况

50 岁以上人群中，比较来看，IADL 失能者对个人和家庭的社会服务需求较能自理者需求最高一些。完全失能者对托老所的需求最高，其次是上门看病和康复护理；部分失能者对健康教育、上门看病和康复护理需求最高；自理者对健康教育和家政服务的需求也比较高（图 4.88）。

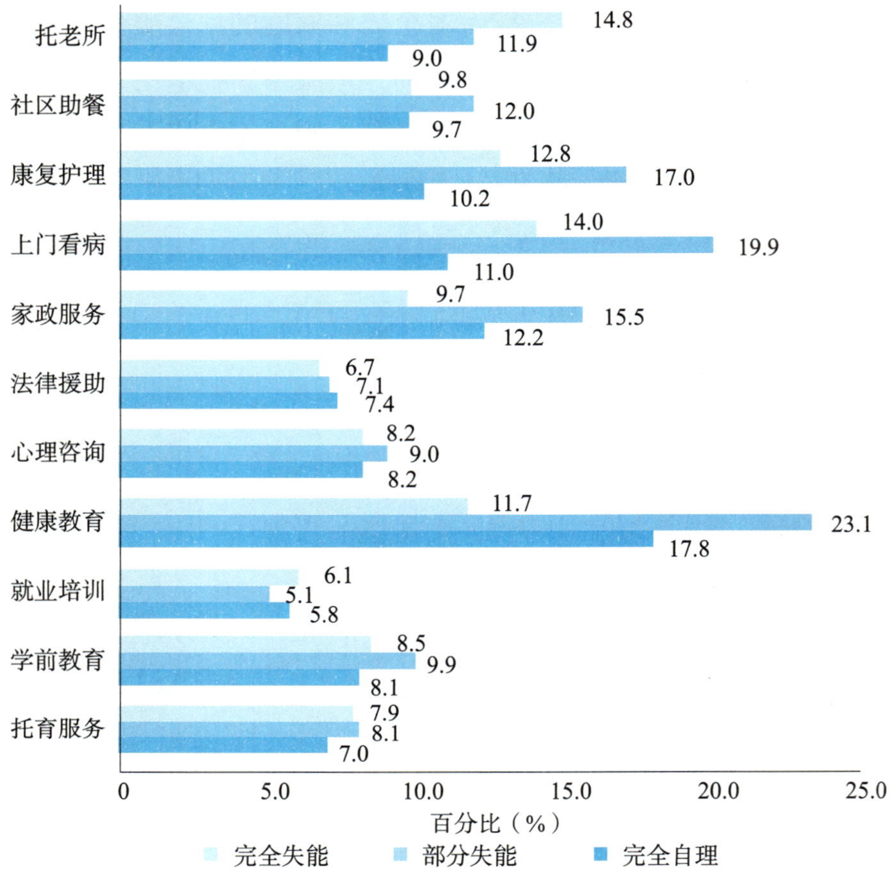

图 4.88　50 岁以上人群中分 IADL 状况社会服务需求情况

（2）增龄变化

随着年龄的增长，人们的社会服务需求既有共性，也有着比较明显的差异。不管处于什么年龄，健康教育都列在需求前三位，而且 50 岁以下年龄组群体对健康教育的需求强度相对更高。

除了健康教育，青年群体（29 岁及以下）、中青年群体（30—39 岁）以及中年群体（40—49 岁）对于学前教育、托育服务的需求比较普遍，青年群体（29 岁及以下）还具有较高的就业培训的需求，进入中年（40—49 岁），家政需求开始凸显。

在 50—79 岁这一长年龄段，需求最高的三类始终是健康教育、家政服务、上门看病。在进入高龄期后，上门看病、康复护理、健康教育或为需求最高的三类，上门看病需求上升显著（图 4.89）。

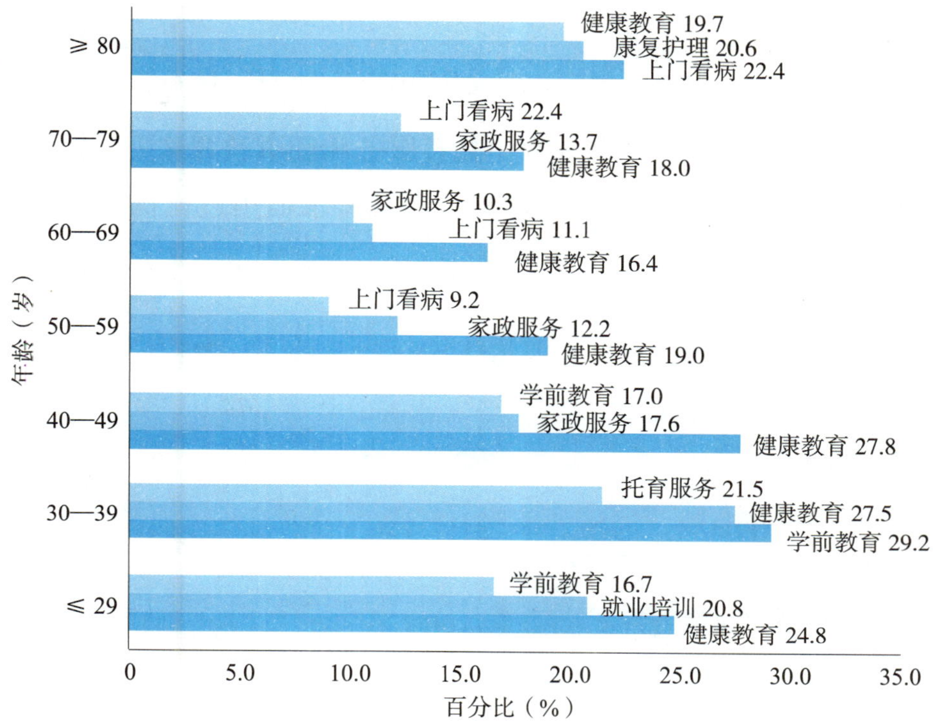

图 4.89　分年龄排在前三位的社会服务需求情况

从分年龄托育服务需求来看，各个年龄段都存在一定程度的需求。需求最高的人群是 30—39 岁段人群，其次是 40—49 岁段人群（图 4.90）。

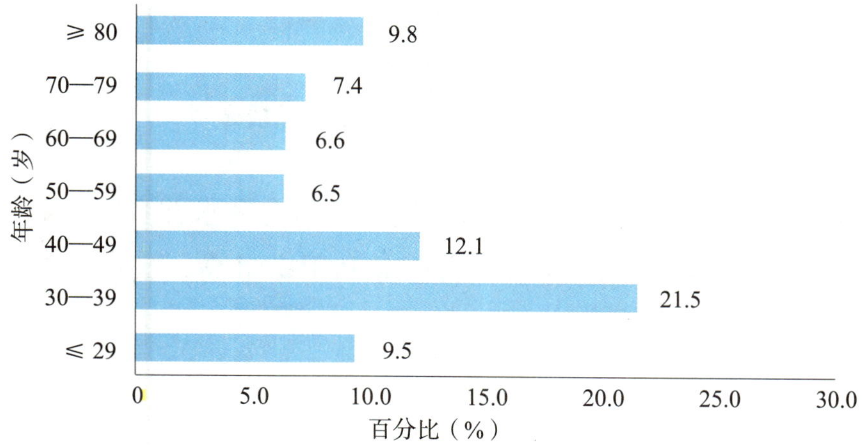

图 4.90　分年龄托育服务需求情况

4.8.2 利用情况

(1) 总体情况

对“需要”该项社会服务的人是否用过该项服务情况进行了进一步调查，利用率最高的是学前教育、托育服务和健康教育这三项，其次是家政服务、就业培训和康复护理服务。有需求但用过比例最低的是托老所（图 4.91）。

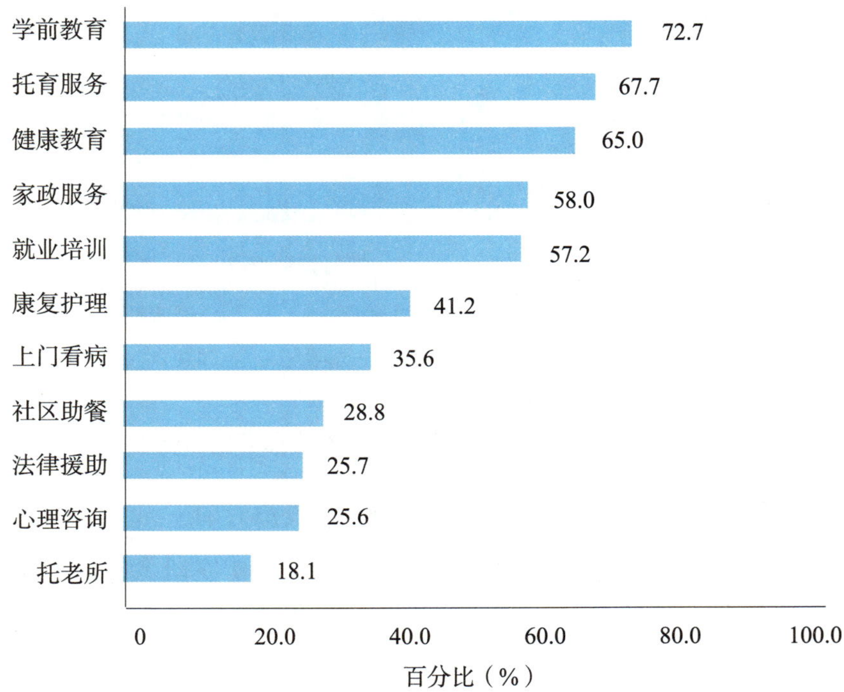

图 4.91　被调查者社会服务利用情况

50 岁以上人群中，分 ADL 自理能力来看有需求并且实际利用的情况，有需求的人里面，重度依赖者服务利用率最高，其次是轻中度依赖者（图 4.92）。

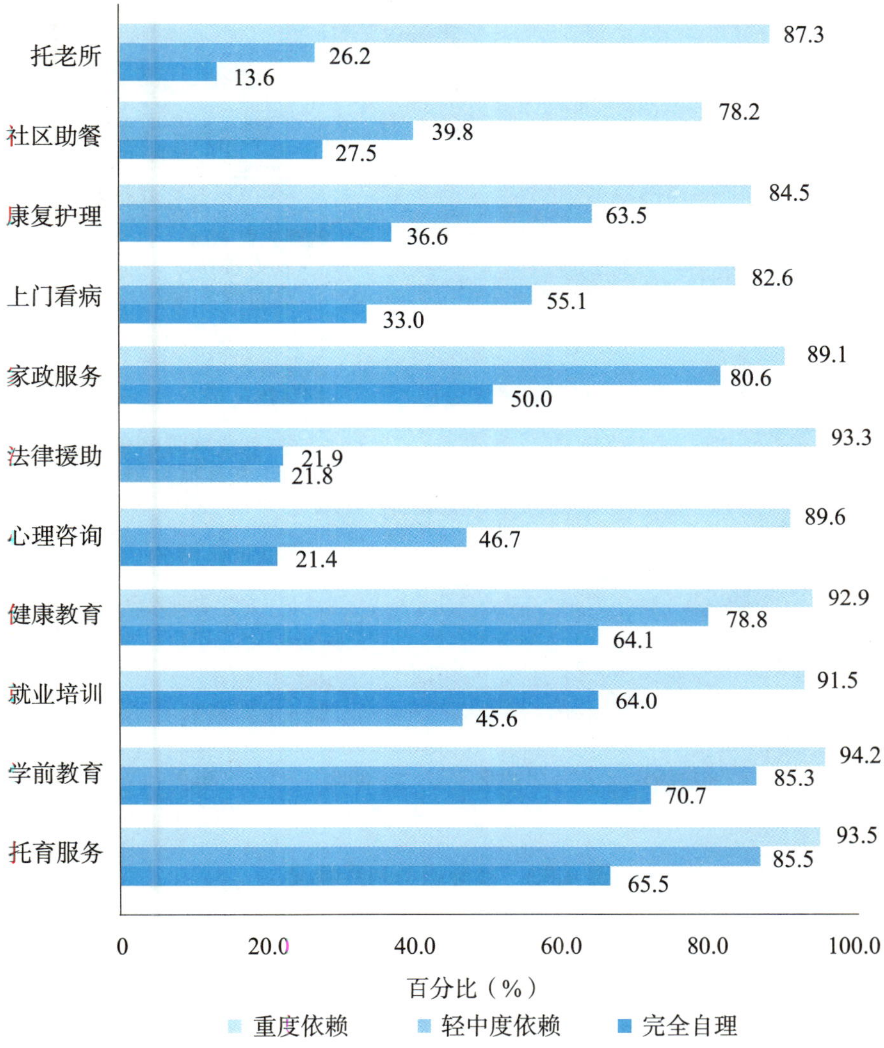

图 4.92　50 岁以上人群分 ADL 状况的社会服务利用情况

(2) 增龄变化

儿童社会服务（学前教育、托育服务）在各个年龄组的利用率都比较高，增龄过程比较中的差异在于，50 岁以下群体就业培训利用率比较高，30 岁以下群体及 50 岁及以上群体则对健康教育的利用率比较高（图 4.93）。

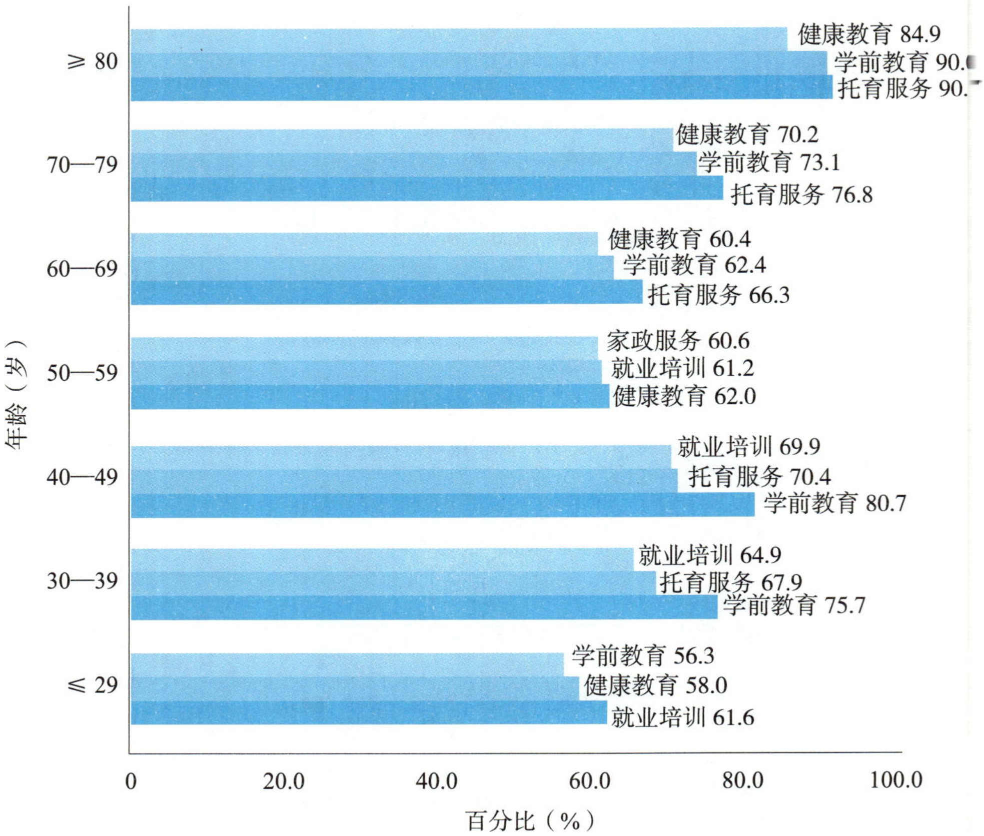

图 4.93　社会服务利用情况

4.8.3 满意情况

（1）总体情况

对“用过”该项社会服务的被调查者进一步询问了其服务满意度评价，虽然康复护理的需求率和利用率都不是最高的，但是康复护理的满意度却是最高的。健康教育的需求率最高，利用率也比较高，同时满意度也比较高。总体来看，利用过社会服务的对其满意度评价整体还比较高，但是内部差异也比较大。满意度最低的是家政服务，最高的是健康养老类项目（图 4.94）。

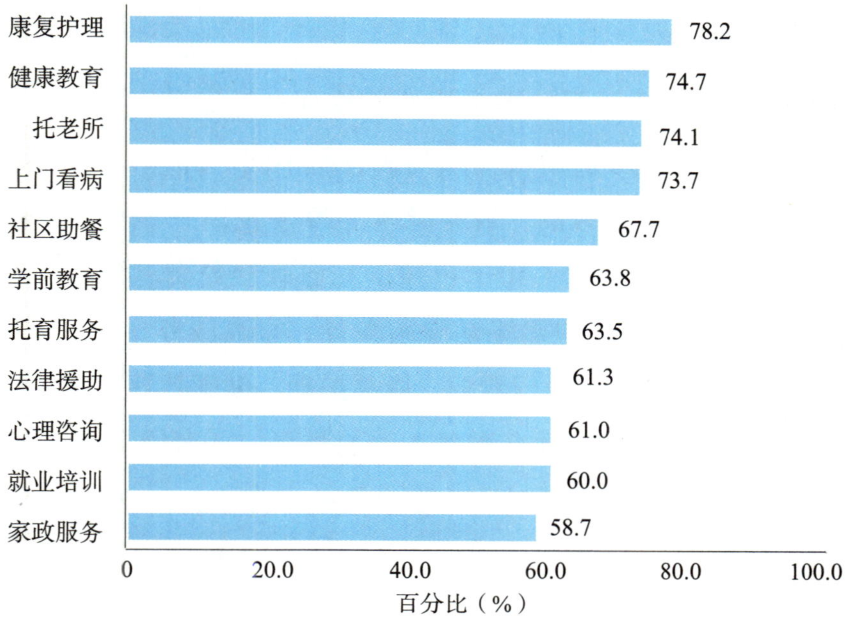

图 4.94　社会服务满意情况

（2）增龄变化

比较来看，50 岁以下群体对社会服务满意度评价最低，70 岁及以上老年人群对社会服务满意度评价最高。分年龄来看，满意度比较高的服务项目存在一定差异（图 4.95）。

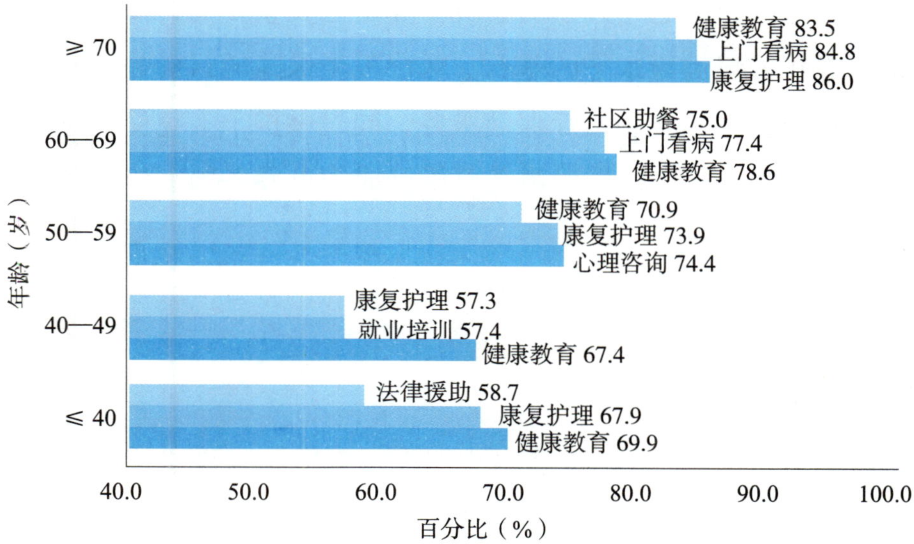

图 4.95　分年龄满意度排在前三的服务项目

4.8.4 小结

增龄过程中，社会服务需求的共性体现在健康教育需求持续较高，差异性则体现为不同年龄阶段需求构成有所不同。50 岁以下群体对学前教育、托育服务的需求较高，青年群体（29 岁及以下）则还具有较高的就业培训需求，中年阶段（40—49 岁）对家政服务需求开始凸显，50—79 岁这一阶段需求最高的始终是健康教育、家政服务、上门看病三项，进入高龄期后，则转变为上门看病、康复护理、健康教育三项。

有需求群体中，儿童社会服务（学前教育、托育服务）在各个年龄组的利用率都比较高，增龄过程比较中的差异在于，50 岁以下群体就业培训利用率比较高，30 岁以下群体及 50 岁及以上群体则对健康教育的利用率比较高。

利用过社会服务的人群对其满意度评价整体还比较高，但是内部差异也比较大。满意度最低的是家政服务，最高的是健康养老类项目。

4.9 社会保障

社会养老保障对老年人群的经济保障是至关重要的，而经济保障状况是提高老年人口健康水平的基石。医疗卫生保障的目标是向全体人口平等和有效地提供预防和治疗保健服务，同时保护个人免受灾难性的医疗费用[4]。扩大全民医疗保险覆盖范围已成为世界各国医疗改革的首要卫生政策。

4.9.1 养老保险

（1）总体情况

由图 4.96 可以看出，被调查者中四成多（46.1%）的人参加了职工基本养老保险，其次是城乡居民基本养老保险（38.0%），8.2% 的人参加了机关事业单位养老保险，极少部分人享有商业养老保险（2.9%）。此外，近一成（9.3%）的人自报没有任何养老保险。

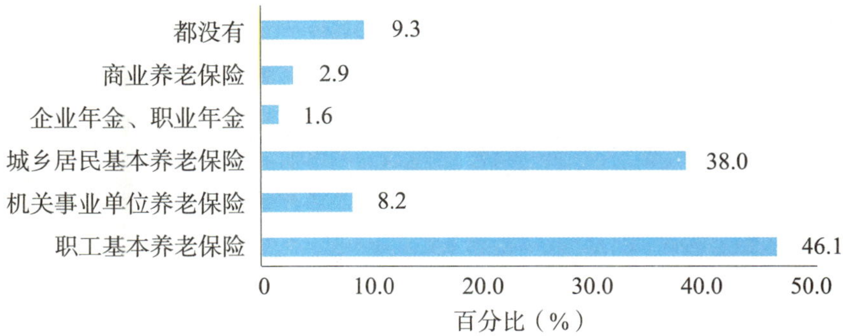

图 4.96　被调查者养老保险参加情况

（2）增龄变化

被调查者中，不同年龄群体所享有的社会养老类型有所差异。59 岁及以下群体及 80 岁及以上高龄群体，以职工基本养老保险为主，其次是城乡居民基本养老保险。60—79 岁群体，享有城乡居民基本养老保险的比例最高，其次是职工基本养老保险。在各个老年阶段，都尚有小部分的老年人自报没有养老保险（图 4.97）。

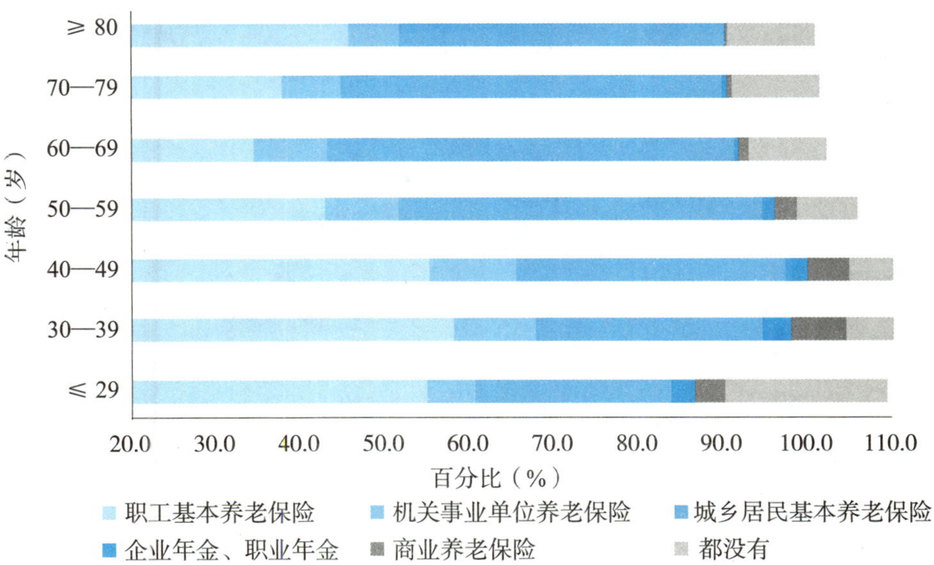

图 4.97　养老保险参加情况随增龄的变化

4.9.2 医疗保险

（1）总体情况

被调查人群中，超过九成（90.4%）参加了基本医疗保险，包括职工基本医疗保险和城乡居民基本医疗保险，7.3% 的享有公费医疗，有商业医疗保险的比例还比较低（4.8%），没有医疗保险的仅占极少数（2.3%）（图 4.98）。

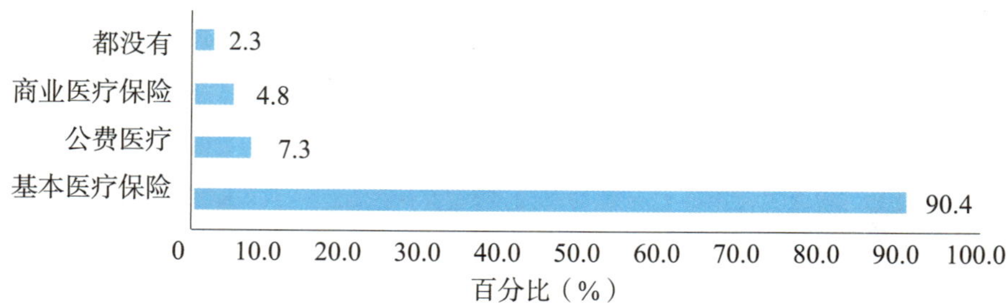

图 4.98　被调查者医疗保险参与情况

（2）增龄变化

基本医疗保障广泛覆盖各个年龄阶段，没有任何医疗保险的比例始终保持较低的水平。从医疗保障的多样性上来看，50 岁以下人群有商业医疗保险的比例明显高于其他年龄群体，中青年群体（30—39 岁）有商业保险的比例是最高的，其次是中老年群体（40—49 岁）和青年群体（30 岁以下）（图 4.99）。

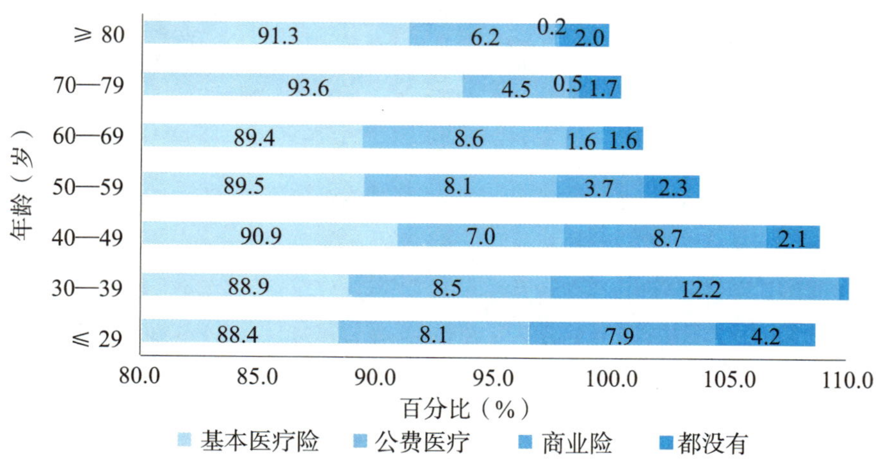

图 4.99　医疗保险参与情况随增龄的变化

4.9.3 小结

我国基本养老保险和医疗保险已经覆盖到全生命周期，商业保险的普及程度整体还比较低，但在 50 岁以下人群，特别是在中年阶段中普及程度要更高。可见，无论是对于个人还是社会而言，我们需要做好长寿规划，给予全生命周期以稳定而多元的经济和健康保障。

4.10 生活满意度

生活满意度是心理学中主观幸福感的关键指标，尽管主观幸福感由积极情感、消极情感和主观满意度三个维度共同组成，但作为认知因素，生活满意度是更有效的肯定性衡量标准，且独立于积极情感和消极情感维度 [5]。在社会学领域，坎贝尔首次提出了生活满意度的概念，意指人们根据自己的价值标准和主观偏好对自身生活状况的满意程度方面的评价 [6]。生活满意度因其在评价主观幸福感及生活状况方面的应用价值，受到了学者们的广泛关注。我国学者风笑天认为，“生活满意度”是人们对生活各方面的“理想状态”与“现实状况”之间差距的主观认知和评价 [7]，在一定程度上揭示出主观生活评价和客观生活状况可能存在差距的原因。生活质量领域的大量研究均将生活满意度作为生活质量的测量指标 [8][9][10]。

4.10.1 总体情况

生活满意度按 1—10 分测评，分值越高，代表满意度越高。生活满意度分值分布大体上呈 U 型，评分为 1 分和 5 分及以上的所占比例相对较高，评分为 2—4 分的所占比例较低。生活满意度评分均值为 6.37，评分高于平均值的群体超过六成（62.6%）（图 4.100）。

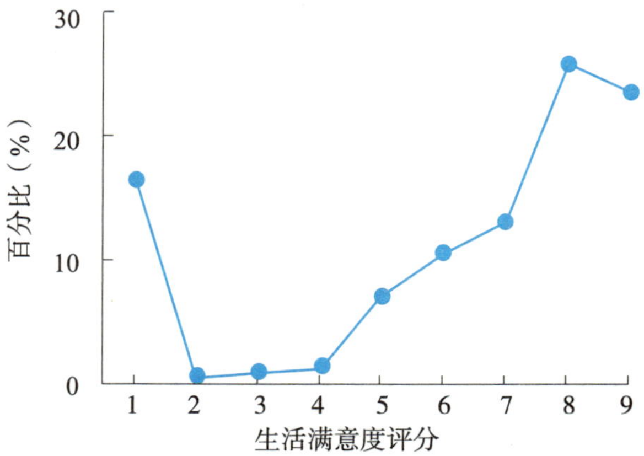

图 4.100 生活满意度分值分布

4.10.2 增龄变化

各个年龄组生活满意度评分均值均在 6—7 分之间，总体上差异不大。在增龄变化过程中，生活满意度均值呈先降后升再降的趋势。30—39 岁是生活满意度评分最低的年龄段（6.14）。70—79 岁是从上升转为下降的转折点，也是生活满意度评分最高的年龄段（6.67）（图 4.101）。从老年阶段的变化来看，从低龄到中龄，生活满意度仍保持上升态势。60—79 岁老年人的生活满意度高于非老年群体，但到高龄阶段则呈现回落趋势。

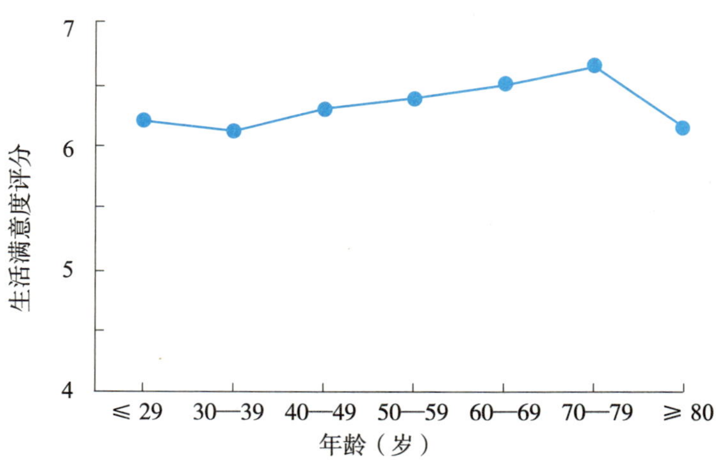

图 4.101 生活满意度评分均值随增龄的变化

4.11 总结与建议

人的一生以“年龄”为时间单位，在时间流逝过程中经历各种事件，处于不同社会经济地位和关系网络当中，拥有不同的资源、机会和需求。在微观层面上，个体在任意时刻的因变量测量值会同时受到年龄、时期和队列三个维度的共同影响。与年龄维度紧密相关联的是生命周期理论，该理论的核心在于，在个体生命的不同阶段，事件发生的概率存在明显差异，形成了一种年龄所主导的分化效应[11]。增龄过程中，个体作为社会行动者的社会特征、关系网络、居住生活环境都发生了什么变化，本次基线调查数据为我们提供了比较全面的信息。

4.11.1 城镇老年人生命历程呈现现代化影响下的结构性特点

传统社会中，老年多是成年的延伸部分，而非迥异于成年的一个特定阶段。生命历程的制度化研究认为，随着社会的现代化，生命历程受政治经济因素影响，被各种社会制度建构成一个童年与青少年、成年、老年三分阶段的整体制度性结构。从本次调查来看，工作状况与年龄密切相关。退休已是城镇居民日趋稳定的生命历程阶段，从 50 岁开始，就已经陆续有一部分人步入退休阶段。就目前而言，对城镇老年人来说，到了某一年龄节点就进入到特殊的老年阶段，退出了社会生产领域。当然，很多老年人仍然持续在家庭领域发挥着重要的作用，比如照顾父母和家人，协助子女抚养孙辈等。

4.11.2 人们生活发展轨迹随增龄存在转折点和加速点

在婚姻方面，70 岁以后，有配偶同住和丧偶的情形开始出现明显的“一降一升”。

在居住方式方面，进入 50 岁以后，处于一代户状态的比例开始显著提高，进入 60 岁以后，一代户家庭的比例进一步显著提高，且年龄越大，一代户的比例越高。

在收入方面，依靠离退休金和养老金的比例在进入 50 岁以后开始显著增加。

在社会交往方面，进入 60 岁以后，社会交往规模开始显著萎缩，至少一部分老年人对外几乎没有接触和交流，年龄越大比例越高。常常有人找商量大事的情况进入 60 岁以后也开始逐步明显下降。

在闲暇活动参与上，40 岁以下群体的主要闲暇活动数量最多，50—59 岁人群闲暇活动最单调，进入 60 岁以后闲暇活动丰富性开始反弹，进入 70 岁以后又逐步下降。主要闲暇活动选择上的增龄差异也很明显，50 岁以下人群中参与度最高的闲暇活动是上网，到 50—59 岁，上网退居第二位，锻炼晋升为第一位，进入 60 岁以后，锻炼持续成为排名前三的活动，上网退出前三。在社会组织参与率上看，进入 50 岁以后，专业技术组织参与率进一步下降。

从生活满意度上看，30—39 岁是生活满意度评分最低的年龄段，也是开启上升的转折点，并在 70—79 岁达到顶峰，之后开始下降。就老年阶段的变化来看，从低龄到中龄，生活满意度仍保持上升态势，但到高龄阶段则出现了明显的下降。

4.11.3 老年阶段社会经济状况在某些方面呈现出相对优势

老年阶段在夫妻关系上更为和谐。增龄过程中，人们普遍对与配偶关系表示满意，老年群体对与配偶关系感到满意的情形要比非老年群体更为普遍。

老年人在家庭发展中发挥积极作用。增龄过程中人们持续普遍参与家务劳动，处于两端的青年人和高龄老年人参与家务的比例和时间都要低一些，低龄老年人、女性老年人家务时间是最长的。

从社会支持获得—付出的交互比较来看，增龄过程中，30 岁以下的青年阶段和 70 岁以上中高龄老年阶段是获得帮助更多的时期。但即便是中高龄老年人中，仍有一定的比例处于提供帮助更多的角色，低龄老年人则更为活跃独立。

从住房情况来看，住房产权拥有率在低龄老年阶段达到最高。在住房满意度评价上，人们对住房状况表示满意的比例随增龄而逐步提升，老年人，特别是中高龄老年人满意度最高。

在经济状况上，虽然老年期收入水平明显低于其他年龄，但经济自评状况要更好。这可能与人到老年后物质消费需求降低，且已无购房、养儿育女等刚性生活负担，收支更易平衡，同时心理上更易满足等诸因素都有关联。

4.11.4 增龄过程中家庭始终是最为重要的社会支持来源

就与家人交流状况而言，增龄过程中人们与父母、子女经常交流的情形始终是最普遍的。

从社会支持可获性上看，不管在什么年龄，在借钱、生病、商量大事这些方面的工具性社会支持上，来自近亲属的支持都是最为主要的。在情感性支持上，除了近亲属，朋友、同事也是重要支持主体，年龄越大，近亲属的重要性更强，反之，朋友、同事的重要性越强。总体来看，50 岁以下群体支持来源要更多元，老年人特别是中高龄老年人不能获得帮助和支持的风险更大一些。

4.11.5 增龄过程中医疗服务和社会服务需求变化明显

增龄过程伴随着医疗服务需求和利用的明显增长。进入 40 岁之后，经常服药率开始明显增长，进入 50 岁之后，住院服务利用率开始明显增长。老年群体中，特别是低龄和中龄老年人更普遍认为看病方便。

增龄过程亦伴随着社会需求的明显增长。健康教育需求贯穿整个过程，除此之外，50 岁以下群体需求集中在学前教育、托育服务、家政服务、就业培训等方面，50—79 岁这一大年龄段需求最高的为健康教育、家政服务、上门看病，进入高龄期后，则转向医疗护理类服务需求。目前人们对于社区服务需求和利用之间的缺口还比较大，有需求无利用的情况较为普遍，但是用过服务的人满意度评价整体较高，相对来说，满意度最低的是家政服务，最高的是健康养老类项目。

4.11.6 人们居住生活环境存在显著城乡差异

无论城乡，非老年群体，特别是青年群体居住流动性最强，老年群体，特别是农村老年群体则更多生活在老地方、老房子。

城乡住房满意率都比较高，农村非常满意的比例更高。在住房不满意方面，城镇 40 岁以下群体中最不满意的是面积小，40 岁及以上群体则是没电梯，尤其是在老年群体当中。农村老年群体对住房不满意的方面主要集中在没有紧急呼叫设备、面积小、上厕所不方便。

在社区居住环境满意度上，比较满意群体和一般群体占比是最多的。对居住社区最不满意的方面，不管在什么年龄，在城镇地区，排在前三位的都是绿化、卫生和物业服务；在农村地区，则是绿化，道路、照明，卫生。无论城乡，非老年群体对社区环境的不满意率都要更高。这说明在当前城乡更新建设中，应聚焦群体需求最大公约数，提升环境基本质量，这是推动城乡居民健康生活，打造全龄友好型环境最需要解决的问题。

综合上述分析来看，应立足全生命周期的视角，积极增进人们的社会经济储备，进而增进健康人们的健康储备，因为健康的最大决定因素存在于医疗系统之外。可以看到，在某些年龄节点，人们的生活状况开始出现明显变化，这是需要引起关注和进一步研究的，要根据不同人群特征促进积极变化，而减少消极变化。对个人而言，家人和家庭始终是生命历程中社会支持的“蓄水池”和“稳定器”，在快速发展变迁的现代社会，个人生活和身心健康的维护不仅离不开家庭，反而可能会更依赖家庭。当然对所有人及其家庭来说，最重要的是享有全面连续的经济保障和服务保障，在他们日常生活和家庭生活需要帮助的时候，能获得必要的社会服务以及照顾服务支持，这方面我们的发展差距还比较大，是今后政策和行动重点。有研究者指出，我国社会政策体系的一个明显缺陷，就是缺乏家庭政策和社会照顾服务不足。这种政策体系无法适应人口快速老龄化的需要，不能适应女性广泛参与劳动力市场的需要，也不能适应家庭照顾的需要，导致严重的“照顾赤字”[12]。

老年人在某些社会经济因素方面更有优势，生活满意度的增龄数据分析显示生活满意度在老年期达到顶峰，这表明老年生活或者说很长一段的老年期生活在某些方面可能是人生更为惬意的阶段。这更提示我们，要破除年龄歧视性观点和对衰老的消极固化观点，在增龄过程中积极维护和增强个体适应能力和心理能力。积极应对人口老龄化的公共政策重点除要弥补随老化出现的损失外，还应为老年人继续学习、保持人际交往，参与家庭和社会生活，持续获得收入提供支持和帮助。需要强调的是，健康老龄化并不意味着终身无病，而是要尽可能地来发展和维持老年人的身体功能，并支持个人在更广泛的社会活动中发挥作用，促进人的自由全面发展贯彻于整个生命周期，这是积极主动的健康老龄化要义所在。

参考文献：

[1] 黄芳谊 . 从生命历程观点评析健康研究 [J]. 新社会政策，2016 (45): 54–64.

[2] 赵延东 . 社会网络与城乡居民的身心健康 [J]. 社会，2008(05): 1–19+224.

[3] 刁鹏飞 . 社会支持研究述评 [J]. 哈尔滨工业大学学报 (社会科学版), 2012, 14(05): 44–49.

[4] 世界卫生组织. 关于老龄化与健康的全球报告 [R]. 日内瓦：世界卫生组织，2016.

[5] 吴明霞 . 30 年来西方关于主观幸福感的理论发展 [J]. 心理学动态，2000(04): 23–28.

[6] Campbell A, Converse P E, Rodgers W L.The Quality of American Life[J]. Academy of Management Review, 1976, 2(4).

[7] 风笑天 . 生活质量研究：近三十年回顾及相关问题探讨 [J]. 社会科学研究，2007, 173(06): 1–8.

[8] 胡荣，林兆琦 . 物质增长为何难以提升生活质量 ?——基于 CSS2017 数据的分析 [J]. 中央民族大学学报（哲学社会科学版），2021, 48(02): 16–25.

[9] 王永梅，李雅楠，肖颖 . 居家养老服务对城乡老年人生活质量的影响——基于三期 CLASS 数据的效应评估 [J]. 人口研究，2020, 44(06): 49–62.

[10] 李春平，葛莹玉 . 代际支持对城乡老年人生活质量的影响——基于中国健康与养老追踪调查数据的实证研究 [J]. 调研世界，2017, No. 291(12): 16–22.

[11] 李婷，宋健，成天异 . 中国三代直系家庭变迁：年龄、时期、队列视角的观察 [J]. 人口学刊，2020, 42(03): 5–17.

[12] 岳经纶，范昕 . 中国儿童照顾政策体系：回顾、反思与重构 [J]. 中国社会科学，2018, No.273(09): 92–111+206.

第 5 章　调查人群生活状况指数的增龄变化分析

5.1 健康的社会决定因素与生活状况指数

健康是人类永恒的追求，提高国民健康水平是世界各国矢志不渝追求的目标。在人口老龄化快速发展的背景下，推动健康老龄化的实现成为国际共识。健康在个体及社会层面的重要意义使健康问题成为备受科学研究关注的议题，而研究者们对健康的认识也经历了一个不断深化的过程。早期对于健康的研究主要集中在生物学、医学领域，随着人类社会的主要疾病类型和死因分布从传染性和寄生性疾病向退行型和慢性疾病转变，生物学对疾病或健康的解释变得乏力，健康的社会属性日益凸显，导致疾病或影响健康的社会因素也受到越来越多的关注。

对影响健康的社会因素的关注，标志着对健康的研究从聚焦个人层面风险因素向更加关注个人之外的社会环境的转向，而社会因素也被美国健康社会学和流行病学家林克和费伦认为是将人们置于风险之中的背景性因素及导致疾病的根本原因。他们将社会因素视为涉及一个人与其他人的关系的因素，包括从与亲密伙伴的关系到在社会和经济结构中的地位。具体来说，除了种族、社会经济地位和性别等因素外，还包括具有社会性质的压力生活事件，如亲人的死亡、失去工作或犯罪受害，以及社会支持等压力过程变量。[1] 关于社会因素与健康结果之间关系的大量研究表明，健康不平等的真正原因是人们在社会、经济方面的不平等，为此，2005 年世界卫生组织专门成立了健康的社会决定因素委员会（Commission on Social Determinants of Health，以下简称 CSDH），旨在针对健康的社会决定因素采取行动，努力促进全球范围内的健康公平。在 CSDH 看来，健康的社会决定因素主要由人们的日常生活环境及其背后更宏观、更深层次的结构性因素构成，前者主要是指人们出生、成长、生活、工作和衰老的环境，而后者则包括社会分层的状态和程度；社会的偏见、规范和价值观；全球和各国经济和社会政策；国家和地方层级的治理进程等，日常生活环境与健康的关系虽然更为直接和密切，但它却是由社会结构性因素形塑而成。[2]CSDH 对健康的社会决定因素的内涵及外延作出了较为清晰全面的阐述，为我们理解及进一步考察健康的社会影响因素提供了理论上的指导。

总的来看，社会因素对健康具有决定性影响已经成为一种研究共识。从相关研究可以发现，影响健康的社会因素是一系列对健康结果有直接或间接影响，具有社会属性的因素的集合，这些因素种类较多且彼此之间往往并不独立。社会因素的多元构成及不同因素之间可能存在的复杂交互影响，决定了针对任何单一因素的研究都只能从一个侧面反映个体的单一特征及其影响，造成信息的碎片化，只见指标，不见人群。从健康发展的生命历程视角来看，健康是同时被社会因子与生物因子在生命历程中形塑而成的，应同时关注个体身体、心理健康及其生活状况和环境的增龄变化与特点。因此，本研究在已有研究的基础上，试图构建整合多重健康社会影响因素的综合分析工具，即生活状况综合指数，以更好地呈现人群增龄过程中的生活状况和环境的变化特点，及为分析增龄过程中不同生活状况人群的健康状况差异提供技术工具。

5.2 生活状况指数构建

5.2.1 指标选取原则

注重科学性与实用性相结合。在文献研究的基础上对指标进行筛选，确保指标的选取有比较充分的理论依据，同时在指标选取时充分考虑数据的可获得性。

注重全面性与精炼性相结合。一方面指标体系要能够涵盖健康的社会影响因素的不同方面，另外一方面也要兼顾指标体系的精炼性，尽量选取最能代表和反映个体社会生活状况的指标。

注重客观与主观相结合。客观社会生活状况是个体客观生活环境的反映，也是个体社会生活状况的基础和条件，主观生活状况是个体对自身客观社会生活状况优劣的主观评价，共同构成对社会生活状况的评价。

5.2.2 维度及指标

日常生活环境因素与健康结果直接关联，在宏观结构性因素和健康不平等之间发挥着中介作用。[3] 个体的日常生活环境也即个体的生活状况，涵盖其所处于或拥有的物质、社会及精神环境，可从物质生活条件、家庭网络、社会参与、社会网络和主观生活状况这五个维度来进行测度。

（1）物质生活条件

物质生活条件是个体的物质生活基础，没有一定的物质生活条件作为支撑，个体的衣食住行都难以为继。物质生活条件是反映社会成员社会地位的重要维度。韦伯的社会分层理论将财富视为将社会成员划分为不同社会阶层的重要标准，[4] 财富是社会成员在经济市场中的生活机会，代表了人们在市场上以其收入和财富来交换商品和服务的能力。社会成员换取商品和服务主要是为了满足自身物质生活的需要，所换取商品和服务品质的高低直接反映出人们物质生活条件的优劣。

物质生活条件对健康的影响在诸多研究中被广泛探讨和验证。事实上，物质主义范式是国内外学者对健康不平等现象之所以产生的四种主要理论解释范式之一。物质主义范式认为，健康不平等与社会不平等紧密相连，食物、居住场所、环境、健康风险和资源等因素的差别影响个体健康状况。[5] 关于老年健康的研究发现，个人和家庭拥有的物质资源越丰富，老人越健康。[6] 本研究从收入水平和住房占有两个方面来对个体的物质生活条件进行考察。

①收入水平

物质生活条件体现为个体对于物质、经济资源的占有情况，收入水平能够较直观地反映个体的物质生活条件。社会经济地位对健康的影响得到了许多国家的经验数据的支持，而收入是衡量社会经济地位的重要指标之一。收入较低的群体，其健康状况往往更差，是诸多研究得出的较为一致的结论。收入水平通过个体的年收入来进行测量。

②住房占有

在住房高度市场化的当今社会中，对于住房的占有情况成为个体财富和资产的表征。安全、安定的住所能够为人们提供更加舒适、宜居的生活环境，从而对健康产生正面促进作用。有研究发现，城市内部多次迁居和城市间频繁流动对流动人口健康具有显著负面影响；住房因素中，自有住房和选择居住在本地人居多的邻里对其健康具有显著正面影响。[
住房占有通过个体有无住房产权来进行测量。

（2）家庭网络

家庭是社会生活的基本单位，每个社会成员都处于一定的家庭关系网络中。随着社会的转型，尽管家庭功能发生了诸多变化，但在一般意义上，为家庭成员提供各种支持仍是家庭的重要功能，如物质支持、照料支持、精神支持等。有效的家庭支持不仅能够使个体获得情感的慰藉，还能够帮助个体抵御因自身或外在环境发生变化而带来的各种风险挑战。从这个意义上说，家庭网络能够通过家庭支持对人们的健康产生效应。

一般来说，家庭网络能够提供怎样的支持与家庭成员的数量、家庭成员之间的空间距离及互动关系均有关，因此，本研究从居住安排、亲属规模以及与家庭成员的交流频率三个方面来对家庭网络进行考察。

①居住安排

居住安排反映了个体和其他家庭成员的空间关系，一般而言，家庭成员间的空间距离越近，越容易获得家庭的情感性支持和工具性支持，从而在健康方面获益。针对我国高龄老年人的一项研究发现，与子女同住的老年人比独居老年人有更好的健康自评。[8] 居住安排对老年人的心理健康也有显著作用，与子女同住对老年人抑郁水平产生抑制效应。[9] 李建新等的研究较为全面地考察了居住安排与老年人多个健康维度之间的关系，研究结果表明，城市空巢老人在生活自理能力、心理健康、健康自评及生活满意度等多个方面都与非空巢老人存在差异，他们的生活质量整体低于非空巢老年人口。[10] 居住安排通过是否独居来进行测量。

②亲属规模

亲属是家庭网络的构成主体，也是家庭支持的具体提供者。不同的亲属往往有不同的优势和资源，对个体而言，亲属数量越多，意味着越有可能获得更丰富的支持资源。因此，亲属规模在一定程度上直接关系到人们能够获得多少家庭支持。亲属规模通过亲属类别的数量来进行测量。

③交流频率

良好的家庭互动关系是家庭支持形成的基础和必要条件。与家庭成员的交流是家庭成员互动的一种形式，家庭成员间充分的交流不仅有助于更亲密和谐的家庭关系的形成，也可以增进彼此之间的了解，特别是对某些家庭成员面临的困境和所需要的帮助的了解。与家庭成员的交流通过与父亲、母亲、子女、兄弟姐妹的交流频率来进行测量。

（3）社会参与

社会适应良好是健康的维度之一，个体积极的社会参与是实现良好的社会适应的重要途径。社会参与对于个人主观精神健康的促进作用受到了研究者们的广泛关注。围绕社会参与对老年人健康的影响，学者们也开展了较多的研究。一项利用2018年中国老年社会追踪调查数据的研究表明，社会参与显著改善了老年人的综合健康状况，同时抑制了基本活动功能、工具性活动能力和认知能力的受损，降低了慢性疾病的发生风险。从社会参与的类型来看，劳动参与、志愿参与、娱乐参与等不同类型的社会参与均对老年人的健康产生影响。[11]本研究从工作参与、社会组织参与和闲暇活动参与三个方面来对社会参与进行考察。

①工作参与

工作是个体社会参与的重要和主要途径，通过参与工作，个体可以在与其他社会成员进行分工合作的基础上实现社会融入，并收获自尊感和自我价值感。工作参与通过现在有无工作进行测量，也包括老年人的再就业。

②社会组织参与

社会组织是个体基于自身兴趣、爱好及能力，自愿、主动参与社会生活的重要载体，是否参与社会组织，以及在社会组织中的参与程度，关系到个体兴趣爱好的满足以及社会价值的发挥。社会组织参与通过是否参加各种社会组织，以及属于积极成员还是一般成员来进行测量。

③闲暇活动参与

老年人闲暇时间较为充裕，参与闲暇活动对老年人的健康具有促进作用，在多项研究中得到了验证。基于中国老年健康影响因素跟踪调查（CLHLS）2002—2011年数据的一项研究表明，老年人参加各类闲暇活动越多，越有利于其总体健康状况，越有利于减缓其健康随年龄增长而恶化的速度。并且，老年人闲暇活动参与的增加还能够带来死亡风险的下降。作者认为，闲暇参与所带来的身心活动、社会网络支持、自决与胜任感等可能是其影响健康的主要机制。[12]通过参与闲暇活动的数量来对闲暇活动参与状况进行测量。

（4）社会网络

社会网络代表个体嵌入的一种结构关系，不同的结构关系往往蕴含着不同的资源，对个体形成不同的支持。社会网络的结构和功能是研究个体的社会网络时两个重要的关注点，前者主要涉及社会网络的规模、构成等，后者主要是指社会网络能够发挥的作用。学者们关于社会网络与健康关系的研究，也主要遵循结构论和功能论的两种研究进路。池上新从结构论的视角分析了社会网络、心理资本对城乡居民健康的影响，他发现社会网络有助于居民健康水平的提高，但在城乡居民间表现出不同的作用方式，网络规模对于提高农村居民的健康水平有显著作用，而网络密度、网络资源总量则对于城市居民的健康有促进作用。[13] 在功能论的研究方面，基于北京市的实证研究显示，社会支持对老年人健康具有积极正向作用，所提供的社会支持越多，老年人的健康状况会越好。[14] 本研究从网络规模和网络功能两个方面来对社会网络进行考察。

①网络规模

社会网络规模即个体所嵌入社会网络的网络成员的数量，是个体社会交往范围大小的反映。网络规模是从结构特征的角度对社会网络的考察，社会网络规模大小与网络中蕴含资源的多少直接相关，进而影响个体的健康状况。有研究者独立考察了社会网络的特征对个体健康的影响，他发现个人的社会网络规模对城乡居民身心健康均起着积极作用，网络规模越大，身心健康状况越好。[15] 社会网络规模通过通讯录人数进行测量。

②网络功能

社会网络功能是个体所嵌入的社会网络能够提供的帮助，也就是通常所说的社会支持。在社会网络的功能视角下，社会支持来自个体所能动员和使用的社会网络嵌入性资源。关于社会支持对健康的影响，有两种主要的理论解释模式。一种是“主效模式”，该模式认为无论人们是否面临压力情境，社会支持都是一种关键的社会资源，都能促进人们的健康。[16] 另一种是“缓冲模式”，这种模式认为社会支持可以缓冲或者调节生活压力对健康的负面影响，社会支持是压力与健康之间的调节性因素。[17] 根据这两种模式，无论人们是否处在压力情境中，社会支持都能对人们的健康产生积极的作用。对老年群体而言，社会支持尤其来自家庭亲属成员的支持，对其身心健康具有重要意义。[18] 社会支持通过个体情感性和工具性两方面的感知性支持来进行测量。

（5）主观生活状况

主观生活状况是个体对于自身客观生活状况的主观感受，能够反映出客观物质条件对于改善个体生活状况所起到的效果，即侧重呈现个体生活状况的结果。研究显示，人们的主观感受不一定与客观生活条件相一致。[19] 因此，考察个体的生活状况时，有必要将主观生活状况作为客观生活状况的补充。结合客观生活状况的维度和指标，本研究从经济自评、住房满意度、配偶关系满意度、同事关系满意度四个方面来对主观生活状况进行考察。

①经济自评

经济自评是个体对于自身经济状况的主观评价。经济自评通过对自身经济状况的宽裕或困难程度评价来进行测量。

②住房满意度

住房满意度是个体对自身住房状况的满意程度，是个体基于住房各方面情况做出的综合评价。住房满意度通过对目前住房状况的满意程度评价来进行测量。

③配偶关系满意度

配偶关系满意度是已婚个体对与配偶关系是否满意的主观评价。随着社会的转型，尽管对于夫妻关系是否取代代际关系成为家庭关系的主轴尚未达成共识，但夫妻关系在家庭关系中日益重要是明确的趋势。配偶关系满意度通过对与配偶关系的满意程度评价来进行测量，仅适用于已婚群体。

④同事关系满意度

同事关系满意度是参与工作的个体对与同事关系的满意程度，是个体对职场人际关系的主观评价。对于有工作的群体来说，同事是他们主要的社会交往对象，每天工作时间较长的群体与同事的相处时间甚至超过了与家人的相处时间。因此，对与同事关系是否满意直接影响到个体的主观幸福感，并进一步对其健康产生影响。同事关系满意度通过对与上级、同级和下属关系的满意程度来进行测量。

5.2.3 指数构建方法

本报告构建的生活状况指数测度指标体系由五大维度、十四个二级指标构成，为了实现对这些指标及维度的整合，需要在对具体测度指标进行赋值、设定指标及维度权重的基础上，进一步进行指数的合成与计算。

（1）指标赋值

测度指标既包括分类变量，也包括连续型变量，为了使指标能够合成，首先根据统一的标准对指标进行赋值，具体的赋值方法包括以下两种：其一，将连续型变量进行五等分，按照从低到高的顺序，分别进行 1—5 分的赋值，如收入水平、亲属规模等。其二，对于分类变量，按照各个类别从劣到优的顺序，从 1 开始赋值，如住房占有、经济自评等。各个二级指标的测度指标及赋值具体见表 5.1。

表 5.1　生活状况指数指标体系及指标赋值表

序号	维度	二级指标	测度指标及赋值
1	物质生活条件	收入水平	将个人去年的总收入根据五等分进行赋值： ≤ 2.00 万元：1 分 2.01 万—3.00 万元：2 分 3.01 万—5.00 万元：3 分 5.01 万—8.00 万元：4 分 ≥ 8.01 万元：5 分

续表

<table>
<tr><th>序号</th><th>维度</th><th>二级指标</th><th>测度指标及赋值</th></tr>
<tr><td>1</td><td>物质生活条件</td><td>住房占有</td><td>根据是否有产权属于自己的房子进行赋值：
无：1 分
有：2 分</td></tr>
<tr><td rowspan="3">2</td><td rowspan="3">家庭网络</td><td>居住安排</td><td>根据同吃同住情况进行赋值：
独居：1 分
非独居：2 分</td></tr>
<tr><td>亲属规模</td><td>将在世亲属类别数根据五等分进行赋值：
≤ 3 类：1 分
4 类：2 分
5 类：3 分
6—7 类：4 分
≥ 8 类：5 分</td></tr>
<tr><td>交流频率</td><td>将与父亲、母亲、子女、兄弟姐妹的交流分别赋值如下：
不适用：1 分
很少：2 分
一般：3 分
经常：4 分
再将四个问题的得分加总</td></tr>
<tr><td rowspan="3">3</td><td rowspan="3">社会参与</td><td>工作参与</td><td>根据现在的工作状况进行赋值：
无工作：1 分
有工作：2 分</td></tr>
<tr><td>社会组织参与</td><td>将参加专业技术组织、运动 / 娱乐组织、志愿公益服务组织、其他组织的情况分别赋值如下：
未参加：1 分
一般成员：2 分
积极成员：3 分
再将四个问题的得分加总</td></tr>
<tr><td>闲暇活动参与</td><td>将闲暇活动的数量根据五等分进行赋值（由于一些数据分布过于集中，最终只能进行四等分）：
≤ 1 种：1 分
2 种：2 分
3 种：3 分
≥ 4 种：4 分</td></tr>
</table>

续表

序号	维度	二级指标	测度指标及赋值
4	社会网络	网络规模	将手机、电话通讯录上的人数根据五等分进行赋值： ≤ 15 人：1 分 16—40 人：2 分 41—100 人：3 分 101—200 人：4 分 ≥ 201 人：5 分
		网络功能	将心情不好想聊聊、有大事要商量、需要借一大笔钱、生病严重需照顾时最先想要找谁帮忙分别赋值如下： 无人可找（没人可找或谁也不找）：1 分 有人可找（近亲属、其他亲属、朋友 / 同事或社会机构）：2 分 再将四个问题的得分加总
5	主观生活状况	经济自评	根据经济自评的五个类别进行赋值： 非常困难：1 分 比较困难：2 分 基本够用：3 分 比较宽裕：4 分 非常宽裕：5 分
		住房满意度	根据住房满意度的五个类别进行赋值： 非常不满意：1 分 不太满意：2 分 一般：3 分 比较满意：4 分 非常满意：5 分
		配偶关系满意度	根据配偶关系满意度的五个类别进行赋值： 非常不满意：1 分 不太满意：2 分 一般：3 分 比较满意：4 分 非常满意：5 分
		同事关系满意度	将对与上级、同级、下属的人际关系满意度分别赋值如下： 非常不满意：1 分 不太满意：2 分 一般：3 分 比较满意：4 分 非常满意：5 分 再将三个问题的得分加总

（2）权重设定

权重是各二级指标相对于各个维度的重要性，以及各个维度相对于总体生活状况重要性的体现。本报告在各个维度及二级指标的权重设定上均采用了均等化赋权的方法，这不仅使各个维度和指标的作用在生活状况指数结果中都得到了较为均衡的体现，也使指数的计算过程更加简洁明了。

（3）指数计算

生活状况指数测度指标体系包含的五大维度分别对应着物质生活条件指数、家庭网络指数、社会参与指数、社会网络指数和主观生活状况指数共五个分项指数。客观生活状况指数由物质生活条件指数、家庭网络指数、社会参与指数和社会网络指数这四个客观生活状况维度下的分项指数综合而成。主观生活状况指数是五个分项指数之一。生活状况指数则由全部五个分项指数——物质生活条件指数、家庭网络指数、社会参与指数、社会网络指数和主观生活状况指数综合而成。各个分项指数以及客观生活状况指数、生活状况指数均是在对相应的测度指标进行无量纲化处理的基础上，基于逐步归纳的原则计算得出，具体计算过程如下：

①测度指标的无量纲化处理

每个二级指标对应着一个测度指标，虽然对各个测度指标进行了赋值，但赋值区间并不相同。为了克服赋值区间差异对测度指标分值可比性的影响，本报告对各个测度指标进行了无量纲化即标准化处理。基于报告使用的赋值方法，所有的测度指标均为正向指标，故根据 $Z_i=\frac{I-I_{\min}}{I_{\max}-I_{\min}}$ 对各测度指标进行无量纲化处理，其中，Z_i 为各指标的标准化分值，I 为各指标的原始分值，$I_{\min}$ 为各指标的最小值，$I_{\max}$ 为各指标的最大值。经过标准化后，所有二级指标的分值均在 [0—1] 区间，且指标之间具有较好的可比性。

②分项指数的计算

按照等权的原则，将每个维度对应的各二级指标标准化分值与相应权重相乘并加总，得出各分项指数。计算公式如下：

$$S_k = \sum_{i=1}^{n} w_{ki} Z_{ki}$$

公式中，S_k 为分项指数，Z_{ki} 为第 k 个分项指数第 i 个二级指标的标准化分值，w_{ki} 为第 k 个分项指数第 i 个二级指标的权重，n 为分项指数包含的二级指标个数。

③综合指数的计算

按照等权的原则，分别将客观生活状况指数、生活状况指数包含的各个分项指数的数值与其相应权重相乘并加总，最终得出客观生活状况指数和生活状况指数。计算公式如下：

$$Q = \sum_{k=1}^{N} W_k S_k$$

公式中，Q 为客观生活状况指数或生活状况指数，S_k 为第 k 个分项指数，W_k 为第 k 个分项指数的权重，N 为分项指数个数。

5.3 生活状况指数增龄变化

5.3.1 客观生活状况指数增龄变化

（1）分项指数

①物质生活条件指数

物质生活条件指数随增龄总体上呈现先升后降趋势，85 岁及以上群体较 80—84 岁群体有小幅上升，40—44 岁群体的物质生活条件指数最高（57.12），29 岁及以下群体的物质生活条件指数最低（45.40）。35—54 岁各年龄组群体物质生活条件指数较高，均在 60 以上。其余年龄组的物质生活条件指数均低于 60，29 岁及以下群体低于 50（图 5.1）。

分性别来看，各年龄组男性物质生活条件指数均高于女性，40—44 岁群体差距最小，男性高于女性 5.19，70—74 岁群体差距最大，男性高于女性 13.56（图 5.2）。

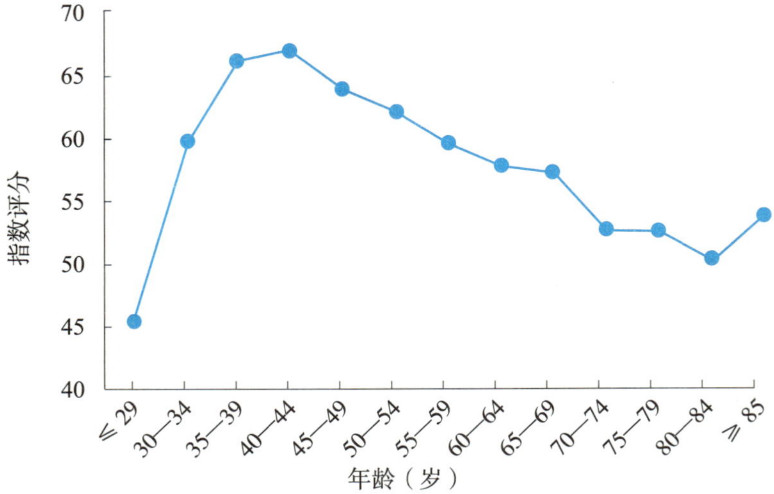

图 5.1　物质生活条件指数的增龄变化

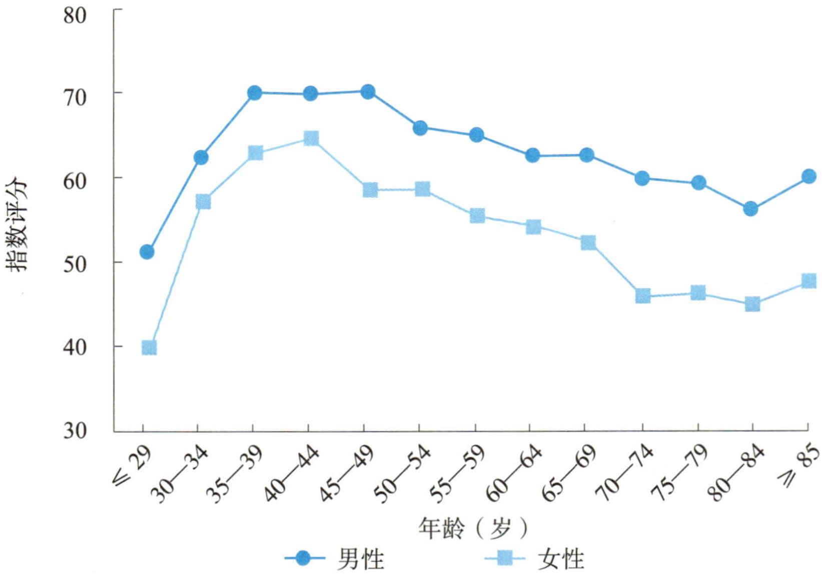

图 5.2　分性别物质生活条件指数的增龄变化

分城乡来看，城镇各年龄组群体的物质生活条件指数均高于农村，除 29 岁及以下群体外，城镇各年龄组物质生活条件指数均超过或接近 60，而农村各个年龄组均未达到 60。城镇和农村物质生活条件指数最高的均是 40—44 岁群体，最低的均是 29 岁及以下群体。29 岁及以下群体差距最小，城乡差距为 3.17，35—39 岁群体差距最大，城乡差距达到 19.59（图 5.3）。

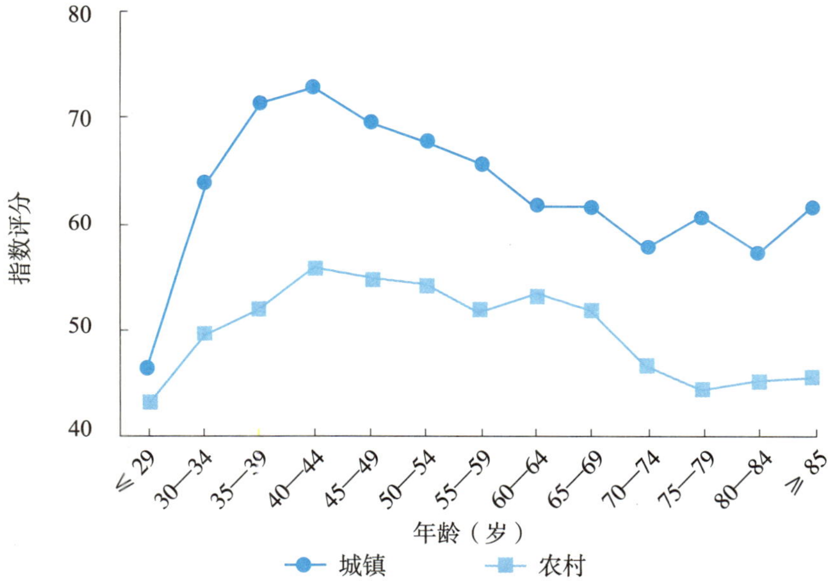

图 5.3　分城乡物质生活条件指数的增龄变化

②家庭网络指数

家庭网络指数随增龄呈先升后降趋势，35—39 岁群体的家庭网络指数最高（77.25），40 岁以后，家庭网络指数随增龄不断下降，85 岁以后降至最低（38.89）。30—49 岁是家庭网络指数最高的阶段，各年龄组家庭网络指数均在 70 以上；29 岁及以下、50—64 岁各个年龄组家庭网络指数均在 60 以上；从 65 岁开始，家庭网络指数降至 60 以下；80—84 岁降至 50 以下；85 岁及以上降至 40 以下（图 5.4）。

分性别来看，65 岁以下各年龄组女性的家庭网络指数均高于男性，

65岁以后发生逆转，各年龄组男性的家庭网络指数均高于女性。总的来看，50岁以下、75岁及以上各年龄组的性别差异较其他年龄组更为明显（图5.5）。

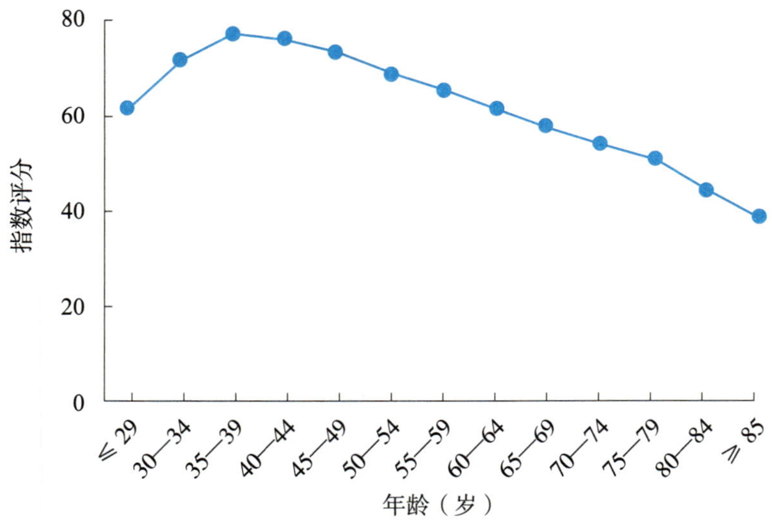

图5.4　家庭网络指数的增龄变化

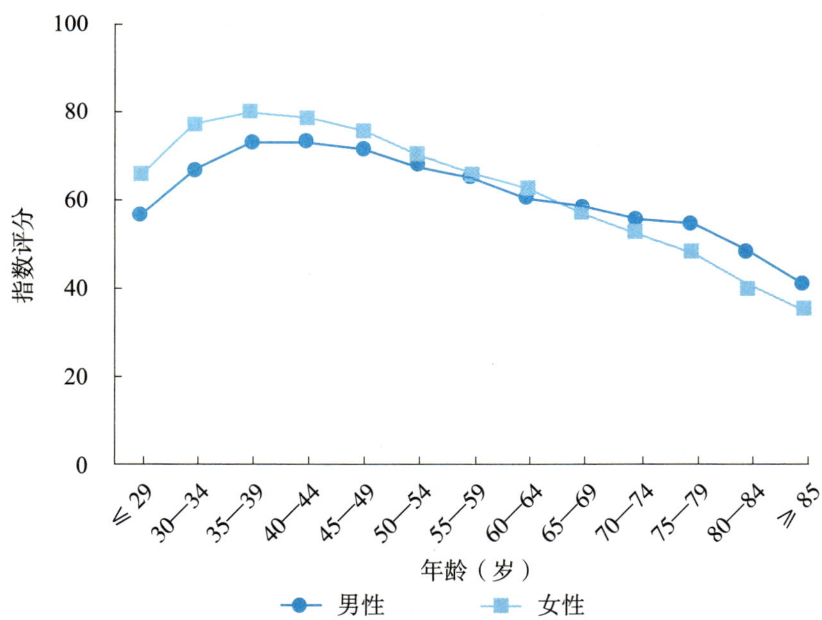

图5.5　分性别家庭网络指数的增龄变化

分城乡来看，35 岁以下农村各年龄组家庭网络指数均高于城镇，35 岁以后与之相反，城镇各年龄组家庭网络指数均高于农村，85 岁及以上群体差距最大，城镇高于农村 17.16（图 5.6）。

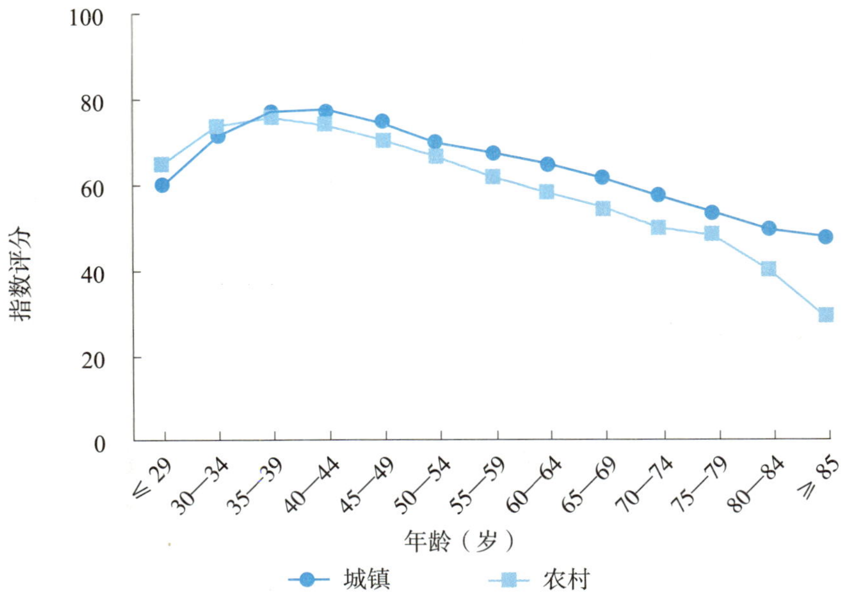

图 5.6　分城乡家庭网络指数的增龄变化

③社会参与指数

社会参与指数随增龄呈先小幅上升后大幅下降趋势。35 岁以前，社会参与指数有小幅上升，从 35 岁开始，社会参与指数随增龄不断下降，但下降速度在不同年龄区间有所差异。35—49 岁下降较为平缓，50—64 岁呈快速下降趋势，65 岁以后又趋于平缓。30—34 岁群体的社会参与指数最高（48.82），85 岁及以上群体的社会参与指数最低（9.97），较前者下降了 79.6%。50 岁以下群体的社会参与指数较高，各年龄组社会参与指数均在 40 以上；50—54 岁降至 40 以下；55—59 岁降至 30 以下；60—84 岁降至 20 以下；85 岁及以上降至 10 以下（图 5.7）。

分性别来看，30 岁以后男性各年龄组社会参与指数均高于女性。55—59 岁群体差距最大，男性高于女性 12.70；50—54 岁群体差距次之，男性高于女性 9.10；其余年龄组社会参与指数的性别差异较小（图 5.8）。

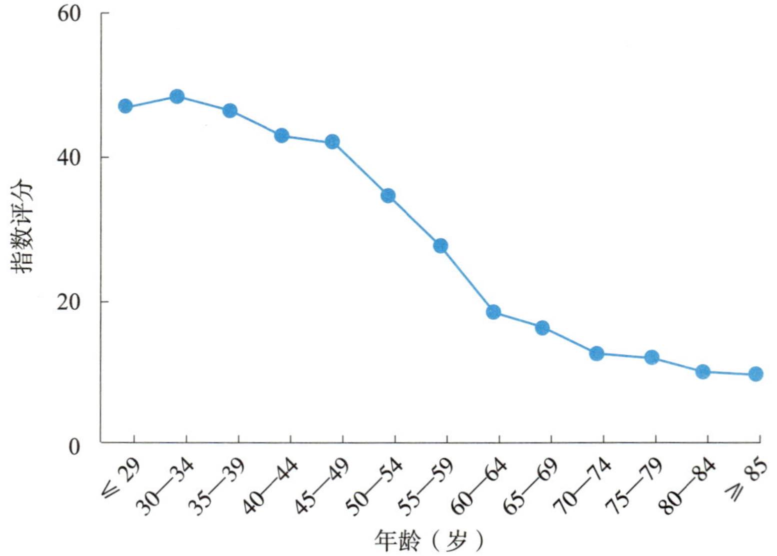

图 5.7 社会参与指数的增龄变化

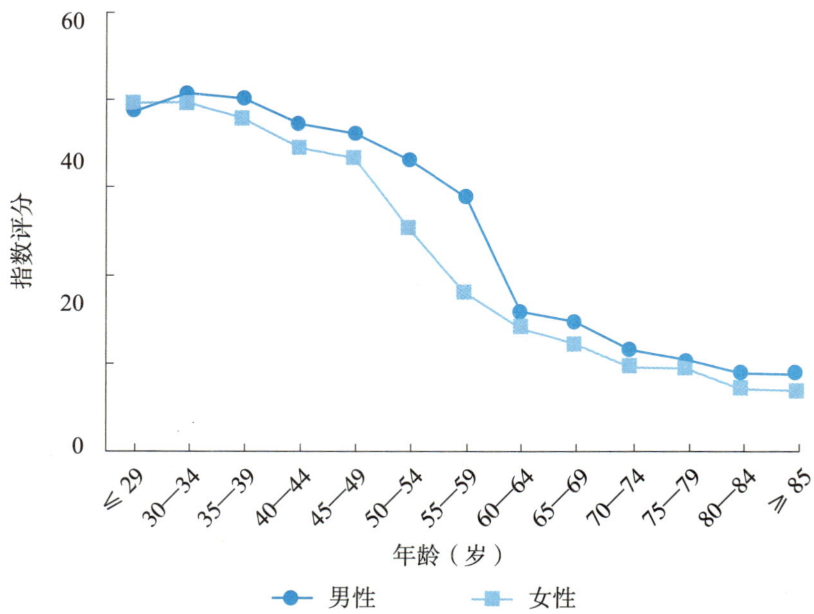

图 5.8 分性别社会参与指数的增龄变化

分城乡来看，城镇各年龄组社会参与指数均高于农村，29 岁及以下群体差距最小，城镇高于农村 2.04，55—59 岁群体差距最大，城镇高于农村 17.17。60 岁以前，社会参与指数的城乡差异随增龄不断增大，60 岁以后城乡差距趋于缩小（图 5.9）。

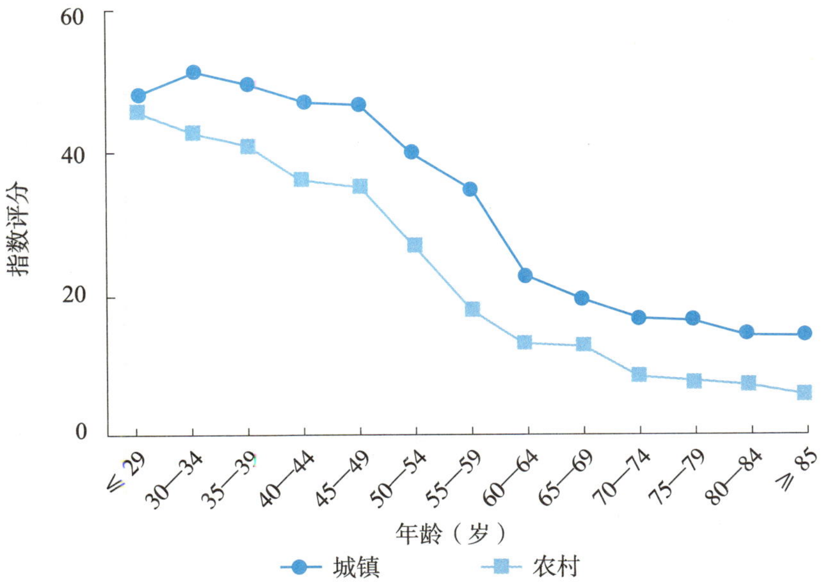

图 5.9　分城乡社会参与指数的增龄变化

④社会网络指数

社会网络指数随增龄呈先小幅上升后明显下降趋势。40 岁以后，社会网络指数随增龄出现较为快速的下降。35—39 岁群体社会网络指数最高（80.42），85 岁及以上群体社会网络指数最低（50.61）。35—44 岁群体社会网络指数较高，各年龄组均在 80 以上；35 岁以下和 45—59 岁各年龄组社会网络指数均在 70 以上；60—69 岁降至 60 以上；70 岁以后降至 50 以上，并一直保持在 50 以上（图 5.10）。

分性别来看，40 岁以前女性社会网络指数略高于男性，40 岁以后与之相反，男性社会网络指数略高于女性。总体来看，社会网络指数的性别差异在增龄过程中始终较小。55—59 岁是差距最大的年龄段，男性和女性社会网络指数也仅相差4.26（图5.11）。

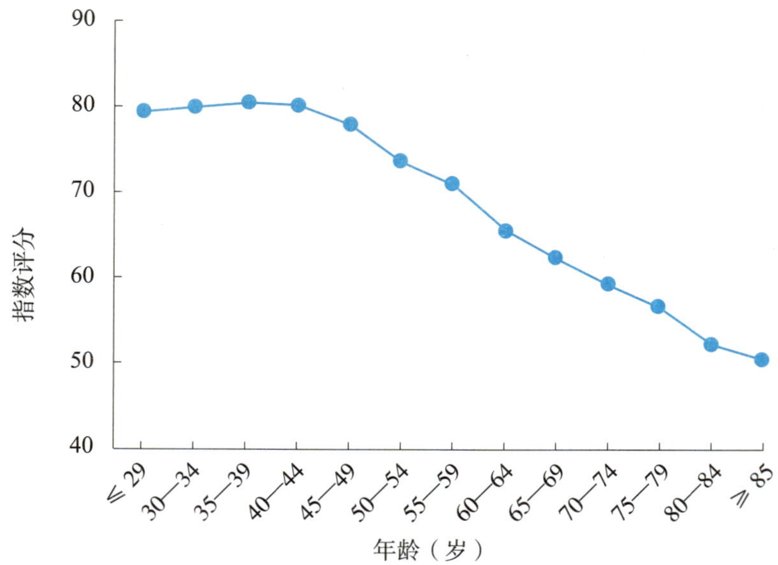

图5.10 社会网络指数的增龄变化

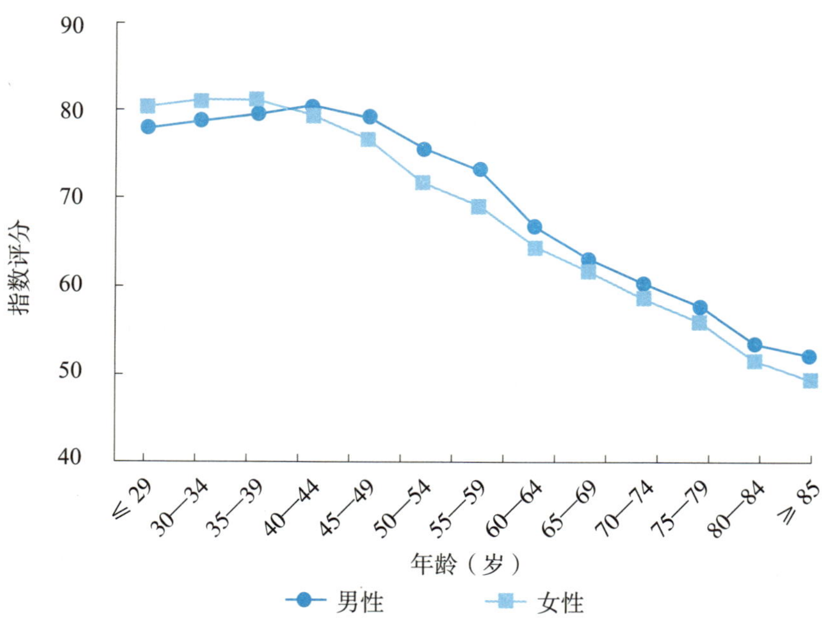

图5.11 分性别社会网络指数的增龄变化

分城乡来看，城镇各年龄组社会网络指数均高于农村，40—44岁群体差距最小，城镇高于农村 8.62；65—69 岁群体差距最大，城镇高于农村 13.54。60 岁以后，社会网络指数的城乡差异较之前有所扩大（图 5.12）。

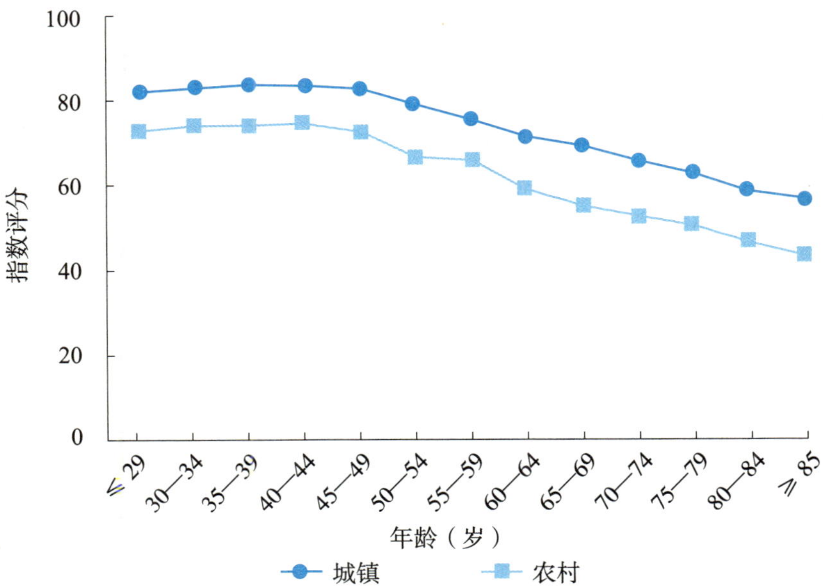

图 5.12　分城乡社会网络指数的增龄变化

（2）综合指数

客观生活状况指数由物质生活条件指数、家庭网络指数、社会参与指数和社会网络指数这四个客观生活状况维度下的分项指数综合而成。

客观生活状况指数随增龄呈先升后降趋势，35—39 岁群体的客观生活状况指数最高（67.38），80—84 岁群体的客观生活状况指数最低（40.00）。30—54 岁各年龄组群体客观生活状况指数较高，均在 60 以上。30 岁以下、55 岁及以上各年龄组客观生活状况指数均低于 60，65 岁以后，各年龄组客观生活状况指数均降至 50 以下（图 5.13）。

分性别来看，40 岁以下各年龄组女性的客观生活状况指数均略高于男性，40 岁以后发生逆转，40 岁及以上各年龄组男性客观生活状况指数均高于女性，70—74 岁群体差距最大，男性和女性差距为 6.13（图 5.14）。

分城乡来看，城镇各年龄组群体的客观生活状况指数均高于农村，29 岁及以下群体差距最小，城乡差距为 3.02，55—59 岁群体差距最大，城乡差距达到 11.22（图 5.15）。

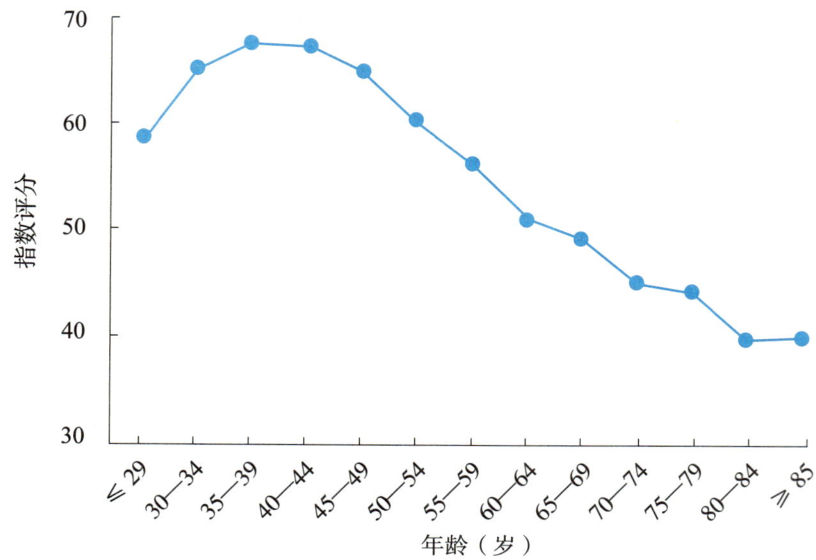

图 5.13　客观生活状况指数的增龄变化

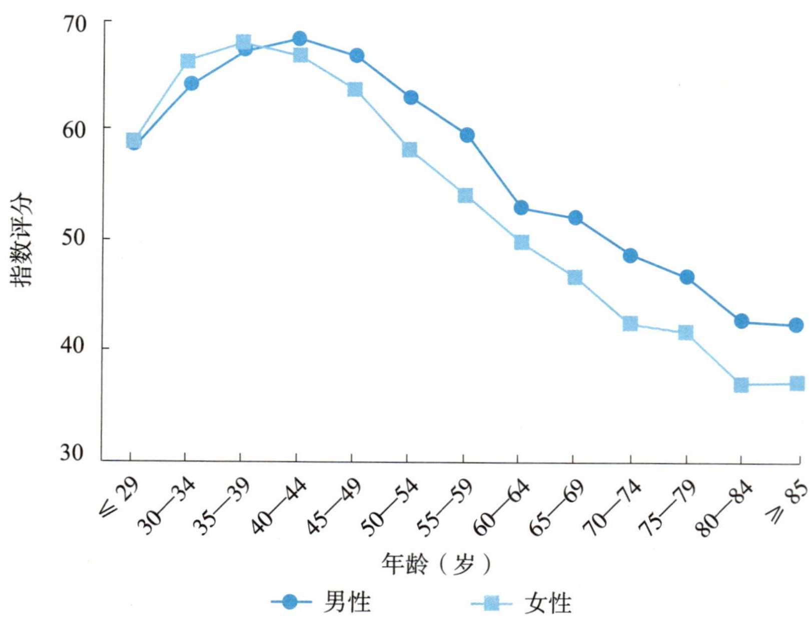

图 5.14　分性别客观生活状况指数的增龄变化

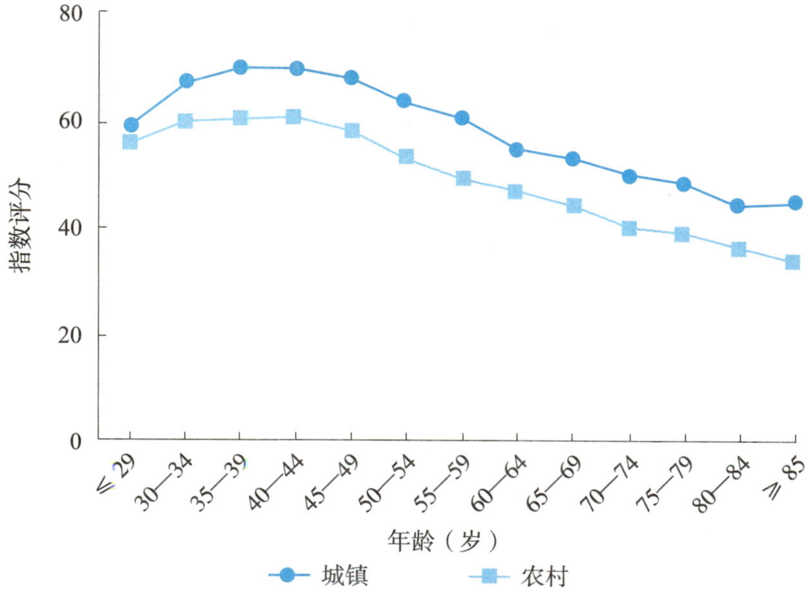

图 5.15　分城乡客观生活状况指数的增龄变化

5.3.2 主观生活状况指数增龄变化

主观生活状况指数随增龄呈波动上升趋势，上升趋势较为平缓，总体上升幅度较小。75—79 岁群体的主观生活状况指数最高（71.29），29 岁及以下群体的主观生活状况指数最低（64.84），最高值和最低值仅相差 6.45。60 岁以前各年龄组主观生活状况指数均在 60 以上；60 岁以后各年龄组主观生活状况指数均跃升至 70 以上（图 5.16）。

分性别来看，55 岁及以上各年龄组男性主观生活状况指数均高于女性，且男性和女性之间的差距随增龄呈波动变化趋势，70—74 岁群体差距最大，男性高于女性 3.69。60 岁及以上各年龄组男性主观生活状况指数均在 70 以上，而女性仅 75—79 岁群体的主观生活状况指数略超过 70（图 5.17）。

分城乡来看，60 岁以前城镇各年龄组主观生活状况指数均高于农村，40—44 岁差距最大，城镇高于农村 2.42。60 岁以后发生逆转，农村各年龄组主观生活状况指数均高于城镇，75—79 岁差距最大，农村高于城镇

4.23。农村 60 岁以后各年龄组主观生活状况指数均在 70 以上，而城镇仅 85 岁及以上群体的主观生活状况指数略超过 70（图 5.18）。

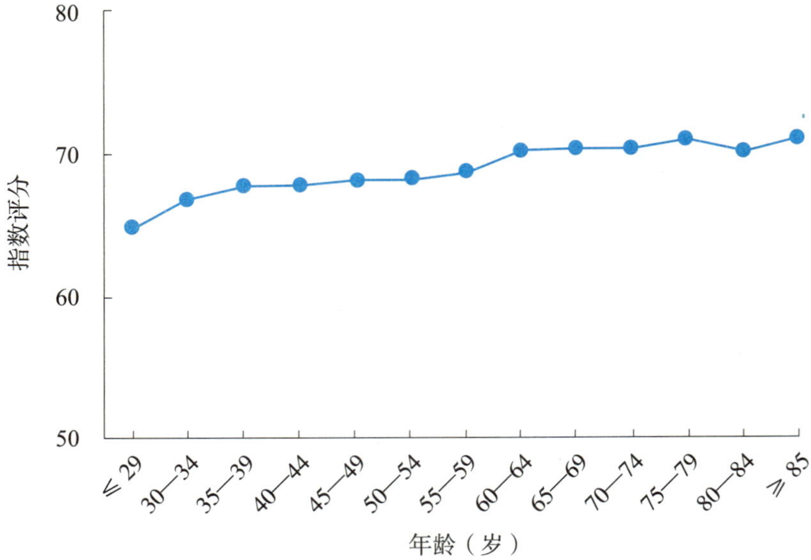

图 5.16 主观生活状况指数的增龄变化

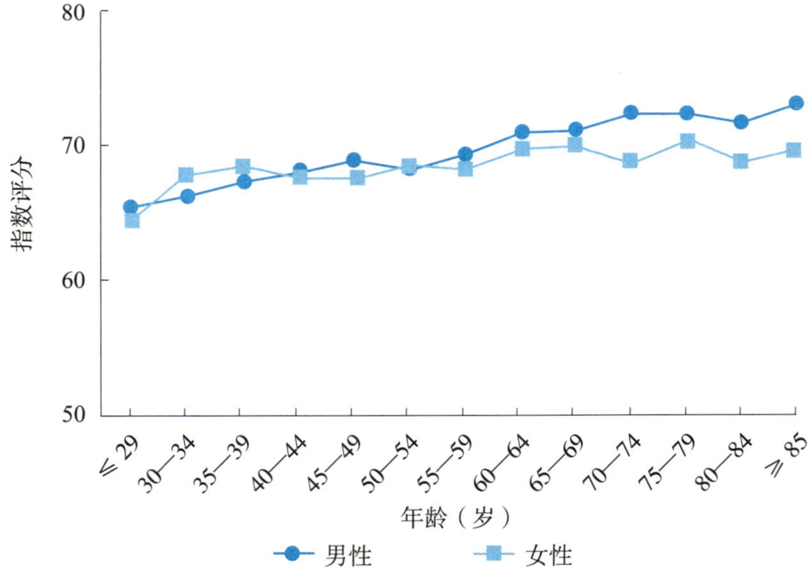

图 5.17 分性别主观生活状况指数的增龄变化

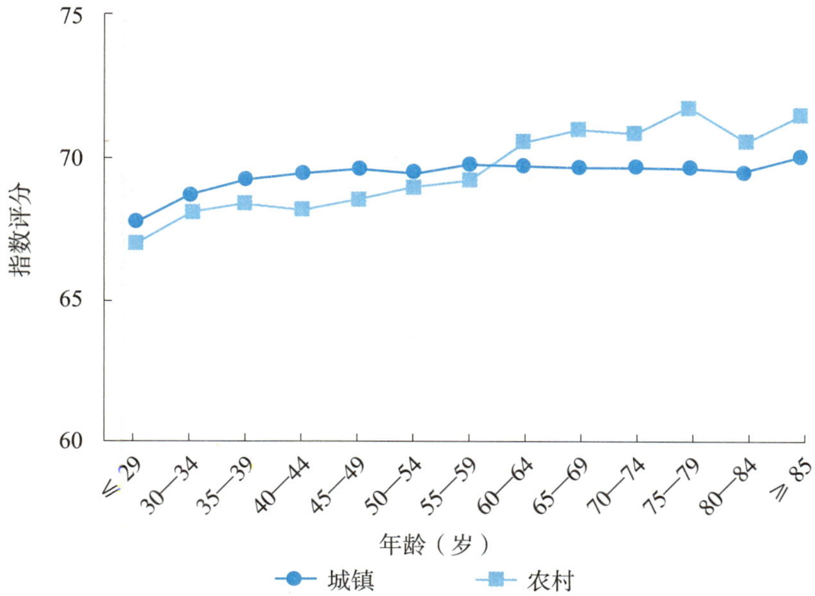

图 5.18　分城乡主观生活状况指数的增龄变化

5.3.3 生活状况综合指数增龄变化

生活状况综合指数由物质生活条件指数、家庭网络指数、社会参与指数、社会网络指数和主观生活状况指数五个分项指数综合而成。

生活状况综合指数随增龄呈先升后降趋势，35—39 岁群体的生活状况综合指数最高（67.92），80—84 岁群体的生活状况综合指数最低（45.39）。55 岁以下群体生活状况综合指数均在 60 以上，从 55 岁开始，各年龄组生活状况综合指数均降至 60 以下，75 岁以后进一步降至 50 以下（图 5.19）。

分性别来看，40 岁以下各年龄组女性的生活状况综合指数均略高于男性，40 岁以后发生逆转，40 岁及以上各年龄组男性生活状况综合指数均高于女性，70—74 岁群体差距最大，男性和女性差距为 5.43（图 5.20）。

分城乡来看，城镇各年龄组群体的生活状况综合指数均高于农村，29 岁及以下群体差距最小，城乡差距为 2.46，55—59 岁群体差距最大，城乡差距达到 9.05（图 5.21）。

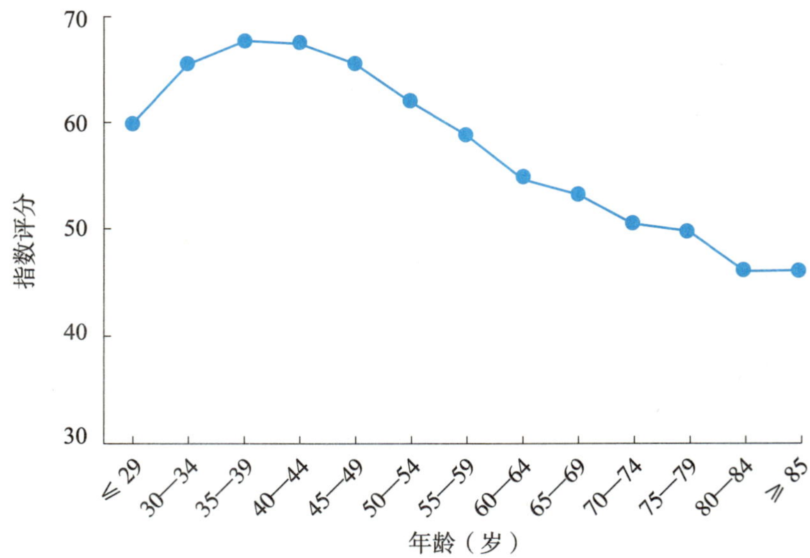

图 5.19 生活状况综合指数的增龄变化

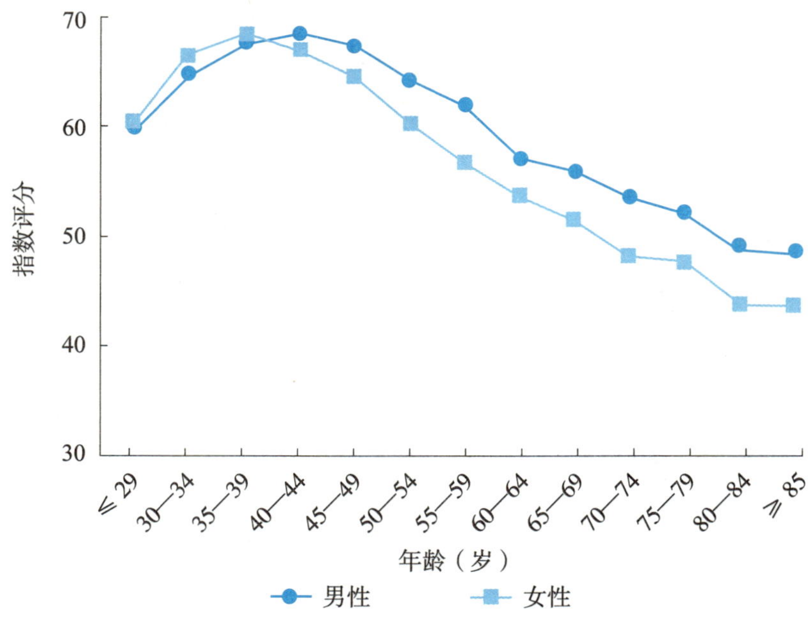

图 5.20 分性别生活状况综合指数的增龄变化

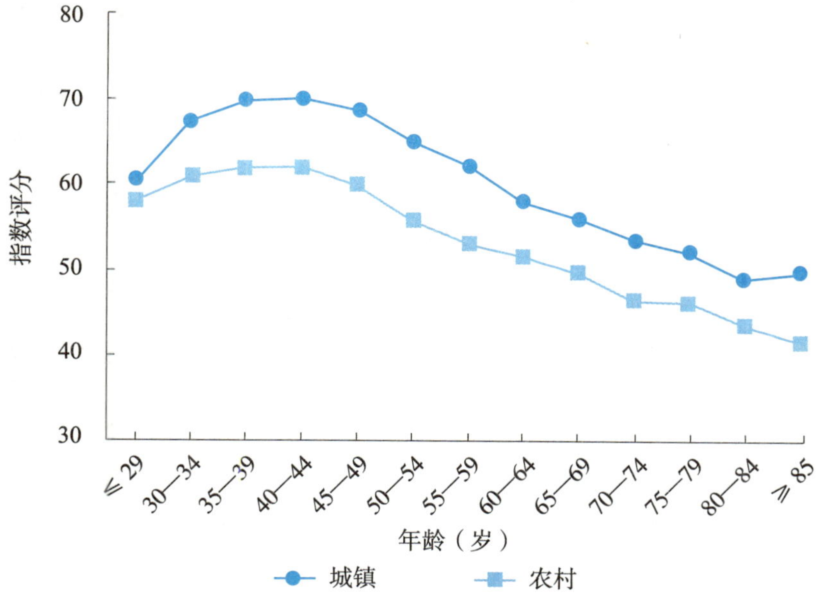

图 5.21　分城乡生活状况综合指数的增龄变化

总的来看，无论是总体分析还是分性别、分城乡分析，生活状况综合指数的增龄变化趋势与客观生活状况综合指数的增龄变化趋势均极为相似。

5.4 生活状况指数增龄变化特点

5.4.1 客观生活状况指数增龄变化特点

（1）分项指数变化特点

①随增龄先升后降，老年期下降明显

物质生活条件、家庭网络、社会参与和社会网络四个分项指数随增龄总体上均呈现先上升后下降的趋势。各项指数的最高值主要位于 30—44 岁年龄区间，社会参与指数的最高值位于 30—34 岁，家庭网络指数和社会网络指数的最高值均位于 35—39 岁，物质生活条件指数的最高值位于 40—44 岁。各项指数的最低值主要位于高龄阶段，除了物质生活条件指数最低值位于 29 岁及以下阶段外，家庭网络指数、社会参与指数和社会网络指数最低的均为 85 岁及以上群体。以各个指数最高值为基准，社会参与指数随增龄下降幅度最大（79.6%）；其次是家庭网络指数，随着龄下降了 49.7%；再次是社会网络指数，随增龄下降了 37.1%。[①]

②性别间存在差异，但在各指数上表现不同

男性和女性物质生活条件指数、家庭网络指数、社会参与指数和社会网络指数随增龄变化趋势和各指数总体增龄变化趋势基本一致。四个分项指数存在较为显著的性别差异，具体来说，男性各年龄组物质生活条件指数均高于女性，30 岁及以上各年龄组社会参与指数均高于女性；女性 65 岁以下各年龄组家庭网络指数均高于男性（65 岁及以上与之相反），40 岁以下各年龄组社会网络指数均略高于男性（40 岁及以上与之相反）。四个指数中，物质生活条件指数的性别差异最大，社会网络指数的性别差异最小。55—59 岁和 50—54 岁是社会参与指数性别差异最大和第二大的年龄组，反映出退休制度的影响。在目前的退休制度下，50 岁和 55 岁是女性主要的两个退休时点，而男性退休时间普遍晚于女性，因此基于工作参与之上的社会参与指数在 55—59 岁和 50—54 岁群体中表现出显著的性别差异。

③城乡差异显著，总体上城镇优于农村

城镇和农村物质生活条件指数、家庭网络指数、社会参与指数和社会网络指数随增龄变化趋势和各指数总体增龄变化趋势基本一致。各个分项指数均存在显著的城乡差异，城镇各年龄组的物质生活条件指数、社会参与指数、社会网络指数均高于农村，35 岁以下农村各年龄组家庭网络指数均高于城镇，35 岁及以上各年龄组与之相反。社会网络指数的城乡差异在 60 岁及以上的老年阶段有所扩大，家庭网络指数的城乡差异在 80 岁及以上的高龄阶段明显扩大。

① 随增龄的下降幅度即 85 岁及以上群体的各指数值相对于指数最高值下降的百分比。

（2）综合指数变化特点

①与分项指数增龄变化趋势基本一致

客观生活状况综合指数随增龄总体上呈先上升后下降的趋势。由于客观生活状况综合指数是基于等权原则，由物质生活条件、家庭网络、社会参与和社会网络四个分项指数合成的，因此其增龄变化趋势与前述四个分项指数的增龄变化趋势较为一致。客观生活状况综合指数最高值位于 35—39 岁，与各分项指数 30—44 岁的最高值年龄区间相吻合。与各分项指数最低值的年龄区间略有不同，客观生活状况综合指数的最低值位于 80—84 岁。自 35—39 岁达到最高值后，客观生活状况综合指数随增龄总体上呈持续下降趋势，以最高值为基准，客观生活状况综合指数最大下降幅度为 40.9%。与其他分项指数的降幅相比，处于居中的水平。

②性别差异显著，总体上男性优于女性

尽管性别差异在四个分项指数上的表现不同，但客观生活状况综合指数的性别差异表现为总体上男性优于女性。具体来说，尽管 40 岁以前各个年龄组男性的客观生活状况综合指数低于女性，但差距非常微小，而 40 岁及以上各个年龄组男性均高于女性，且差距较大。

③城乡差异显著，城镇优于农村

受到四个分项指数的城乡差异表现为总体上城镇优于农村的影响，客观生活状况综合指数的城乡差异表现为明确的城镇优于农村，城镇各年龄组客观生活状况综合指数均高于农村。客观生活状况综合指数的城乡差距随增龄呈波动扩大趋势，进入老年阶段后有所回落，但 85 岁以后又有所上升。

5.4.2 主观生活状况指数增龄变化特点

①随增龄波动上升，老年期高于青、中年期

与客观生活状况分项指数、综合指数随增龄呈先升后降趋势相反，主观生活状况指数随增龄呈波动上升趋势，与青、中年期相比，老年期的主观生活状况指数更高。也就是说，尽管老年群体的物质生活条件、家庭网络、社会参与和社会网络比青、中年群体差，但他们的主观生活状况却优于青、中年群体。可见，客观生活状况与主观生活状况并不具有必然的一致性，客观生活状况较差的群体也可能有较好的主观生活状况，这与以往的一些研究结论是一致的。[19] 有研究指出，老年人在评价自身的生活条件时，不仅以纵向比较的方式进行，更以横向比较的方式进行，而后者在很大程度上影响了老年人的生活满意度水平。[20] 因此，老年群体的客观生活状况较差但主观生活状况较好，很大可能是因为他们的评价参照不是其客观生活状况的绝对状况，而是其自身青、中年阶段更差的客观生活状况，以及身边比自己客观生活状况更差的其他老年群体。

②男性和女性交替上升，55 岁以后男性始终高于女性

55 岁以前男性和女性主观生活状况指数随增龄呈交替上升态势，55 岁以后主观生活状况的性别差异较为明确，各年龄组男性均高于女性。结合客观生活状况综合指数的性别差异来看，40 岁以前女性优于男性，40 岁以后男性优于女性，可见，在某些年龄阶段，特别是 55 岁以后，男性和女性主观生活状况与其客观生活状况具有较强的一致性。

③城乡差异在 60 岁前后表现相反

主观生活状况指数的城乡差异在 60 岁前后有截然不同的表现，60 岁以前城镇各年龄组均高于农村，60 岁以后农村各年龄组均高于城镇。结合客观生活状况分项指数、综合指数的城乡差异来看，尽管总体上农村在各指数上的表现均低于城镇，但农村 60 岁及以上老年群体的主观生活状况仍好于城镇老年群体。可见，城乡老年群体的主观生活状况与其客观生活状况也表现出不一致性。

5.4.3 生活状况综合指数增龄变化特点

①随增龄先升后降，与客观生活状况综合指数增龄变化趋势一致

与客观生活状况综合指数一样，生活状况综合指数也是随增龄呈先升后降趋势，并且最高值位于35—39岁，最低值位于80—84岁。生活状况综合指数由物质生活条件、家庭网络、社会参与、社会网络和主观生活状况五个分项指数合成，物质生活状况综合指数则由前四个指数合成。尽管主观生活状况指数的增龄变化趋势与前四个指数相反，但主观生活状况指数的加入对生活状况综合指数的增龄变化趋势影响很小。

②性别差异在40岁前后表现相反，与客观生活状况综合指数性别差异的增龄变化趋势一致

与分性别客观生活状况综合指数的增龄变化趋势一样，生活状况综合指数的性别差异在40岁前后表现相反，40岁以前女性高于男性，40岁及以上各个年龄组男性均高于女性。结合分性别主观生活状况指数的增龄变化来看，55岁以前男性和女性的主观生活状况指数交替上升，55岁以后男性才稳定的高于女性，可见，加入主观生活状况指数对分性别生活状况综合指数的增龄变化趋势影响甚微。

③城镇始终优于农村，与客观生活状况综合指数城乡差异的增龄变化趋势一致

与分城乡客观生活状况综合指数的增龄变化趋势一样，城镇各年龄组的生活状况综合指数均高于农村。尽管主观生活状况指数的城乡差异在60岁前后表现相反，但主观生活状况指数的加入未能对分城乡生活状况综合指数的增龄变化趋势产生明显影响。

参考文献：

[1] Link, Bruce G. and Jo C. Phelan. Social conditions as fundamental causes of disease.[J]. Journal of health and social behavior, 1995, Spec No (extra issue): 80-94.

[2] 世界卫生组织 . 用一代人时间弥合差距 [R]. 日内瓦：世界卫生组织，2008.

[3] World Health Organization. A Conceptual Framework for Action on the Social Determinants of Health[R]. Geneva: WHO, 2010.

[4] 马克思·韦伯 . 经济与社会 [M]. 北京：商务印书馆，1997.

[5] 王甫勤，马瑜寅 . 社会经济地位、社会资本与健康不平等 [J]. 华中科技大学学报（社会科学版），2020, 34(06): 59–66.

[6] 陆杰华，郭冉 . 基于地区和社区视角下老年健康与不平等的实证分析 [J]. 人口学刊，2017, 39(02): 57–67.

[7] 程晗蓓，刘于琪，田明，等 . “居住不稳定性”对中国大城市流动人口健康的影响研究 [J]. 地理研究，2021, 40(01): 185–198.

[8] Li, L. W., Zhang, J., and Liang, J. Health among the Oldest-Old in China: Which Living Arrangements Make A Difference[J]. Social Science & Medicine, 2009, 68: 220–227.

[9] 李黎明，王颉琼 . 居住安排、孝道期望与老年人心理健康 [J]. 浙江社会科学，2023(09): 70–79.

[10] 李建新，李嘉羽 . 城市空巢老人生活质量研究 [J]. 人口学刊，2012, 133(03): 31–41.

[11] 盛亦男，刘远卓 . 社会参与对老年人健康的影响 [J]. 中国人口科学，2022(06): 97–110.

[12] 王伟进 . 闲暇参与对中国老年人健康的影响 [J]. 人口与发展，2020, 26(06): 52–64.

[13] 池上新 . 社会网络、心理资本与居民健康的城乡比较 [J]. 人口与发展，2014, 20(03): 96–103.

[14] 郝晓宁，刘建春，薄涛，等 . 社会支持视角下老年人健康影响因素研究：基于北京市的实证研究 [J]. 中国卫生经济，2015, 34(06): 56–59.

[15] 赵延东 . 社会网络与城乡居民的身心健康 [J]. 社会，2008(05): 1–19.

[16] Taylor S. E. Coping Resources, Coping Processes, and Mental Health[J]. Annual Journal of Clinical Psychology, 2007, 3(1): 377–401.

[17] Cobb S. Social Support as a Moderator of Life Stress[J]. Psychosomatic Medicine, 1976, 3(5): 300–314.

[18] 赵风 . 社会支持与健康：一个系统性回顾 [J]. 西北人口，2018, 39(05): 21–29.

[19] 风笑天 . 生活质量研究：近三十年回顾及相关问题探讨 [J]. 社会科学研究，2007(06): 1–8.

[20] 李建新，骆为祥 . 社会、个体比较中的老年人口生活满意度研究 [J]. 中国人口科学，2007(04): 65–73+96.

第 6 章　不同人群健康状况随增龄变化的分析

6.1 不同生活状况人群的健康状况分析

社会因素对健康具有决定性影响已经成为一种研究共识，现有研究表明，影响健康的社会因素是一系列对健康结果有直接或间接影响，具有社会属性的因素的集合，这些因素种类较多且彼此之间往往并不独立。社会因素的多元构成及不同因素之间可能存在的复杂交互影响，决定了针对任何单一因素的研究都只能从一个侧面反映社会因素对健康的影响，也无法反映出具有多种社会因素特征的人群在健康结果上的差异。此外，当把年龄、性别与社会因素交叉，或再与健康结果进行交叉时，其实是将多个分类指标进行叠加，分析得到的结果虽然信息量大但较为零散，难以让我们对增龄变化的总体情况及差异形成整体性认识。因此，本研究遵循将社会因素尽可能进行综合的思路，在已有研究的基础上，尝试构建了整合多重健康社会影响因素的综合分析工具——生活状况指数。希望将不同维度的生活状况等级作为人群划分的标准，在此基础上来考察不同人群健康状况随增龄的发展变化轨迹。

6.1.1 人群划分

生活状况指数实现了对影响人们健康的社会因素的综合量化，也为我们划分人群提供了技术工具。下面，将根据物质生活条件指数、家庭网络指数、社会参与指数、社会网络指数、主观生活状况指数、客观生活状况指数以及生活状况综合指数来对人群进行分类。

采用 25% 分位值和 75% 分位值将上述指数进行分组，≤ 25% 分位值为“低”，＞ 25% 分位值且＜ 75% 分位值为“中”，≥ 75% 分位值为“高”。从而确定出在各个指数上表现为差、中等及好的人群。

6.1.2 不同生活状况人群分布

（1）不同物质生活条件人群的增龄分布

29 岁及以下青年群体物质生活条件差的占比最高（71.1%），40—49 岁中年群体占比最低（35.0%）。30—39 岁中青年群体物质生活条件好的占比最高（37.8%），70 岁及以上中高龄老年群体占比最低。总体来看，物质生活条件随增龄先显著改善后，到老年阶段又有所下降（图 6.1）。

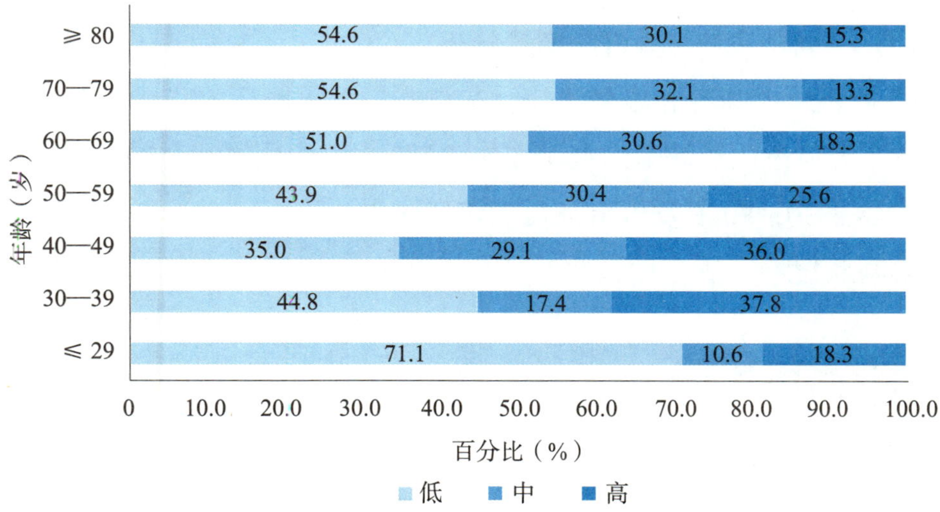

图 6.1　不同物质生活条件人群的增龄分布

（2）不同家庭网络人群的增龄分布

80 岁及以上高龄老年群体家庭网络差的占比最高（63.3%），40—49 岁中年群体占比最低（10.2%）。30—39 岁中青年群体家庭网络好的占比最高（53.1%），80 岁及以上高龄老年群体占比最低（1.0%）。总体来看，家庭网络状况随增龄先明显改善，从 50 岁开始出现明显下降（图 6.2）。

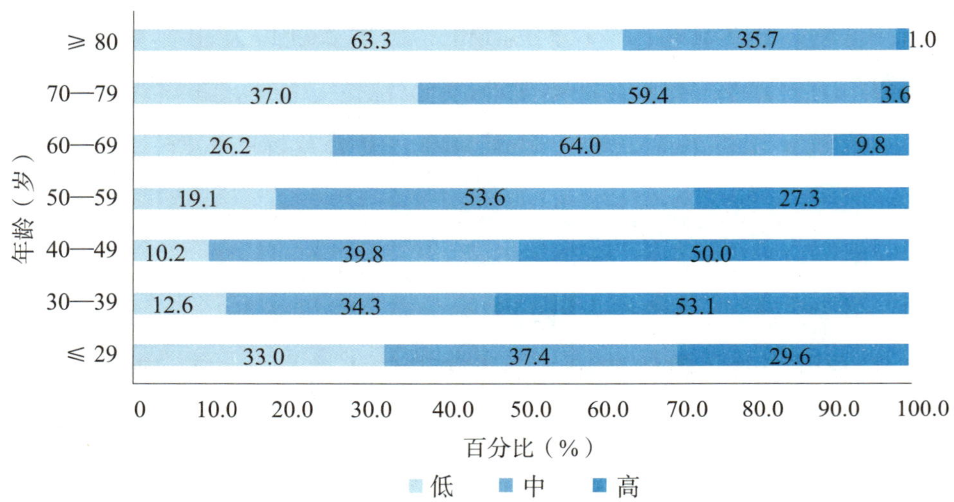

图 6.2　不同家庭网络人群的增龄分布

（3）不同社会参与人群的增龄分布

80 岁及以上高龄老年群体社会参与差的占比最高（75.9%），30—39 岁中青年群体占比最低（5.1%）。30—39 岁中青年群体社会参与好的占比最高（48.2%），80 岁及以上高龄老年群体占比最低（1.2%）。总的来看，社会参与状况在中青年阶段出现小幅改善，随后则呈现明显的下降趋势（图 6.3）。

（4）不同社会网络人群的增龄分布

80 岁及以上高龄老年群体社会网络差的占比最高（67.1%），中青年和中年群体占比最低（8.6%）。30—39 岁中青年群体社会网络好的占比最高（27.1%），80 岁及以上高龄老年群体占比最低（0.7%）。总的来看，社会网络状况在中青年阶段有小幅改善，随后逐渐下降（图 6.4）。

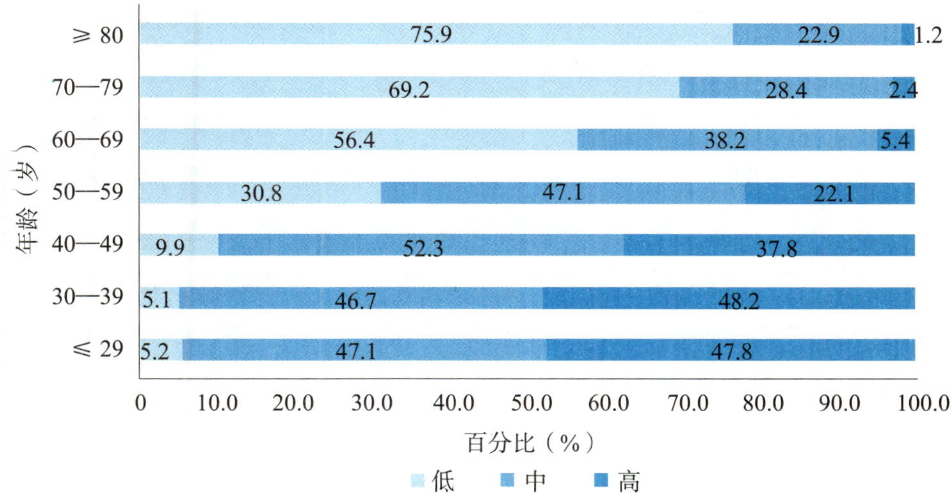

图 6.3　不同社会参与人群的增龄分布

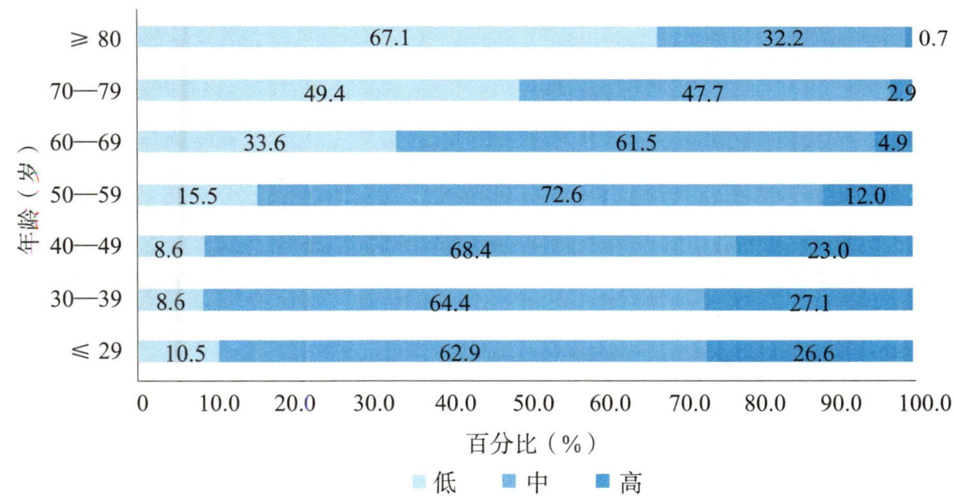

图 6.4　不同社会网络人群的增龄分布

（5）不同主观生活状况人群的增龄分布

29 岁及以下青年群体主观生活状况差的占比最高（36.6%），70—79 岁中龄老年群体占比最低（20.6%）。60—69 岁低龄老年群体主观生活状况好的占比最高（28.0%），29 岁及以下青年群体占比最低（19.5%）。总的来看，主观生活状况随增龄持续改善，到了高龄阶段略有下降（图 6.5）。

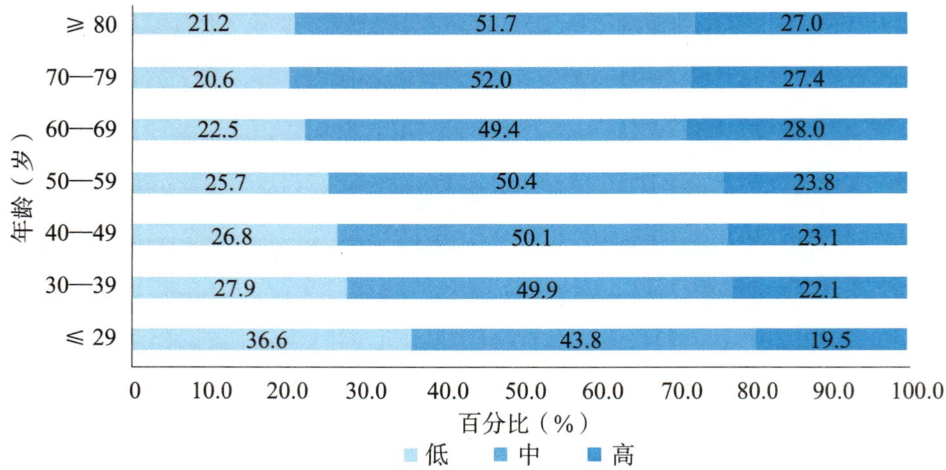

图 6.5　不同主观生活状况人群的增龄分布

(6) 不同客观生活状况人群的增龄分布

80 岁及以上高龄老年群体客观生活状况差的占比最高（59.2%），30—39 岁中青年群体占比最低（5.9%）。30—39 岁中青年群体客观生活状况好的占比最高（53.4%），80 岁及以上高龄老年群体占比最低（0.6%）。总的来看，在增龄过程中客观生活状况到了中青年阶段出现明显改善，随后出现下降趋势，50—59 岁准老年阶段以后下降非常明显（图 6.6）。

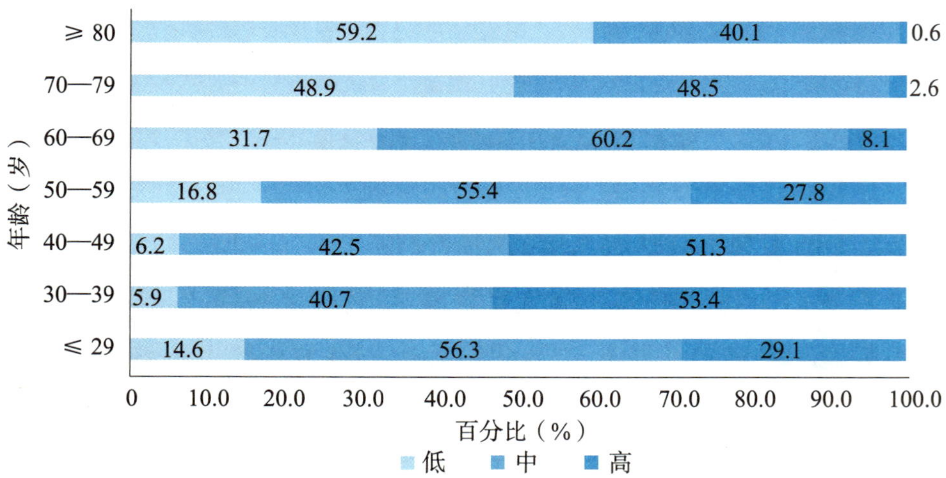

图 6.6　不同客观生活状况人群的增龄分布

（7）不同总体生活状况人群的增龄分布

80 岁及以上高龄老年群体总体生活状况差的占比最高（56.5%），30—39 岁中青年群体占比最低（7.3%）。30—39 岁中青年群体总体生活状况好的占比最高（51.8%），80 岁及以上高龄老年群体占比最低（1.5%）。总的来看，在增龄过程中，总体生活状况在中青年阶段有明显改善，随后不断下降，50—59 岁准老年阶段及以后，呈快速下降趋势（图 6.7）。

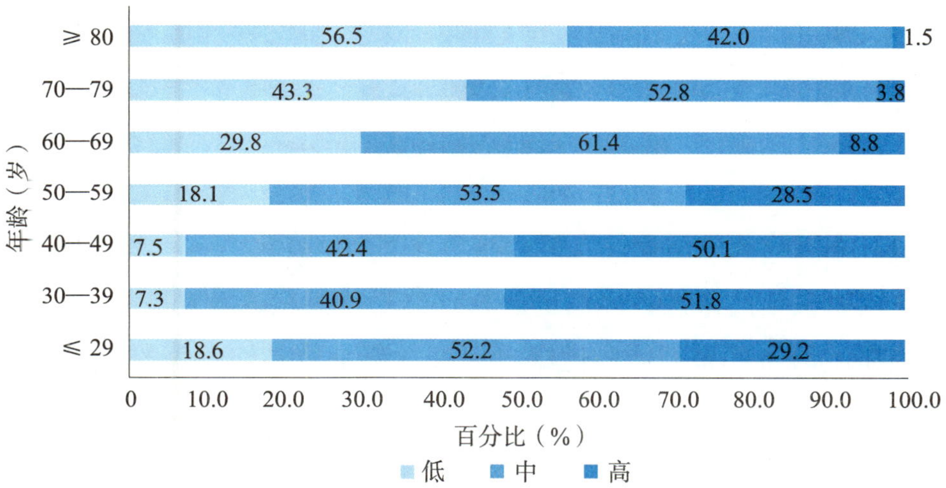

图 6.7　不同总体生活状况人群的增龄分布

6.1.3 不同生活状况人群健康自评的增龄变化

总体来看，在物质生活条件、家庭网络、主观生活状况、客观生活状况和生活状况方面，中等和较好群体的健康自评均明显好于较差群体。社会参与、社会网络和主观生活状况较好群体的健康自评明显好于较差和中等群体。统计检验表明，不同物质生活条件（p=0.000）、家庭网络（p=0.000）、社会参与状况（p=0.041）、社会网络状况（p=0.000）、主观生活状况（p=0.000）和生活状况（p=0.000）人群的健康自评之间均存在显著性差异（图 6.8）。

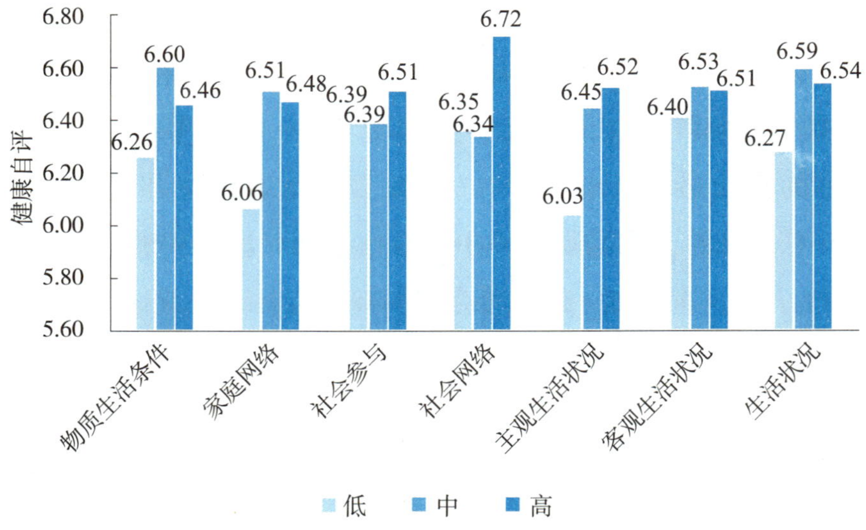

图 6.8　不同群体的健康自评比较

(1) 不同物质生活条件人群健康自评的增龄变化

不同物质生活条件群体的健康自评均随增龄呈现波动变化，30 岁以后，物质生活条件差群体的健康自评基本都是最差的。总的来看，在大多数年龄阶段，物质生活条件中等和好群体的健康自评均好于较差群体，中等和好群体处于交替领先状态（图 6.9）。

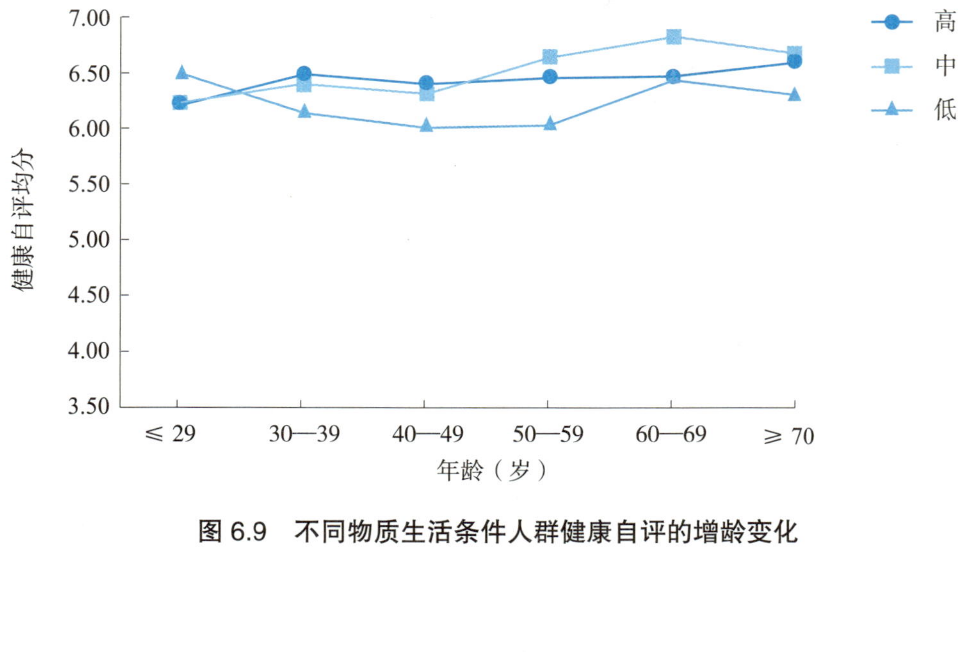

图 6.9　不同物质生活条件人群健康自评的增龄变化

(2) 不同家庭网络人群健康自评的增龄变化

不同家庭网络群体的健康自评之间的差异在不同年龄阶段表现不同。在 29 岁及以下青年群体中，不同家庭网络群体的健康自评非常接近。在 30—59 岁阶段，家庭网络越好群体的健康自评也越好。进入老年阶段后，家庭网络中等群体的健康自评最好，家庭网络差群体居中，家庭网络好群体最差，但三个群体健康自评的差距较小（图 6.10）。

总的来看，增龄过程中家庭网络中等群体始终处于较好自评健康状态，且变化比较平稳。值得关注的是进入老年阶段后，家庭网络好群体的健康自评开始明显下降，始终差于家庭网络差和中等群体。家庭网络好的老年群体以非独居、和亲属交流多的老年人为主，一般来说，健康状况较差的老年人更倾向于选择非独居的居住方式，这些老年人也会得到亲属更多的关心，这可能是家庭网络好的老年群体健康自评更差的原因。

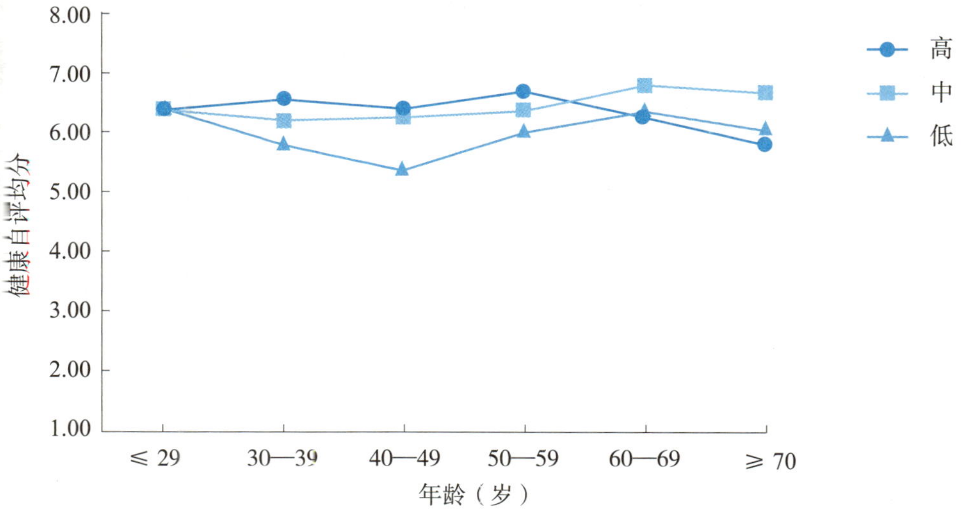

图 6.10　不同家庭网络人群健康自评的增龄变化

(3) 不同社会参与人群健康自评的增龄变化

在增龄过程中，从 30—39 岁中青年阶段开始，社会参与好和中等群体的健康自评基本都好于社会参与差群体，但三个群体健康自评的差距较小（图 6.11）。

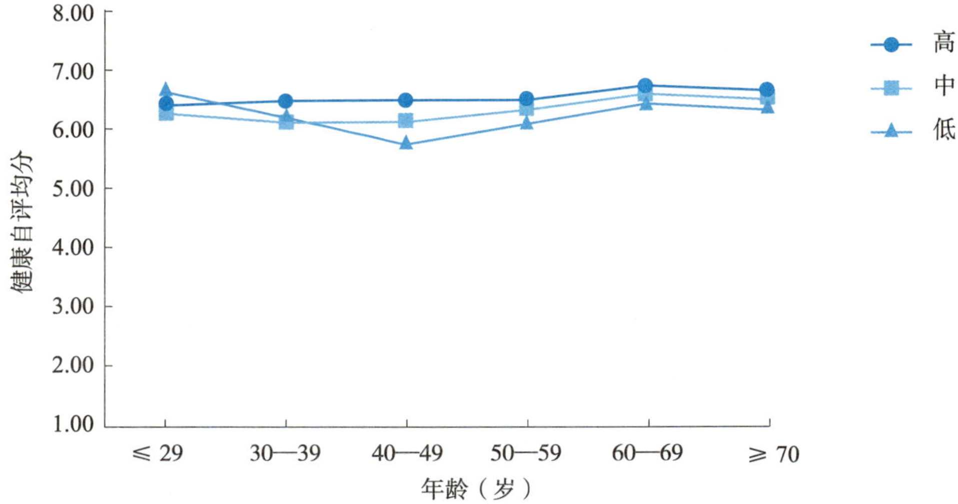

图 6.11　不同社会参与人群健康自评的增龄变化

（4）不同社会网络人群健康自评的增龄变化

社会网络好群体的健康自评在增龄过程中始终好于社会网络差及中等群体，基本上呈现出社会网络越好，人群的健康自评也越好的特征（图 6.12）。

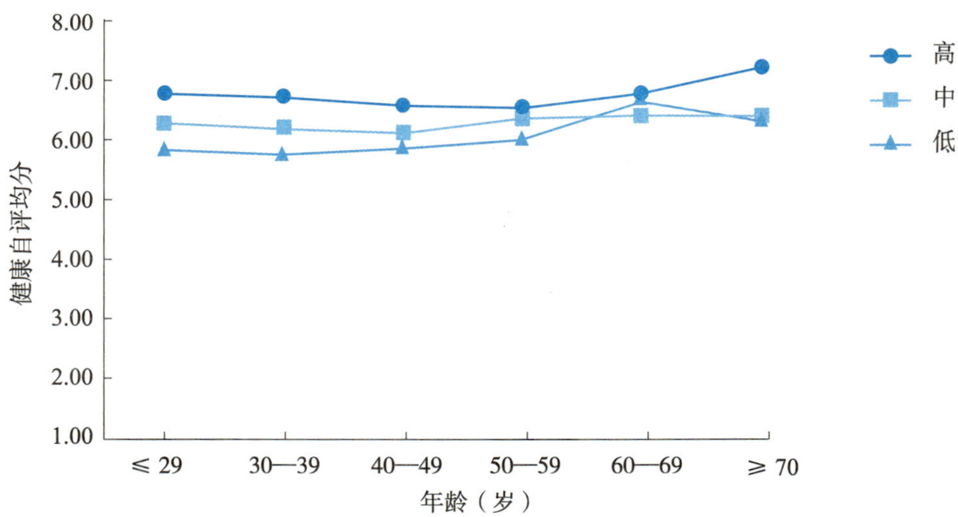

图 6.12　不同社会网络人群健康自评的增龄变化

（5）不同主观生活状况人群健康自评的增龄变化

在增龄过程中，主观生活状况中等和好群体的健康自评呈现小幅波动，主观生活状况差群体的健康自评变化很小，比较平稳，但在增龄过程中基本都是最差的（图 6.13）。

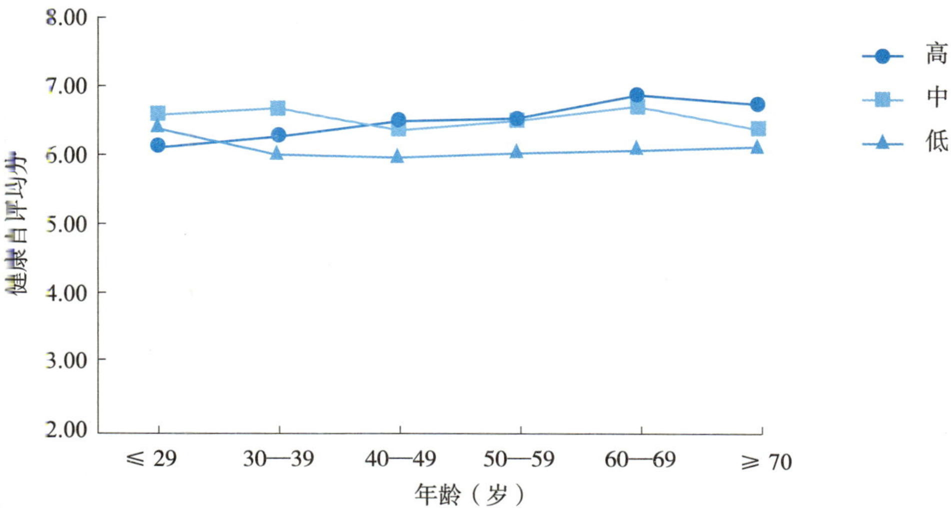

图 6.13　不同主观生活状况人群健康自评的增龄变化

（6）不同客观生活状况人群健康自评的增龄变化

在青、中年阶段，客观生活状况中等和好群体的健康自评均好于客观生活状况差群体。进入老年期后，客观生活状况中等群体健康自评始终最好，客观生活状况好群体最差，客观生活状况差群体居中。老年阶段，客观生活状况好群体的健康自评最差，与家庭网络好群体的健康自评在老年期的表现一致，原因可能是老年群体的家庭网络状况对客观生活状况产生了较大的影响（图 6.14）。

（7）不同总体生活状况人群健康自评的增龄变化

在增龄过程中，总体生活状况中等和好群体的健康自评处于交替领先状态，总体生活状况差群体的健康自评基本都是最低的。在青年和老年阶段，总体生活状况差群体和中等、好群体的健康自评之间的差距小于其他年龄阶段（图 6.15）。

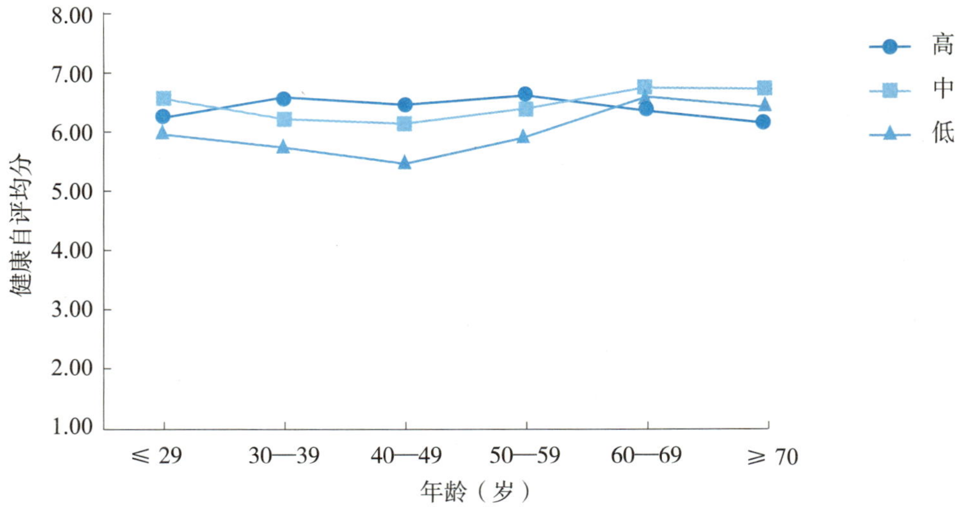

图 6.14　不同客观生活状况人群健康自评的增龄变化

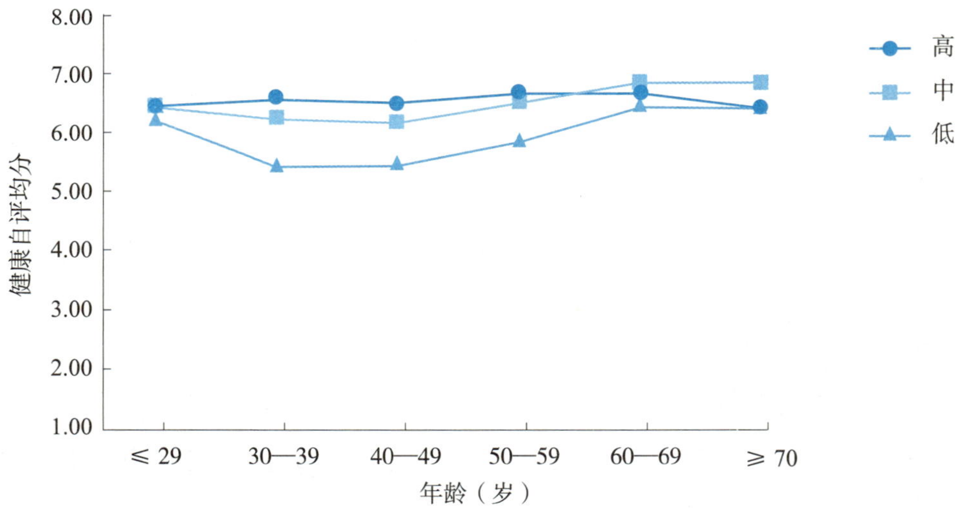

图 6.15　不同总体生活状况人群健康自评的增龄变化

6.1.4 不同生活状况人群 ADL 的增龄变化

总的来看，各维度生活状况基本上与 ADL 失能率成反比，即各维度生活状况越差群体的失能率越高，生活状况越好群体的失能率越低。主观生活状况的情况略有不同，主观生活状况差群体的 ADL 失能率低于中等和好群体。主观生活状况随增龄而改善，主观生活状况差群体中准老年人、低龄老年人占比更高（61.0%），这可能是主观生活状况差群体 ADL 失能率更低的原因。统计检验表明，不同物质生活条件（p=0.000）、家庭网络（p=0.000）、社会参与（p=0.000）、社会网络（p=0.000）、主观生活状况（p=0.001）、客观生活状况（p=0.000）及总体生活状况（p=0.000）人群的 ADL 失能率之间存在显著性差异（图 6.16）。

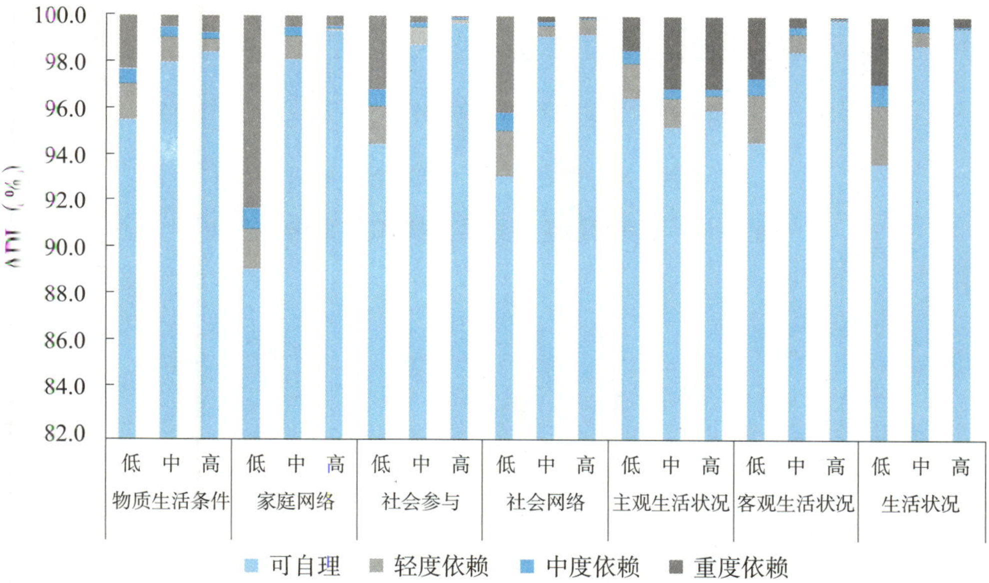

图 6.16　不同群体的 ADL 比较

（1）不同物质生活条件人群 ADL 的增龄变化

50 岁以后，物质生活条件差群体的 ADL 失能率始终高于物质生活条件中等和好群体。50—69 岁准老年和低龄老年群体呈现物质生活条件越差，ADL 失能率越高的特征（图 6.17）。

（2）不同家庭网络人群 ADL 的增龄变化

在增龄过程中，家庭网络越差群体的 ADL 失能率越高。70 岁及以上中高龄老年群体中，家庭网络差的和中等、好群体的 ADL 失能率之间的差异较大（图 6.18）。

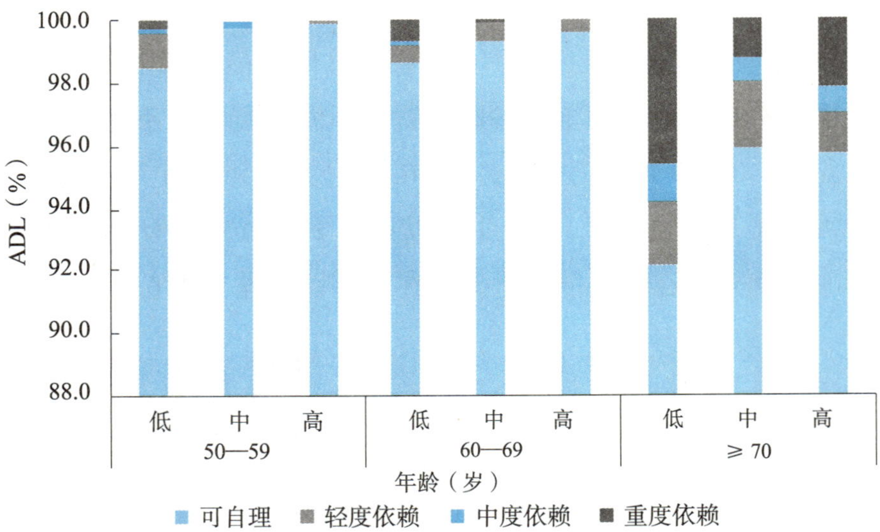

图 6.17　不同物质生活条件人群 ADL 的增龄变化

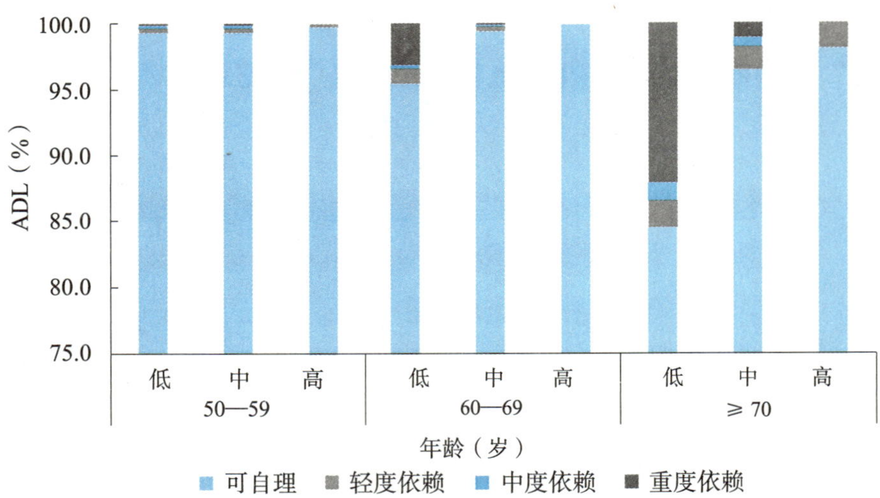

图 6.18　不同家庭网络人群 ADL 的增龄变化

(3) 不同社会参与人群 ADL 的增龄变化

增龄过程中，社会参与越差群体的 ADL 失能率越高。在中高龄老年阶段，不同社会参与群体的 ADL 失能率之间的差异较大（图 6.19）。

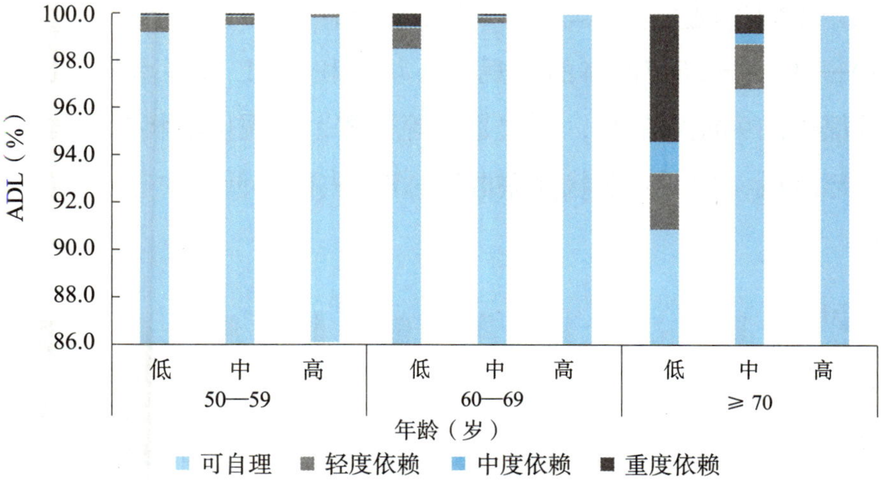

图 6.19　不同社会参与人群 ADL 的增龄变化

（4）不同社会网络人群 ADL 的增龄变化

增龄过程中，社会网络差群体的 ADL 失能率始终高于中等及好群体。在中高龄老年阶段，社会网络差的和中等、好群体的 ADL 失能率之间的差异较大（图 6.20）。

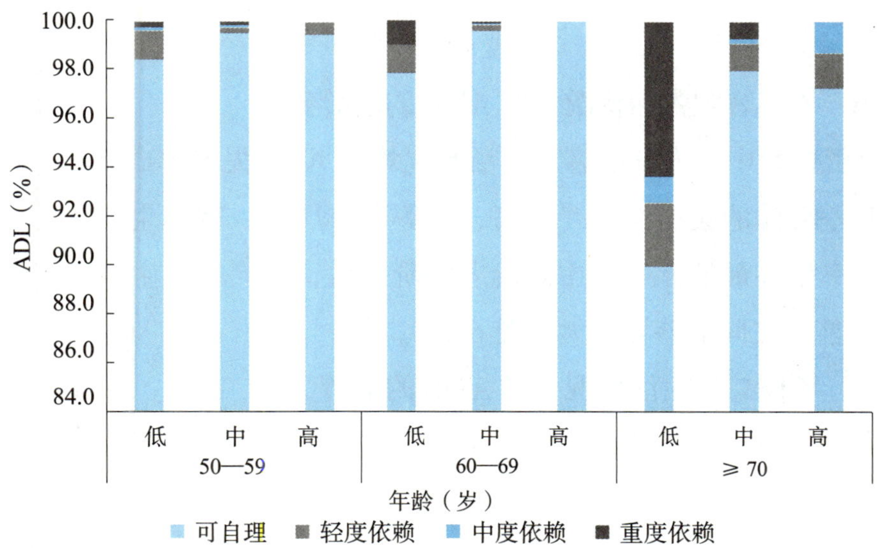

图 6.20　不同社会网络人群 ADL 的增龄变化

（5）不同主观生活状况人群 ADL 的增龄变化

50—59 岁准老年群体的主观生活状况和 ADL 失能率成反比，主观生活状况差的失能率最高，其次是中等群体，主观生活状况好群体最低。进入老年阶段，主观生活状况差群体 ADL 失能率低于中等、好群体（图 6.21）。

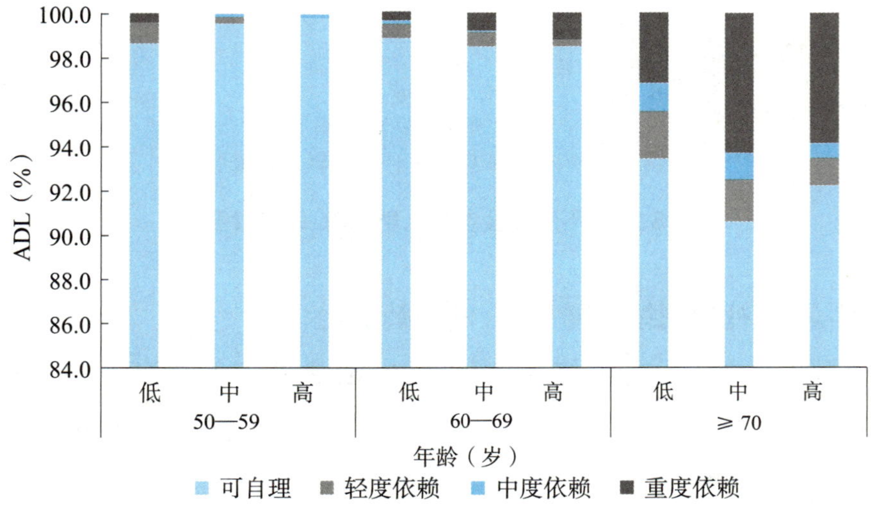

图 6.21　不同主观生活状况人群 ADL 的增龄变化

（6）不同客观生活状况人群 ADL 的增龄变化

增龄过程中，人群的客观生活状况均与 ADL 失能率成反比，客观生活状况差群体的失能率始终最高，中等群体居中，客观生活状况好群体的失能率始终最低。进入中高龄老年阶段后，不同客观生活状况群体的 ADL 失能率之间的差异较大（图 6.22）。

（7）不同总体生活状况人群 ADL 的增龄变化

增龄过程中，人群的总体生活状况与 ADL 失能率成反比，总体生活状况差群体的失能率始终最高，中等群体居中，总体生活状况好群体的失能率始终最低。进入中高龄老年阶段后，总体生活状况差群体的 ADL 失能率与中等、好群体之间的差异较大（图 6.23）。

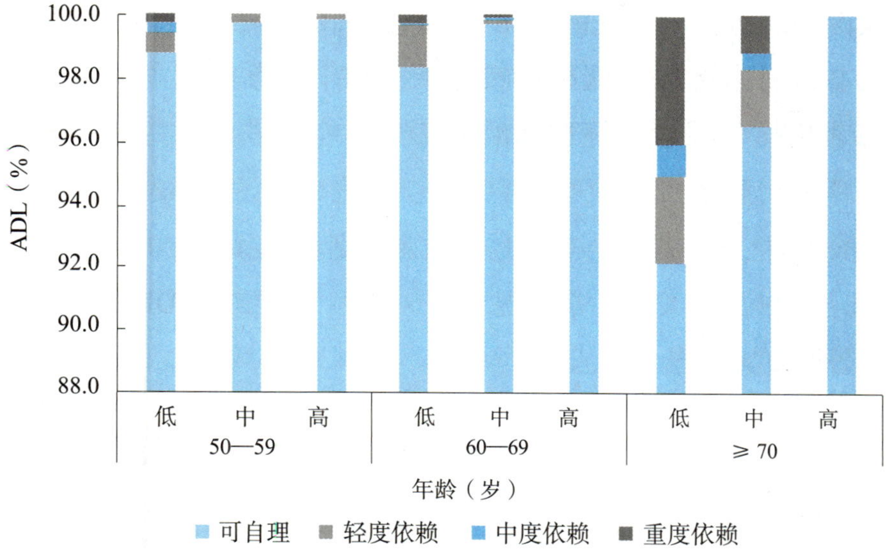

图 6.22　不同客观生活状况人群 ADL 的增龄变化

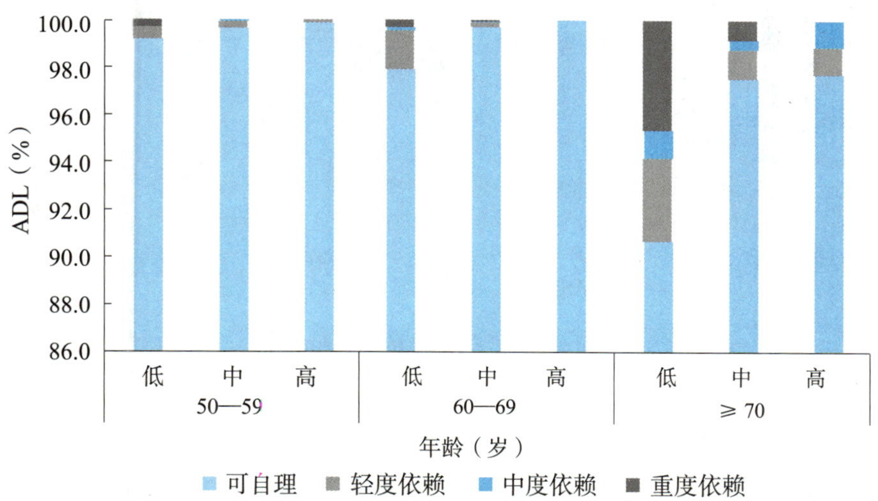

图 6.23　不同总体生活状况人群 ADL 的增龄变化

6.1.5 不同生活状况人群 IADL 的增龄变化

总的来看，不同维度的生活状况基本上都与 ADL 失能率成反比，即各维度生活状况差群体的失能率最高，其次是中等群体，生活状况好群体的失能率最低。主观生活状况与 IADL 失能率之间尽管不成反比，主观生活状况好群体的失能率仍然低于差和中等群体。总的来看，各个维度都表现出生活状况好群体的 IADL 失能率最低的特征。统计检验表现，不同物质生活条件（p=0.000）、家庭网络（p=0.000）、社会参与（p=0.000）、社会网络（p=0.000）、主观生活状况（p=0.000）、客观生活状况（p=0.000）及总体生活状况（p=0.000）人群的 IADL 失能率之间均存在显著性差异（图 6.24）。

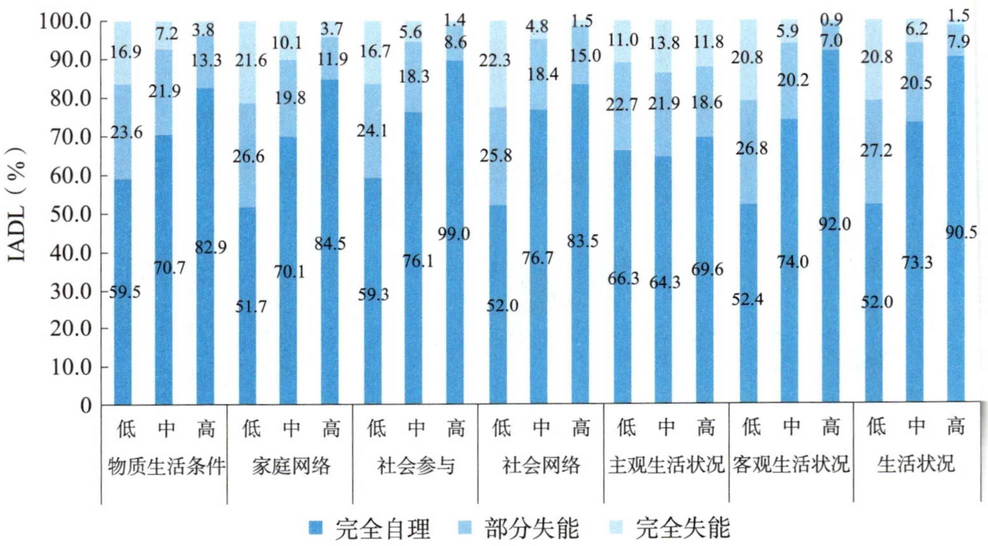

图 6.24　不同群体的 IADL 比较

（1）不同物质生活条件人群 IADL 的增龄变化

不同物质生活条件群体的 IADL 失能率均随增龄呈上升趋势。此外，增龄过程中，人群的物质生活条件始终与 IADL 失能率成反比，即物质生活条件差群体的失能率更高，好的群体的失能率更低，并且，不同物质生活条件群体的失能率之间差异较大，呈现较为明显的梯度（图 6.25）。

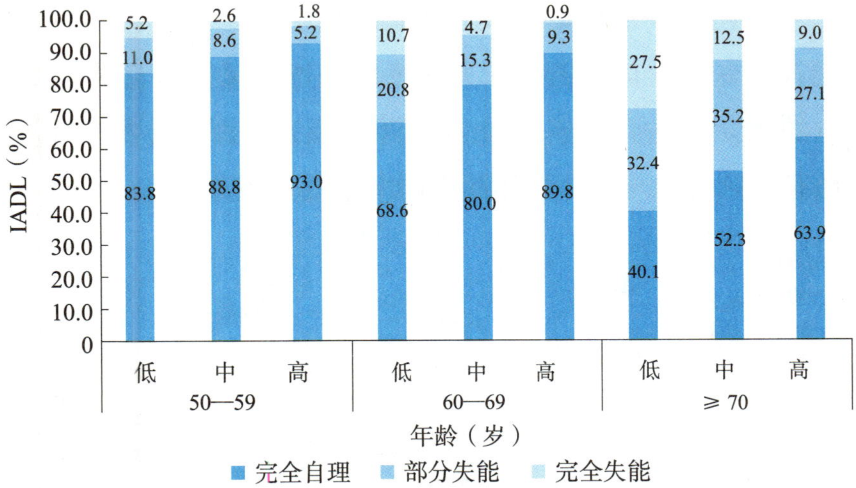

图 6.25　不同物质生活条件人群 IADL 的增龄变化

（2）不同家庭网络人群 IADL 的增龄变化

不同家庭网络群体的 IADL 失能率均随增龄呈上升趋势。老年群体的家庭网络与 IADL 失能率成反比，随着家庭网络的改善，失能率呈下降趋势。50—59 岁准老年群体中家庭网络好的 IADL 失能率低于家庭网络差及中等群体。总的来看，增龄过程中家庭网络好群体的 IADL 失能率始终最低（图 6.26）。

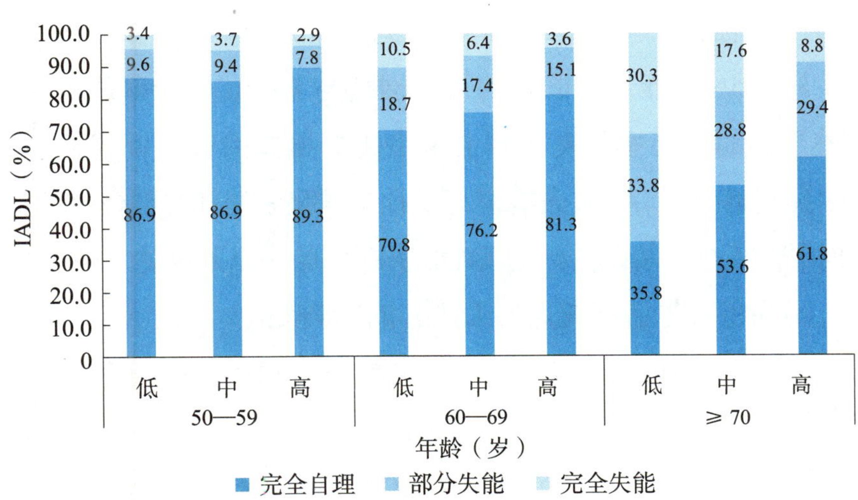

图 6.26　不同家庭网络人群 IADL 的增龄变化

(3) 不同社会参与人群 IADL 的增龄变化

不同社会参与群体的 IADL 失能率均随增龄呈上升趋势。增龄过程中，人群的社会参与始终与 IADL 失能率成反比，即社会参与越差群体的失能率越高，社会参与越好群体的失能率越低（图 6.27）。

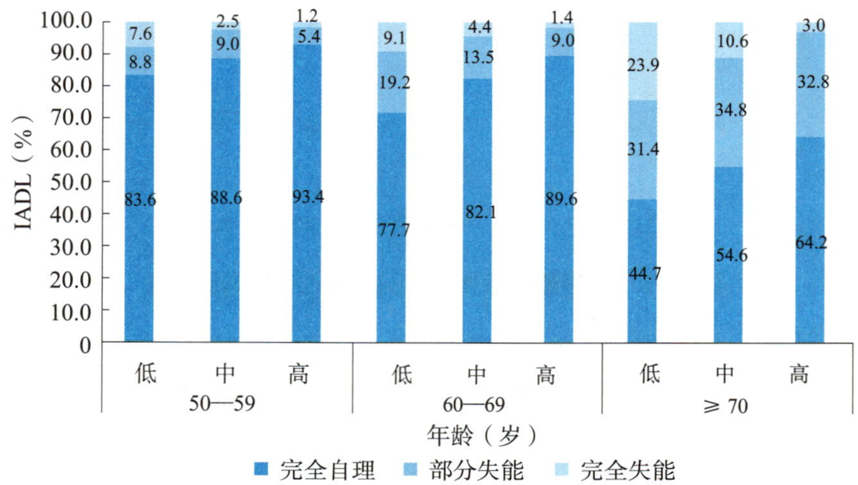

图 6.27 不同社会参与人群 IADL 的增龄变化

(4) 不同社会网络人群 IADL 的增龄变化

不同社会网络群体的 IADL 失能率均随增龄呈上升趋势。增龄过程中，不同社会网络群体 IADL 失能率之间的差异在不同年龄阶段的表现存在差异。50—59 岁准老年群体的社会网络与 IADL 失能率成反比，社会网络越差群体的失能率越高，社会网络越好群体的失能率越低。老年群体中，社会网络差的 IADL 失能率高于社会网络中等和好群体。总的来看，增龄过程中，社会网络差群体的 IADL 失能率始终是最高的（图 6.28）。

(5) 不同主观生活状况人群 IADL 的增龄变化

不同主观生活状况群体的 IADL 失能率均随增龄呈上升趋势。50—59 岁准老年群体的主观生活状况与 IADL 失能率成反比，主观生活状况越差群体的失能率越高，主观生活状况越好群体的失能率越低。在老年阶段，主观生活状况中等群体的 IADL 失能率最高。在中高龄老年阶段，主观生活状况好群体的 IADL 失能率最低（图 6.29）。

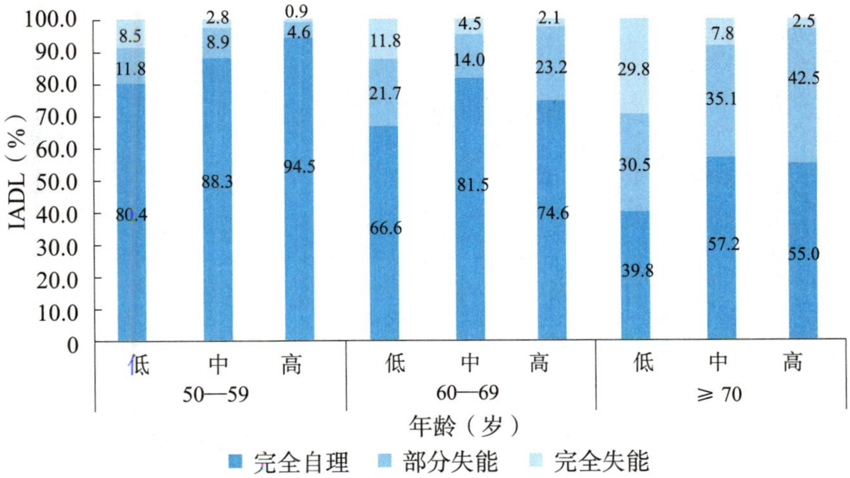

图 6.28　不同社会网络人群 IADL 的增龄变化

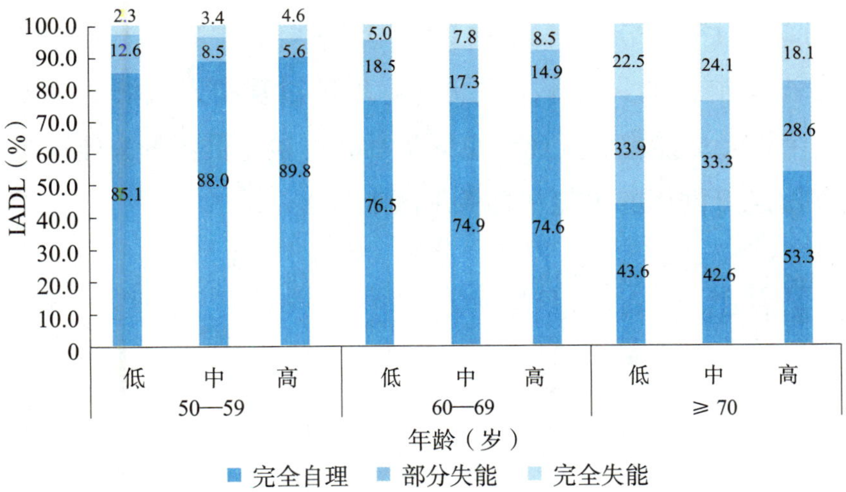

图 6.29　不同主观生活状况人群 IADL 的增龄变化

（6）不同客观生活状况人群 IADL 的增龄变化

不同客观生活状况群体的 IADL 失能率均随增龄呈上升趋势，但客观生活状况差群体的失能率上升更快。在增龄过程中，人群的客观生活状况始终与 IADL 失能率成反比，客观生活状况越差群体的失能率越高，客观生活状况越好群体的失能率越低（图 6.30）。

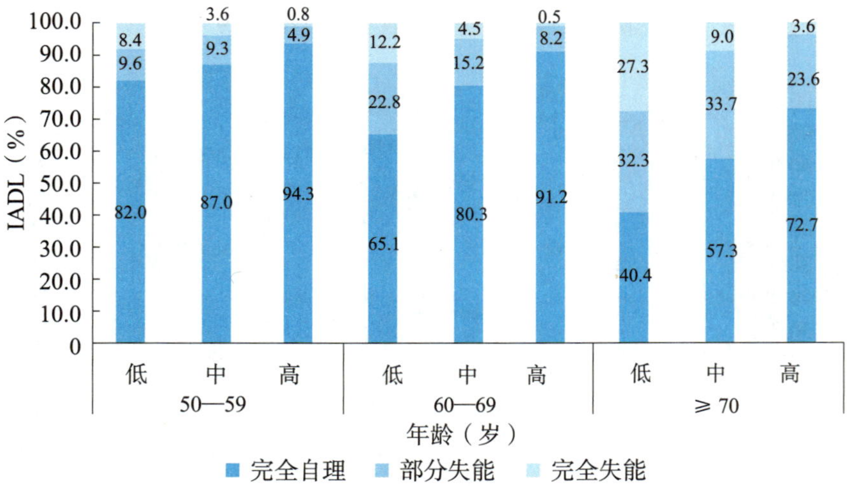

图 6.30　不同客观生活状况人群 IADL 的增龄变化

（7）不同总体生活状况人群 IADL 的增龄变化

不同总体生活状况群体的 IADL 失能率均随增龄呈上升趋势，但总体生活状况差群体的失能率上升更快。增龄过程中，人群的总体生活状况始终与 IADL 失能率成反比，总体生活状况越差群体的失能率越高，总体生活状况越好群体的失能率越低（图 6.31）。

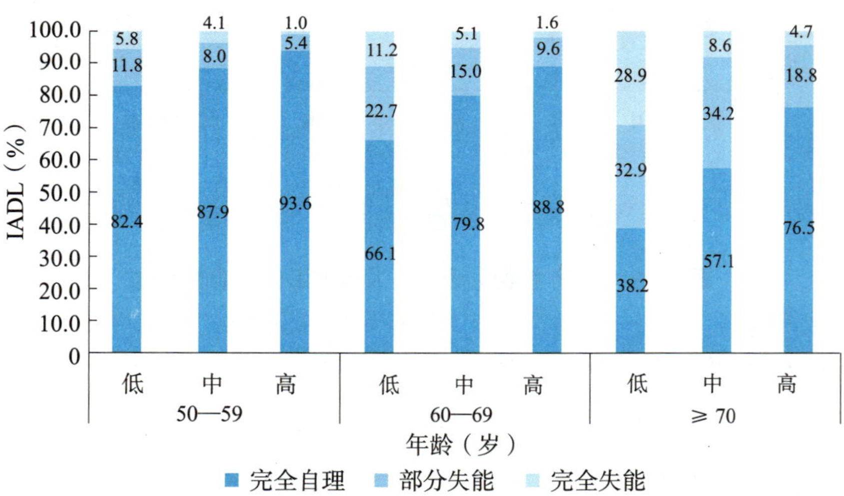

图 6.31　不同总体生活状况人群 IADL 的增龄变化

6.1.6 总结与建议

调查对象的物质生活条件、家庭网络、社会参与、社会网络都经历了一个从 30 岁或 40 岁开始的增龄下降过程，且在老年阶段加速下降。总体来看，与青、中年群体相比，老年群体中物质生活条件差、家庭网络差、社会参与差、社会网络差人群占比更高，而物质生活条件好、家庭网络好、社会参与好、社会网络好人群占比更低。与青、中年群体相比，老年群体中主观生活状况差人群的占比更低，主观生活状况好人群的占比更高。在老年群体内部，与中龄老年人相比，高龄老年群体中主观生活状况差人群占比略高，主观生活状况好人群占比略低。30—39 岁中青年群体的客观生活状况和总体生活状况均最好，随着年龄的增加，人群的客观生活状况和总体生活状况均呈下降趋势。与青、中年群体相比，老年群体中客观生活状况差、总体生活状况差人群占比更高，客观生活状况好、总体生活状况好人群占比更低。

数据分析显示，社会经济因素与健康自评之间的关系较为复杂，一方面，生活状况的不同方面与健康自评的关系存在差异；另一方面，生活状况的某一方面与健康自评的关系在不同的年龄阶段也存在差异。这种情况的出现，首先与健康自评作为一个主观健康评价指标的特点有关。健康自评是一个很复杂的认知过程，它不仅受到个人客观健康状况的影响，同时也受到其个人感受、认知框架以及社会文化背景的影响，是客观健康状况和主观感受相互建构的一个过程。[1] 诸多方面的影响，使健康自评作为健康评价指标具有一定的局限性。有研究认为老年人在对主观自评健康的评价标准上存在较大的回答异质性问题，即健康自评的评价标准存在群体性差异，这也是以往研究在使用自评健康作为健康的衡量标准时会得出不同甚至相反的研究结论的重要原因。[2] 社会经济地位对健康自评的影响在已有研究中就存在着差异性。有研究指出，更高的教育水平对个体健康有正面的影响；[3] 收入越高，个体对生活的满意度也越高，自感健康也越好。[4] 但是也有研究认为，社会经济地位对老年人的健康影响并不显著。[5]可见，由于健康自评作为主观健康评价指标的特殊性，在既有研究中，社会经济因素与健康自评的关系也并不确切。其次，已有研究对健康自评的考察大多是基于某一个年龄阶段的人群，调查对象年龄跨度大，也是使本研究中生活状况的不同方面与健康自评之间呈现出复杂性关系的重要原因。最后，分年龄分不同维度生活状况的不同水平来考察人群的健康自评时，某些交叉维度存在样本过少的情况，这也在一定程度上造成了分析结果的波动性。

调查人群的物质生活条件、家庭网络、社会参与、社会网络、客观生活状况与总体生活状况与作为客观健康评价指标的 ADL、IADL 失能率之间存在较为明显的负向影响关系，在这些维度，生活状况差人群的 ADL 和 IADL 失能率在增龄过程中基本上都高于中等及好的人群。并且，调查人群的家庭网络、社会参与、客观生活状况、总体生活状况在增龄过程中始终与 ADL 失能率成反比；调查人群的物质生活条件、社会参与、客观生活状况、总体生活状况在增龄过程中始终与 IADL 失能率成反比。总的来看，人群不同维度的客观生活状况对客观健康评价指标——ADL、IADL 失能率的负向影响是较为明确的。

上述分析表明，老年群体的物质生活条件、家庭网络、社会参与和社会网络比青、中年群体差，但主观生活状况好于青、中年群体。尽管如此，老年群体的物质生活状况和总体生活状况还是差于青、中年群体。在群体层面，人们在生活状况不同方面的叠加优势随增龄在丧失，而叠加劣势则随增龄在累积。无论是生活状况方面的单一劣势，还是叠加劣势，都对人们的健康状况有不同程度的负面影响，最终使这些生活状况劣势人群转化为健康劣势人群。改善人群的整体健康状况，需要对社会经济因素给予更多的关注，着力改变劣势人群特别是劣势叠加人群的生活状况，从而逐步缩小其与优势人群的健康状况差异。

应将改善人群的物质生活条件、家庭网络、社会参与和社会网络状况作为降低中老年群体 ADL、IADL 失能率的具体举措和路径，以此促进其健康水平的提升。

提高物质生活水平。根据经济社会的发展情况，建立可持续性的最低工资和基本养老金调整机制，让在职劳动者和退休老年人都能共享经济社会发展的成果。健全社会养老保障制度，缩小不同人群的养老金差距，拓展老年群体持续就业、提高收入的渠道和空间。完善老年福利制度，落实基本养老服务清单，切实减轻失能老年人家庭的经济负担。完善年龄友好的住房保障制度，让更多的人能住上房、住好房。

强化家庭支持政策。将家庭作为公共政策制定的基本单位，通过税收优惠、购房优惠、水电费优惠等举措为有需要的多家庭成员共同居住创造条件。将增强家庭养老功能作为家庭支持政策制定的主要着力点，在加强养老公共服务设施建设的同时，为承担养老照料的家庭照料者提供照料技能培训、心理支援、经济补贴等，增强家庭照料者的能力和家庭照料的可持续性。

拓展社会参与渠道。拓展就业渠道，满足中老年群体的工作需求。开展以就业为导向的职业技能教育培训，帮助有意愿的劳动者增强就业能力。大力培育社区社会组织、公益慈善类社会组织、志愿服务组织等类型的社会组织，为中老年群体参与社区事务、社会公益活动及志愿服务提供平台，引导其有序参与基层社会治理。加强公共文化、体育设施建设，加大文化、体育公共服务供给，引导中老年群体走出家门，参与丰富多彩的公共生活。

扩大社区社会支持网络。将专业社会工作人才广泛纳入社区工作人员队伍，为社区中家庭网络和社会网络资源匮乏的中老年群体链接正式和非正式社会支持资源。建立邻里互助组织，搭建邻里守望、互帮互助的平台，引导社区成员相互帮助，为有需要的人群提供支持。加大社区社会组织孵化和培育力度，增加社会成员间的横向联结。广泛开展群众性文体活动，促进社区居民的联系和交往，增加其扩大社会支持网络的途径。

6.2 不同社会阶层人群的健康状况分析

改革开放以来中国社会最为根本的变化，莫过于社会结构的变迁。社会结构变迁的核心是社会分层结构的变迁。分层的本质是关于人们之间的利益或资源占有的关系。知识、金钱、权力、声望，以及有益的社会关系等与健康发展密切相关。人们的社会地位经历了从“一切向钱看”逐渐向教育、职业等“多元决定”转变。因此，本节我们将对人群的社会经济地位进行划分，并描绘和探讨不同社会经济地位人群的健康状况及其差异。

社会分层有几个指标已经被应用于健康不平等的实证分析，即职业、教育和收入。职业社会阶层划分是社会分层的基本度量，通过当前的职业将人群与社会结构联系起来。教育，作为社会分层的一个领域，广泛地反映了人的社会经济地位，与人们所能获得的物质资源和非物质资源有关。同时，教育的本质是为人们提供知识，因此，教育塑造了人们的健康意识和健康行为，并通过这些来影响他们的健康和疾病。收入，是社会分层的第三个主要指标，它最清楚地表明物质资源和资金的可用性。但是其与健康的因果关系却不是一成不变的，一方面收入可以使人们获得更好的生活和物质条件，有利于健康；另一方面，高收入的代价也可能导致其健康不佳。

因此，这里我们采用传统的社会阶层模型，从教育、职业、收入三个方面进行考察，对社会阶层进行划分。

6.2.1 人群划分

（1）受教育程度

将受教育程度分为文盲、初等教育、中等教育和高等教育四组，结果见表 6.1。在整体人群中占比最大的是受中等教育的人群，达到 48.4%，其次为高等教育（26.7%），占比最少的是文盲（8.9%）。

表 6.1　受教育程度四分类

受教育水平	频数	百分比（%）
文盲	1481	8.9
初等教育	2681	16.1
中等教育	8077	48.4
高等教育	4465	26.7
总计	16 704	100.0

（2）职业

以国家统计局职业大类为基础，把职业分为以下 5 类：农业劳动者及其他；产业工人；办事人员及商业服务业人员；专业技术人员；各类负责人。由表 6.2 可以看出，国有单位从业人员的占比稍高于非国有单位从业人员占比，分别为 51.8% 和 48.2%。

表 6.2　职业五分类

职业	频数	百分比（%）
农业劳动者及其他	1354	12.6
产业工人	1319	12.3
办事人员及商业服务业人员	3586	33.4
专业技术人员	3067	28.5
各类负责人	1420	13.2
总计	10 746	100.0

（3）个人年收入

在被调查人群中，个人年收入变动幅度很大，均值为 6.1 万元，中位数为 4 万元。按照国家统计局 2020 年人均年可支配收入的划分，将年收入低于 32 189 元划为低收入群体；年收入在 32 189—64 378 元划为中等收入群体；年收入高于 64 378 元划为高收入群体。调查结果显示，低收入群体占比为 44%，其次为中等收入群体，占比为 30.7%，高收入群体占比 25.3%（表 6.3）。

表 6.3 个人年收入三分类

	频数	百分比（%）
低收入	6915	44.0
中等收入	4830	30.7
高收入	3973	25.3
总计	15 718	100.0

（4）社会阶层的分组

考虑到社会经济地位变量之间的高度关联性，本研究是采用潜剖面分析方法（Latent Profile Analysis）对社会经济地位的一个综合测量，其基本思想是通过多个可观测的连续变量将测量对象划分为几个潜在的不同类别，是在潜在类别分析的基础上进行的拓展。

使用 Mplus 软件进行潜剖面分析（LPA），最终分类结果显示，三分类较两分类和四分类的解释度更高，因此，这里采用三分类进行分组。其中中等社会阶层占比最高，为 61.1%；其次为高社会阶层，占比 27.7%；占比最小的为低社会阶层，11.2%（表 6.4）。

表 6.4 社会阶层三分类

	频数	百分比（%）
高社会阶层	2974	27.7
中等社会阶层	6566	61.1
低社会阶层	1206	11.2
总计	10 746	100.0

6.2.2 不同社会阶层人群健康状况比较

（1）不同社会阶层人群健康自评差异

在 50 岁以下人群中，高及中等社会阶层人群的健康自评差异不大，但二者明显高于低社会阶层的健康自评，且具有统计显著性。在 50 岁及以上人群中，不同年龄人群的健康自评差异均不显著（图 6.32、表 6.5）。

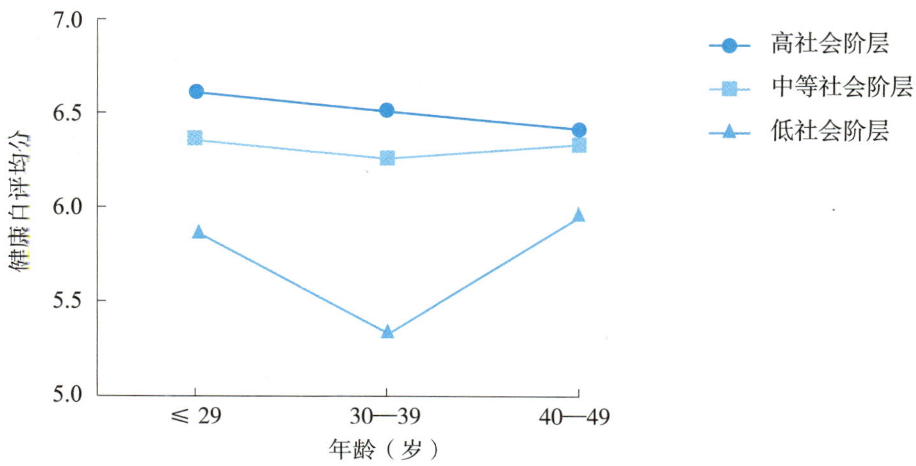

图 6.32　50 岁以下不同社会阶层人群健康自评随增龄的变化

表 6.5　不同社会阶层健康自评的成对比较（< 50 岁）

社会阶层	检验统计	标准误	标准检验统计	p	p-adjust
低社会阶层—高社会阶层	366.483	114.153	3.210	.001	.004
低社会阶层—中等社会阶层	393.316	112.654	3.491	.000	.001
高社会阶层—中等社会阶层	−26.833	42.066	−.638	.524	1.000

（2）不同社会阶层人群的 ADL 损伤得分和失能状况差异

① ADL 损伤评分差异

分析显示，不同社会阶层人群的 ADL 损伤评分差异主要表现在 80 岁及以上人群中。三组 ADL 损伤评分的非参数检验结果显示，其中两组在 ADL 评分上存在显著差异（$p<0.001$）。也即，高社会阶层 ADL 损伤评分显著低于低、中等社会阶层人群（图 6.33、表 6.6）。

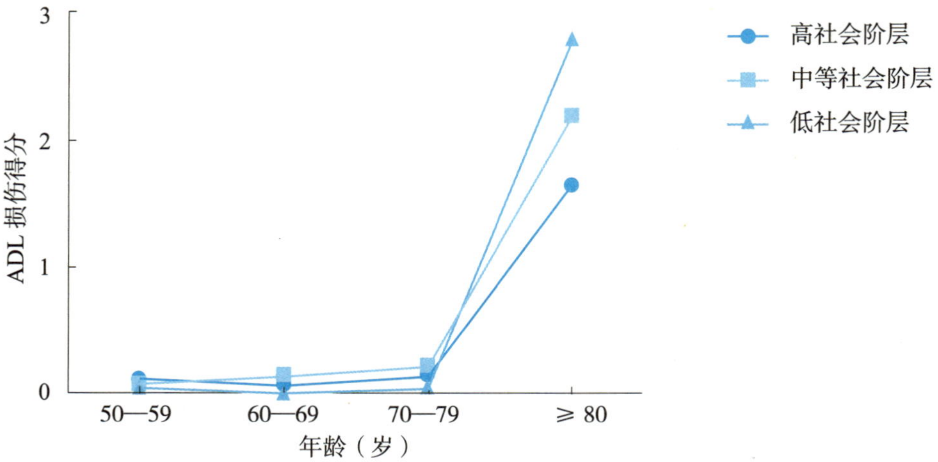

图 6.33　不同社会阶层人群 ADL 损伤得分随增龄的变化

表 6.6　不同社会阶层 ADL 损伤评分的成对比较

社会阶层	检验统计	标准误差	标准检验统计	*p*	p-adjus
高阶层—中等阶层	−103.457	24.849	−4.163	.000	.000
高阶层—低阶层	−111.107	30.849	−3.602	.000	.001
中等阶层—低阶层	−7.650	24.536	−.312	.755	1.000

② ADL 失能率差异

从图 6.34 可以看出，各社会阶层的失能率都呈现出随增龄递增的趋势，在高龄阶段（≥ 80 岁）达到最大。低社会阶层高龄老年人的失能率明显高于其他人群，高社会阶层人群的失能率最低。卡方检验结果显示，高龄阶段不同社会阶层失能率存在显著差异。

（3）不同社会阶层人群的 IADL 失能状况差异

从图 6.35 可以看出，不同阶层人群 IADL 失能率随增龄显著升高，其失能率差异随增龄而逐步加大。其中，低社会阶层人群的失能率（包括部分失能与完全失能），在各个年龄段都高于中等、高社会阶层人群。卡方检验结果显示，三组 IADL 失能率存在显著差异，表现为低社会阶层的失能率高于中等和高社会阶层人群；中等社会阶层人群的失能率也显著高于高社会阶层人群（表 6.7）。

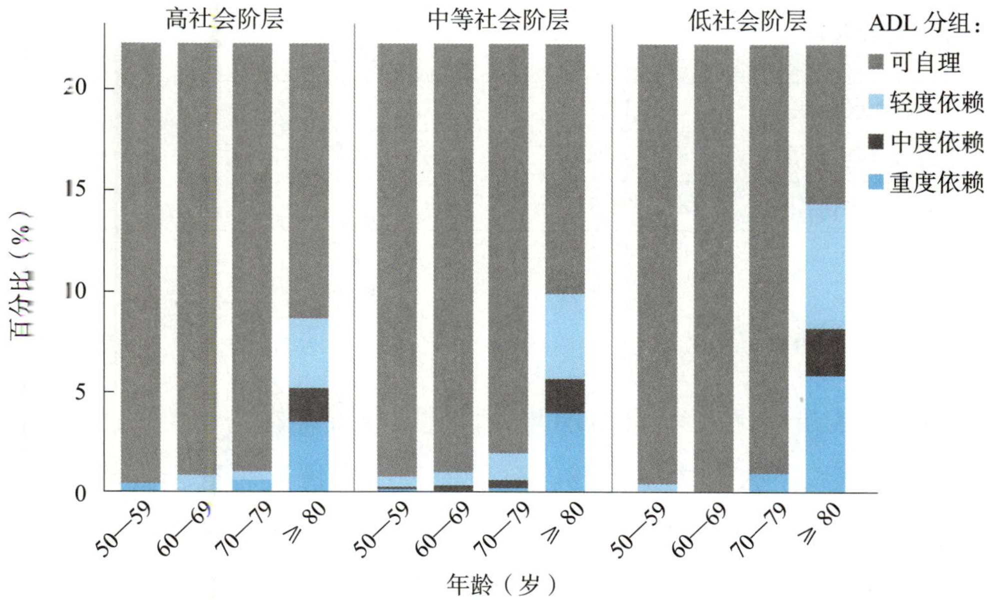

图 6.34　分年龄组不同社会阶层人群的 ADL 失能状况

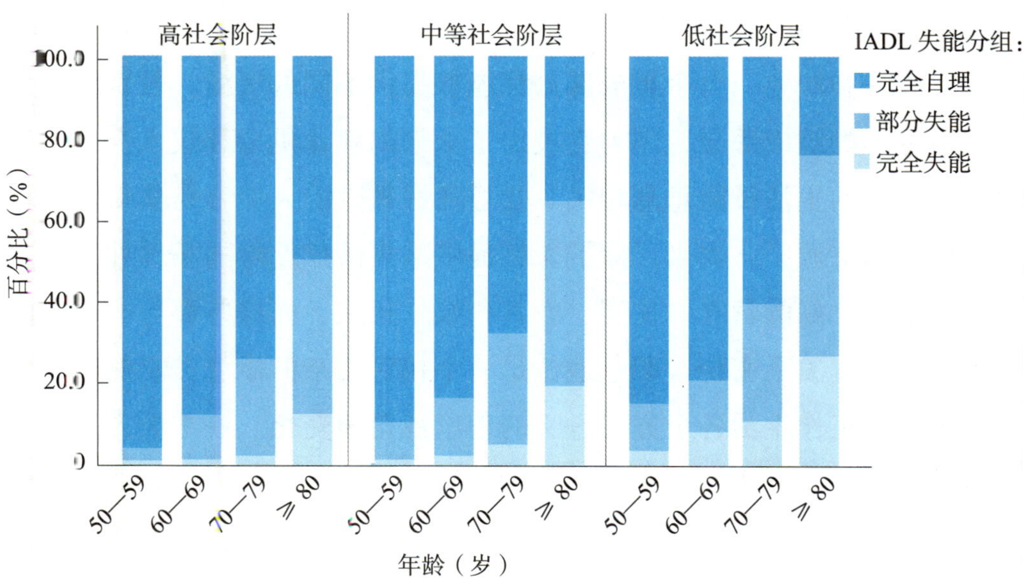

图 6.35　分年龄组不同社会阶层人群的 IADL 失能状况

表 6.7　不同社会阶层人群 IADL 状况（%）

社会阶层	IADL		χ^2	p
	失能	正常		
高社会阶层	12.7[a]	87.3[a]	131.437	<0.001
中等社会阶层	21.4[b]	78.6[b]		
低社会阶层	31.7[c]	68.3[c]		

6.2.3 总结与建议

从分析结果来看，社会阶层与人群健康状况存在密切关联。具体表现为，50 岁以下人群中，低社会阶层的健康自评显著低于其他社会阶层人群，高社会阶层人群的 ADL 损伤得分显著低于其他群体。人群的 IADL 功能状况与其社会经济地位呈现明显的阶梯式分布，低社会阶层的 IADL 失能率高于中等社会阶层，中等社会阶层失能率又高于高社会阶层。这一结果与以往的研究结论相一致。

健康差异的最根本原因是社会经济差异，也就是社会阶层的差异 [illegible]。教育、收入和职业，每个组成部分都能够提供不同的资源。教育是社会阶层最基本的组成部分，因为它决定了未来的就业机会和收入潜力，同时还与个人的生活技能息息相关。受过良好教育的人更容易获得健康相关的信息和资源 [7]。收入，除了能够提供购买医疗保险的条件外，更高的收入还与更好的营养、住房、教育和娱乐相关，而这些都与一个人的整体健康状况关系密切。职业地位是一个相对复杂的概念，它的衡量依据一个人对工作生活各个方面意义的理论视角而变化。一方面，一个人是否有工作对其健康具有重要影响 [8]；另一方面，一个人职业的声望包括工资和工作特征，都与职业地位有关 [9]。地位较低的工作会使工人们面临身体和心理上的风险，他们有较高的职业性伤害和接触有毒物质的风险。此外，职业地位越低，工作压力越大，对工作越缺乏控制力。

以往的研究显示，影响健康的四种直接因素包括：生物决定因素、卫生保健、环境暴露、行为和生活方式[10]。而社会阶层，也即社会经济地位是其中三种因素的基础，即卫生保健、环境暴露、行为和生活方式，这三个因素加起来与大约 80% 的过早死亡有关[11]。这就提示我们，需要多种方法来消除健康方面的社会经济地位差异。而消除健康方面的差异，需要关注社会经济地位的所有组成部分及其影响健康的途径。虽然有些方面已经成为政策行动的焦点，但是社会经济地位对健康带来的影响是广泛而深刻的，仍需要不断地探索其变化途径和共同调节的切入点。

中国老年人中存在着广泛的健康差距，并伴随着社会经济地位的下降而下降。虽然我们在老年人群中并不能够从社会阶层的根源来解决这一不平等，如改变受教育程度和职业等，以及由此在全生命周期过程中产生的“累积优势 / 劣势”。但是，仍然能够通过政策干预来尽量平衡不同阶层之间的健康不平等。同时要注意，一些政策干预措施本身就会体现出与社会阶层之间显著的联系，从而加剧健康不平等的程度，如在医疗机构设置高干病房、高级保健门诊等，会占用和消耗大量的医疗资源，但是只有少部分人能够获利。因此，基础、普适而强制性的政策，不以个人经济水平为前提的措施，才能够在不扩大健康不平等差异的同时，降低所有人群获得健康红利的门槛，实现所有人口的共同健康。

6.3 不同社会网络类型人群的健康状况分析

关于社会网络对健康的影响，已有较多的研究。过往研究的侧重点及结论不尽相同，但社会网络对老年人的健康有积极正面的作用仍是主流的观点。大量研究表明，无论是对于躯体健康还是心理健康，社会网络均具有不同程度的促进作用。然而，现有研究也得出了一些不尽相同或各执一词的结论，这主要是因为社会关系的多维度及多层次性使得对它的测量具有复杂性，选用不同的测量组合可能就会带来差异性的结果，而我们也不能把来自不同关系对象的支持简单并列或者相加[12]。

为此，学者们开始关注社会网络类型的影响，有研究认为单项指标无法涵盖社会网络的核心特征，社会网络类型才是影响老年人主观幸福感的关键变量。[13][14]社会网络类型根据多个社会关系的测量，利用聚类分析，把个体分成不同的交友类型。这些类型囊括了多个维度的关系的测量信息，同时也能反映出个体在安排自己社会关系时的层次感。[12]鉴于社会网络的内涵较为丰富，通过单个因素难以全面反映个体社会网络的特征，本节拟构建基于多个因素的社会网络类型变量，来探讨其对老年人健康状况的影响。

6.3.1 人群划分

（1）社会网络类型变量

社会网络类型的建构基于结构和功能两方面的测量。结构性的测量变量包括：①婚姻状况（0= 未婚，1= 已婚）；②与亲属的交流：根据题目“您和家庭成员交流得多么？”对亲属（父亲、母亲、子女、兄弟姐妹）交流情况进行赋值，将选择“经常”赋值为 3，选择“一般”赋值为 2，选择“很少”赋值为 1，选择“不适用”赋值为 0。整体亲属交流情况的最小值为 0，最大值为 12；③通讯录总人数：将通讯录总人数进行 5 分位划分，赋值范围为 1—5；④参与组织活动的情况：根据题目“您参加了下列社会组织活动吗？”对社会组织参与情况进行重新赋值，在“专业技术组织”“运动、娱乐组织”“志愿公益服务组织”和“其他组织”四类组织中，选择“积极成员”赋值为 2，选择“一般成员”赋值为 1，选择“未参加”赋值为 0。整体参与组织活动情况的最小值为 0，最大值为 8。功能性的测量变量包括：①遇到困难时来自不同方面的支持项数，根据题目“当你心情不好想聊聊”“有大事要商量”“需要借一大笔钱”和“生病严重需要照顾”所选对象的种类，分成“亲属支持项数”（包括近亲属、其他亲属）和“朋友或同事支持项数”，以上两类项数均最小值是 0，最大值是 4。②有可信赖的朋友帮助：根据题目“当我遇到困难，总有可信赖的朋友帮助我”进行赋值，选项“不符合”赋值为 0，选项“较不符合”赋值为 1，选项“一般”赋值为 2，选项“较符合”赋值为 3，选项“符合”赋值为 4，整体评分最小值为 0，最大值为 4。

对上述变量进行 z 分数转化，以此消除不同变量之间由于量纲不同导致的偏差。使用 K–means 聚类方法来构建分类标准，将个体归类到不同的网络类型。根据以往研究的结果，从四个集群开始做聚类分析，然后逐渐减少集群的数量，并最终根据不同分组当中的变量特征，将其聚成四类社会网络类型。

表 6.8 显示了聚类分析的最终结果。根据各类型中社会网络的特征，可确定四种社会网络类型：家庭型网络、朋友型网络、多元型网络、限制型网络。家庭型网络的婚姻状况、亲属交流及亲属支持项数这几个测量指标的数值在四种类型中均是最高的。朋友型网络的朋友或同事支持项数指标的数值最高，而婚姻状况、亲属支持项数这两个指标的数值最低。多元型网络类型人群拥有的社会关系资源最为均衡，通讯录人数、有可信赖的朋友帮助、参与组织活动的情况以及亲属支持项数这四个指标的数值在四种类型中均是最高的，并且剩下的几个指标婚姻状况、亲属交流、朋友或同事支持项数的数值均是第二高。限制型网络类型人群拥有的社会关系资源最为匮乏，7 个评价指标中有 5 个指标——通讯录人数、亲属交流、有可信赖的朋友帮助、参与组织活动的情况以及朋友或同事支持项数的数值均为最低。

表 6.8　聚类分析显示的社会网络变量以及类型分布

	家庭型	朋友型	多元型	限制型
婚姻状况	**0.92**	0.60	0.81	0.67
通讯录人数	3.60	3.56	**3.71**	1.75
亲属交流	**9**	7	8	4
有可信赖的朋友帮助	2.74	2.77	**2.79**	2.55

续表

	家庭型	朋友型	多元型	限制型
参与组织活动的情况	0	1	**5**	0
亲属支持项数	**3**	1	**3**	**3**
朋友或同事支持项数	0	**2**	1	0

注：加粗数据为该变量的最大值，加下划线数据为该变量的最小值。

（2）社会网络类型的分布

从社会网络类型的分布来看（N=12892），属于家庭型网络类型的支调查对象占比为 41.6%，7.9% 的为多元型网络，8.0% 的为朋友型网络，限制型网络占比最高，为 42.5%（图 6.36）。

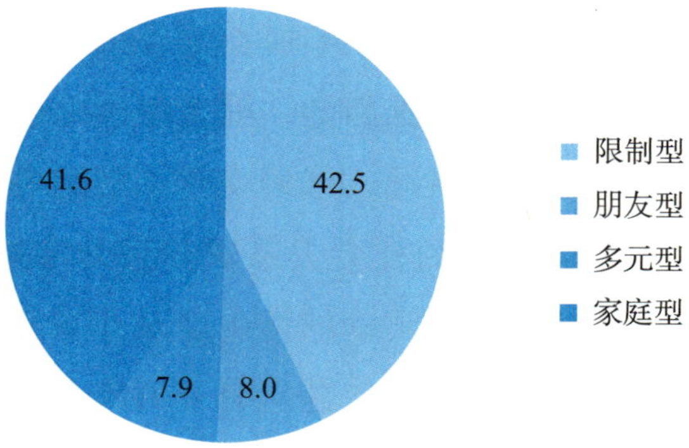

图 6.36　社会网络类型的分布（%）

家庭型网络在 40—49 岁群体中占比最高（66.7%），多元型网络在 30—39 岁群体中占比最高（15.7%），朋友型网络在 29 岁及以下群体中占比最高（23.1%），而限制型网络则在 80 岁及以上群体中占比最高（90.1%）。从社会网络类型分布的增龄变化来看，从 50 岁开始，家庭型网络、多元型网络和朋友型网络群体占比均随增龄不断下降，而限制型网络群体占比随增龄不断上升。60 岁以后，限制型网络群体占比快速上升，可见，随着年龄的增长，老年人的社会网络资源日益匮乏（图 6.37）。

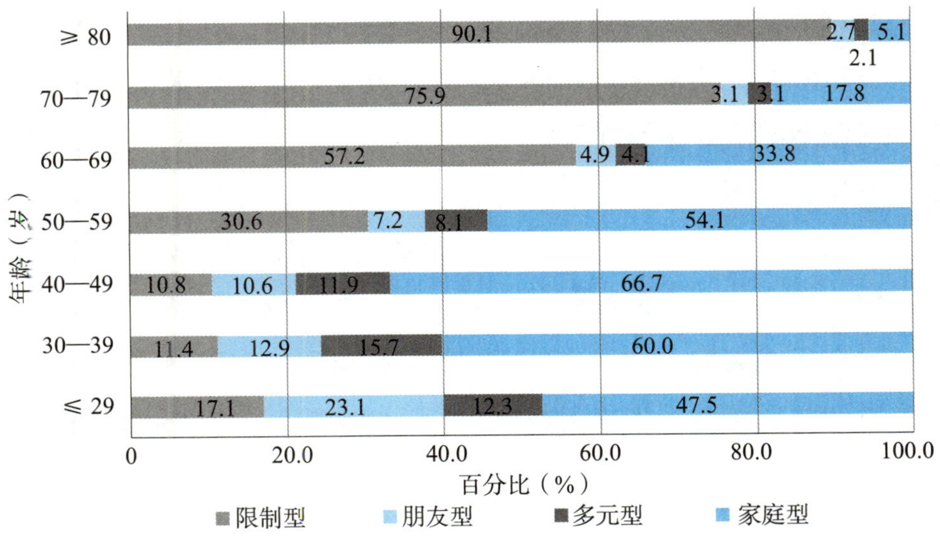

图 6.37　分年龄组社会网络类型的分布

6.3.2 不同社会网络类型人群健康自评比较

（1）总体情况

家庭型网络群体的健康自评最好（6.53），其次是限制型网络群体（6.45），再次是多元型网络群体（6.33），朋友型网络群体最差，仅 6.11。基于方差分析，不同社会网络类型人群的健康自评之间存在显著差异（F=9.891***）（图 6.38）。①

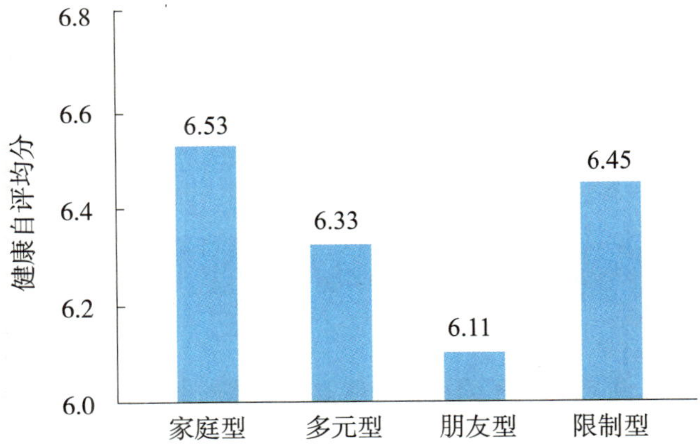

图 6.38　不同社会网络类型群体的健康自评

① *** 表示 $p < 0.001$；** 表示 $p < 0.01$；* 表示 p 小于 0.05；下同。

（2）**增龄变化**

家庭型和多元型网络群体的健康自评在增龄过程中波动较小，而朋友型和限制型网络群体的健康自评在增龄过程中则呈现较为明显的波动。增龄过程中，家庭型网络群体的健康自评总体上高于其他三种网络类型群体。在30—59岁阶段，多元型网络群体的健康自评仅次于家庭型网络群体，限制型网络群体的健康自评最低。随着年龄的增长，多元型和朋友型网络群体在人群中的占比迅速下降，这可能给不同网络类型老年群体健康自评的比较分析带来一些偏差。总的来看，家庭型网络群体的健康自评好于其他网络类型群体（图6.39）。

西方学者普遍认为朋友网络对老年人的支持作用更大，会对其生理和心理健康带来更大的益处。[13][15]然而，中国一向有重视家庭的文化传统，国内研究者认为家庭网络是老年人更重要的社会网络类型，改善家庭支持更有助于促进老年人身心健康，降低孤独感和抑郁。[16]上述分析也证实了家庭型网络对更大年龄跨度人群的健康的重要意义。

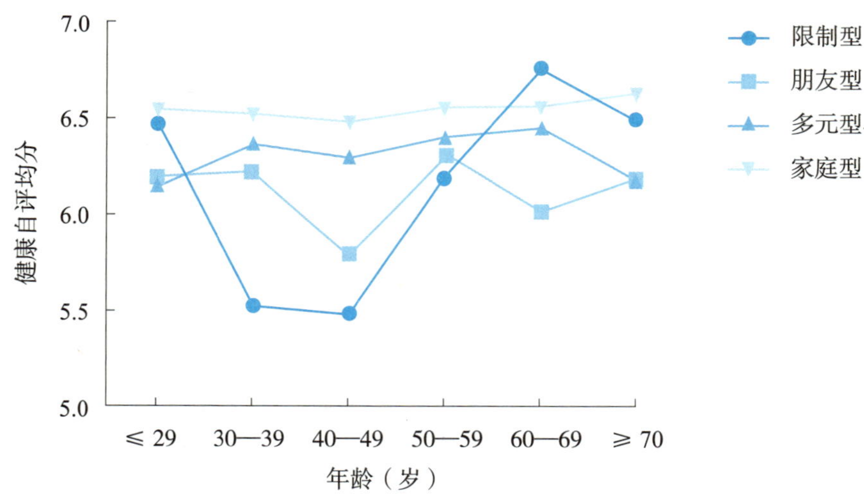

图6.39　不同社会网络类型群体的健康自评

6.3.3 不同社会网络类型人群 ADL 比较

（1）总体情况

家庭型网络群体 ADL 可自理的比例最高（99.6%），限制型网络群体最低（95.0%），多元型和朋友型网络群体居中。从重度依赖的占比来看，限制型网络群体中重度依赖的比例最高（2.8%），其次是朋友型网络群体（0.8%），之后是家庭型网络群体（0.1%），多元型网络的调查对象中没有重度依赖人群。总的来看，限制型网络群体的 ADL 失能率最高，其次是多元型和朋友型网络群体，家庭型网络群体的 ADL 失能率最低。基于卡方检验，不同社会网络类型群体的 ADL 失能率之间存在显著差异（卡方=128.124***）（图 6.40）。

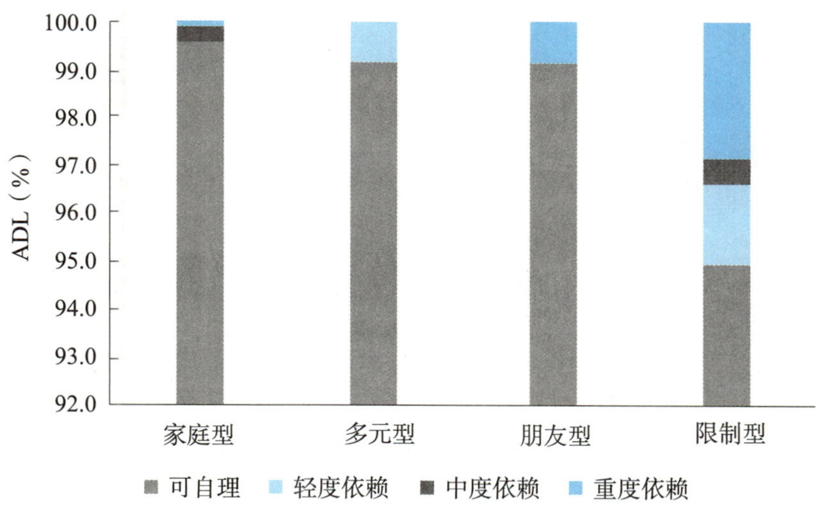

图 6.40　不同社会网络类型群体的 ADL

（2）增龄变化

社会网络类型对 ADL 失能率的影响在不同年龄阶段表现不同。在 50—59 岁的准老年阶段，多元型和朋友型网络群体的失能率并列最低，家庭型和限制型网络群体的失能率略高，均为 0.5%，总的来看，各社会网络类型群体的 ADL 失能率间差异不大。在 60—69 岁的低龄老年阶段，家庭型和多元型网络群体的失能率并列最低，限制型网络群体的失能率最高（1.6%），朋友型网络群体居中。在70岁及以上的中高龄老年阶段，家庭型网络群体的失能率最低（1.1%），限制型网络群体的失能率最高（8.0%），多元型和朋友型网络群体处于居中的水平。总体上，从增龄变化来看，进入老年阶段以后，限制型网络群体的失能率始终最高，并且，同其他网络类型群体相比，限制型网络群体的失能率随增龄上升最为明显（图6.41）。

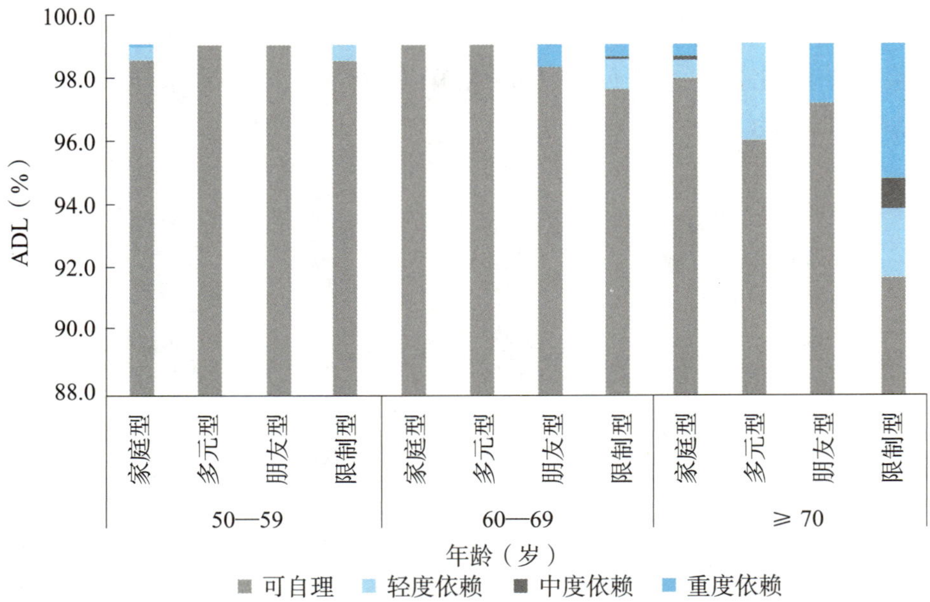

图6.41 分年龄组不同社会网络类型群体的ADL

6.3.4 不同社会网络类型人群IADL比较

（1）总体情况

多元型网络群体IADL完全自理的比例最高（86.7%），其次是家庭型网络群体（82.9%），再次是朋友型网络群体（78.1%），限制型网络群体完全自理的比例最低，仅58.1%。从完全失能的占比来看，限制型网络群体中完全失能的所占比例最高（15.9%），其次是家庭型网络群体

（4.1%），再次是朋友型网络群体（2.9%），多元型网络群体最低（2.4%）。同后三种网络类型群体相比，限制型网络群体的完全失能率明显更高。总的来看，限制型网络群体的 IADL 失能率最高，朋友型网络群体次之，再次是家庭型网络群体，多元型网络群体的失能率最低。基于卡方检验，不同社会网络类型群体的 IADL 失能率之间存在显著差异（卡方=386.672***）（图 6.42）。

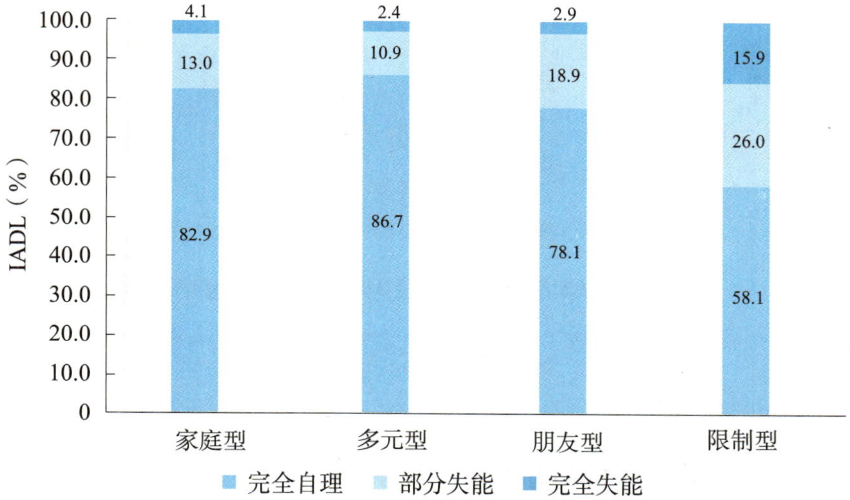

图 6.42 不同社会网络类型群体的 IADL

（2）增龄变化

各种网络类型群体的 IADL 失能率均随增龄呈上升趋势，多元型、朋友型和限制型网络群体的失能率随增龄上升幅度都较大，而家庭型网络群体的失能率随增龄上升则相对平缓。在增龄过程中，限制型网络群体的 IADL 失能率始终高于其他网络类型群体，在准老年和低龄老年阶段（50—69 岁），多元型网络群体的失能率最低。在中高龄老年阶段（≥ 70 岁），家庭型网络群体的失能率最低（图 6.43）。

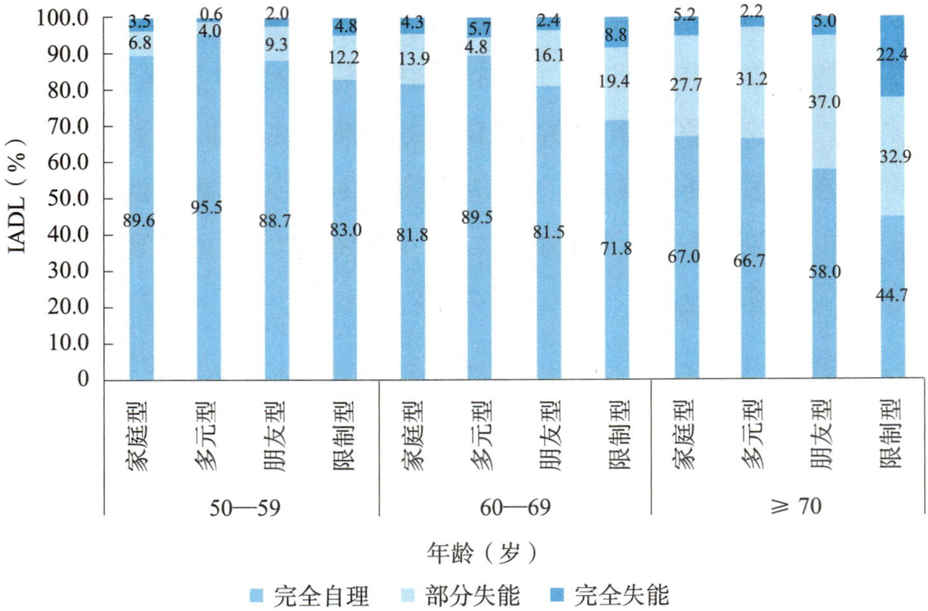

图 6.43　分年龄组不同社会网络类型群体的 IADL

6.3.5 总结与建议

（1）社会网络类型结构存在明显的年龄差异

不同年龄组社会网络类型的结构存在较为明显的差异。从 50 岁开始，家庭型网络、多元型网络和朋友型网络群体占比均随增龄不断下降，而限制型网络群体占比随增龄不断上升。60 岁以后，限制型网络群体占比快速上升，随着年龄的增长，老年人的社会网络资源日益匮乏。老年人社会网络资源的减少与其工作状况的改变、生理心理状况的变化均有关系，社区、家庭都有责任帮助老年人拓展社会网络资源，并从各自的优势出发，发挥相应的作用。

（2）不同社会网络类型人群的健康状况间差异显著

四种社会网络类型群体的健康自评、ADL 失能率以及 IADL 失能率之间均存在显著差异。从健康自评来看，家庭型网络群体的健康自评最好，其次是限制型网络群体，再次是多元型网络群体，朋友型网络群体最差。从 ADL 来看，限制型网络群体的 ADL 失能率最高，其次是多元型和朋友型网络群体，家庭型网络群体最低。从 IADL 来看，限制型网络群体的 IADL 失能率最高，朋友型网络群体次之，再次是家庭型网络群体，多元型网络群体最低。可见，社会网络类型对不同健康指标的影响不尽相同，但比较一致的是，无论是 ADL 还是 IADL，社会网络资源最为匮乏的限制型网络群体的失能率均是最高的。此外，家庭型网络对健康自评和生活自理能力都有积极正面的影响。

应重视社会网络对健康的影响，鼓励和引导社会成员特别是老年人多参与家人互动，多参与社会活动，拓展自身社会网络资源，丰富网络资源构成。在中国家本位的文化传统中，家庭网络资源是大多数社会成员最为需要也最容易获得的网络资源，要进一步完善家庭支持政策，巩固和增强家庭的功能，使家庭能够为其成员提供切实的支持。

（3）在增龄过程中社会网络类型对健康的影响存在年龄及健康指标间的差异

在增龄过程中家庭型网络群体的健康状况相对较好。家庭型网络群体的健康自评在增龄过程中总体上好于其他网络类型群体，在 70 岁及以上的中高龄老年阶段，家庭型网络群体的 ADL 和 IADL 失能率均低于其他网络类型群体。

限制型网络群体的健康劣势在增龄过程中表现得较为充分。在健康自评方面，从中青年到准老年阶段（30—59 岁），限制型网络群体的健康自评始终最低。在自理能力方面，限制型网络群体的 IADL 失能率在增龄过程中始终最高，ADL 失能率则在 60 岁及以上的老年阶段一直保持在最高水平。

多元型和朋友型网络对健康的影响存在年龄及健康指标间的差异。虽然多元型网络的网络资源构成更为均衡，但其对我国人群健康的影响并未表现出比家庭型网络更大的支持作用。西方学者普遍认为朋友网络对老年人健康的支持作用更大，在本研究中也未得到证实。

对绝大多数社会成员而言，从促进健康的角度，拓展家庭网络资源都是极为重要的。同时，要警惕社会网络资源的匮乏对健康的负面影响，在拓展家庭网络资源的基础上，要鼓励和引导社会成员积极拓展其他方面的社会网络资源，尽量避免成为与社会隔离的孤立无援的个体。

6.4 不同健康理念行为人群的健康状况分析

主动健康的概念由“十三五科技规划—数字医疗和健康促进”提出，其最初的目的是将体育运动作为一种主动促进健康的形式，纳入慢性病干预和管理的范畴之下。此后，主动健康理念受到全社会广泛关注，其概念内涵及实践指向也在不断拓展和深化。由“疾病”到“健康”、由“被动”到“主动”是一次重要的认识转变，对于健康和亚健康的人群来说，是由被动“治疗”转向主动“预防”的过程，而对于处于疾病状态的人来说，是由被动“接受治疗”转向主动“参与治疗”的过程。在充分强调个体主观能动性的前提下，以“健康”为目标的健康干预不再是以医院为核心，不再是以医疗技术为手段，而更多的是以个人自主的健康生活模式为手段的主动健康模式。

本节我们以健康行为与健康生活方式为分类依据，进行“主动”与“被动”健康人群的划分，通过对于健康理念之“知”和主动践行健康行为之“行”来对人群进行分类，来探索具有不同健康理念、践行不同健康行为人群的健康结果差异。

6.4.1 人群划分

(1) 健康意识

健康意识的测量使用“您对健康怎样理解”这一问题。将“维护好健康是一种自我责任”和“养生保健是维护健康的主要方式”归为“主动健康意识”；将“医院和医生是维护健康的主要依靠”归为“被动健康意识”；其余归为健康意识一般。从人群分布来看，具有主动健康意识的人群占比为 44.5%，被动健康意识的人群占比为 8.5%，一般人群占比 47.1%。

不同健康意识人群随增龄的分布显示，主动健康人群占比随增龄呈现出先增后减的趋势，占比最大的年龄段为 40—49 岁，占比 55.8%；占比最低的年龄段在 80 岁及以上人群，为 26.7%（图 6.44）。分性别的不同健康意识人群随增龄的分布显示，两组差异主要表现在主动健康意识人群上，其中女性在 60 岁之前主动健康意识人群的占比一直保持在较高的水平，而男性主动健康意识人群占比则呈现出先增后减的趋势。无论男性还是女性，具有主动健康意识的人群占比均在 60 岁以后显著降低（图 6.45）。

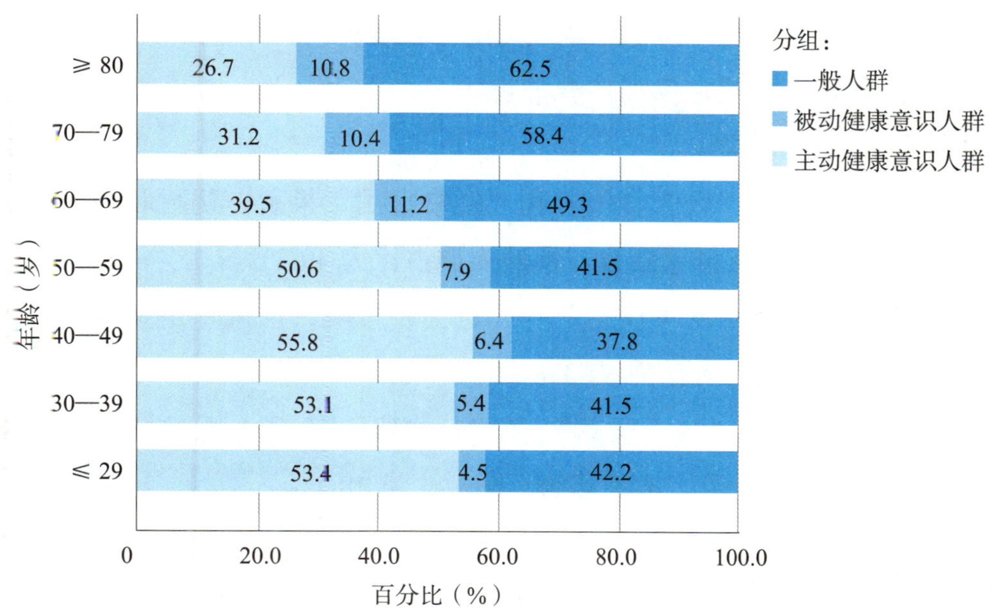

图 6.44　不同健康意识人群随增龄的分布

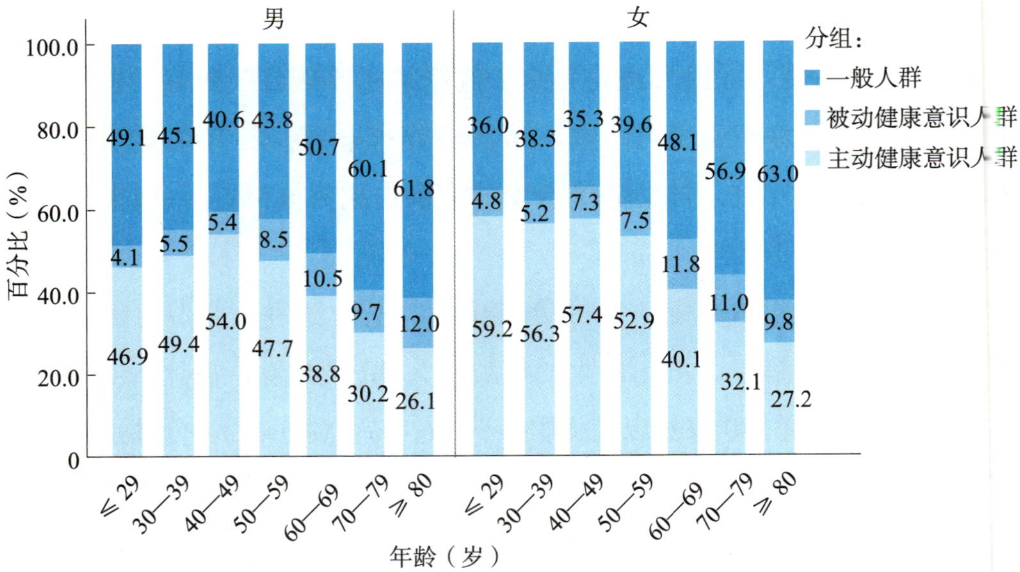

图 6.45　分性别不同健康意识人群随增龄的分布

（2）健康行为

健康行为包含体育锻炼、饮食习惯、饮酒习惯、吸烟习惯、定期体检和打疫苗六个方面，具体划分方式和结果如下：

体育锻炼：将经常参加体育锻炼定义为健康行为，经常参加体育锻炼的人群占比为 49.2%。

饮食习惯：将“天天食用”和“经常食用”果蔬、奶豆和肉蛋鱼定义为健康行为，具有健康膳食习惯的人群占比为 49.2%。

饮酒习惯：将“从不饮酒”与“过去经常喝，已戒”定义为健康生活方式，不饮酒人群占比为 82.3%。

吸烟习惯：将“从不吸烟”和“过去吸，已戒（不吸烟 1 个月以上）”定义为健康行为，不吸烟的人群占比为 78.4%。

定期体检：将“每年一次”和“每两年一次”定义为定期体检健康行为，定期体检人群的占比为 59.4%。

打疫苗：将“打过”疫苗定义为健康行为，打疫苗的人群占比为 27.3%。

按照以上 6 种健康行为的践行情况进行划分，将践行 1—2 项行为定义为“行为较差”，践行 3—4 项定义为“行为一般”，践行 5—6 项定义为“行为较好”。其中健康行为践行较好的人群占比为 22.9%，较差的人群占比为 22.2%，其余为健康行为一般人群，占比 54.9%。从健康行为随增龄的变化可以看出，“行为较好”人群的占比在各年龄段相差不大，均在 25% 左右，而“行为较差”人群在中年人群中占比相对较大，在老年和青年人中相对较少（图 6.46）。

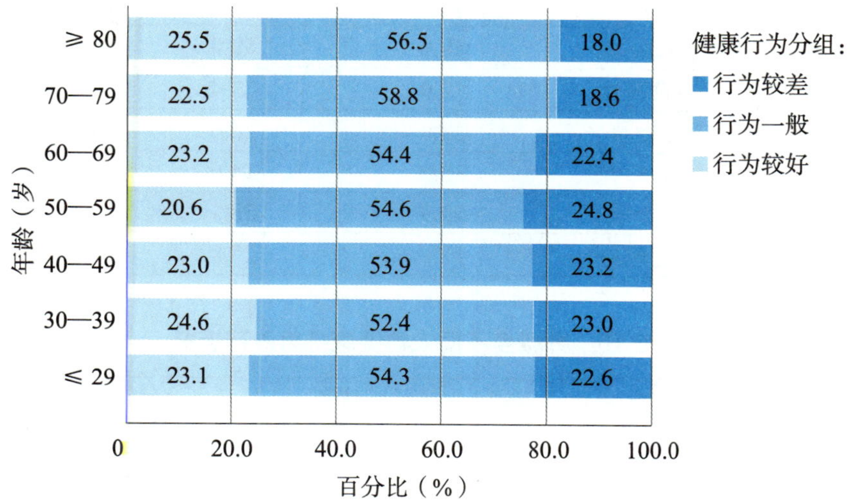

图 6.46　不同健康行为人群随增龄的分布

对不同性别、不同城乡人群健康行为情况进行比较。分性别来看，女性在健康行为上的践行情况要明显好于男性，因而总体上女性当中属于“行为较好”人群的比例也更高（表 6.9）。这一特点也体现在城乡差异中，也即相比农村人群，城镇人群中健康生活方式和行为要更为普及（表 6.10）。

表 6.9　分性别不同人群健康行为践行情况

健康行为		性别		*p*
		男性（%）	女性（%）	
体育锻炼	不经常参加	50.6	51.1	0.546
	经常参加	49.4	48.9	

续表

健康行为		性别		p
		男性（%）	女性（%）	
健康膳食	其他人群	53.3	48.7	<0.001
	健康膳食人群	46.7	51.3	
饮酒	不饮酒	68.4	94.2	<0.001
	饮酒	31.6	5.8	
吸烟	不吸烟	57.7	96.2	<0.001
	吸烟	42.3	3.8	
体检	无定期体检	40.1	41.0	0.217
	定期体检	59.9	59.0	
打疫苗	不打疫苗	72.0	73.4	0.037
	打疫苗	28.0	26.6	
健康行为类型	行为较差	32.0	14.0	<0.001
	行为一般	50.9	58.1	
	行为较好	17.0	27.8	

表 6.10　分城乡不同人群健康行为践行情况

健康行为		城乡		p
		城镇（%）	农村（%）	
体育锻炼	不经常参加	39.4	65.9	<0.001
	经常参加	60.6	34.1	
健康膳食	其他人群	43.6	60.6	<0.001
	健康膳食人群	56.4	39.4	
饮酒	不饮酒	84.8	78.5	<0.001
	饮酒	15.2	21.5	
吸烟	不吸烟	80.1	75.8	<0.001
	吸烟	19.9	24.2	
体检	无定期体检	37.5	44.6	<0.001
	定期体检	62.5	55.4	
打疫苗	不打疫苗	69.1	77.4	<0.001
	打疫苗	30.9	22.6	
健康行为类型	行为较差	16.5	30.1	<0.001
	行为一般	52.2	58.3	
	行为较好	31.2	11.5	

（3）不同健康理念行为人群的划分

根据不同的健康行为践行情况以及健康意识对人群进行划分，分为主动健康人群、被动健康人群和一般人群三种类型。将“主动健康人群”定义为“主动健康意识 + 健康行为较好”（知行合一）；将“被动健康人群”定义为“主动健康意识 + 行为较差”（知行分离）和“被动健康意识 + 行为较差”（知行皆无）；其他为一般人群。“主动健康人群”占被调查对象的 23.1%，“被动健康人群”占 22.0%，一般人群占 54.9%（表 6.11）。主动健康人群的占比随增龄有所增加，而被动健康人群的占比随增龄呈现减少趋势（图 6.47）。

表 6.11　健康理念行为人群分组

人群	划分方式		频数	百分比（%）
被动健康人群	知行分离	主动意识 + 行为较差	3520	22.0
	知行皆无	被动意识 + 行为较差		
主动健康人群	知行合一	主动意识 + 行为较好	3698	23.1
一般人群			8790	54.9
总计			16008	100.0

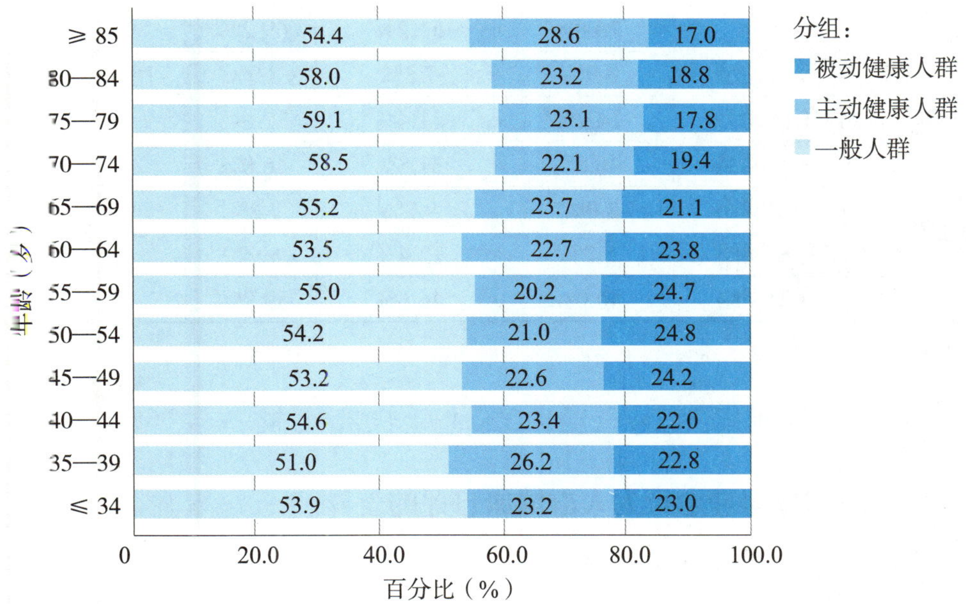

图 6.47　不同健康理念行为人群随增龄的分布变化

表 6.12 显示，主动健康人群以女性、高教育程度、经济状况宽裕、休闲活动参与较多为特征，并且家庭型和多元型社会网络占比最高；被动健康人群与主动健康人群特征的差异主要表现在人群性别、受教育程度和社会网络类型三个方面。

表 6.12 不同健康理念行为人群的特征

		不同健康理念行为分组			χ^2	p
		被动健康人群	主动健康人群	一般人群		
		列 N %	列 N %	列 N %		
性别	男	66.2%[a]	33.6%[b]	42.1%[c]	857.764	<0.001
	女	33.8%	66.4%	57.9%		
年龄（岁）		55	56	57	—	
受教育程度	文盲	11.4%[a]	2.4%[b]	10.9%[a]	1114.696	<0.001
	初等教育	21.1%[a]	7.6%[b]	17.5%[c]		
	中等教育	51.3%[a]	44.8%[b]	47.7%[c]		
	高等教育	16.1%[a]	45.2%[b]	23.8%[c]		
经济状况自评	宽裕	16.7%[a]	28.5%[b]	21.2%[c]	321.035	<0.001
	基本够用	64.2%[a]	64.4%[a]	66.4%[a]		
	困难	19.1%[a]	7.2%[b]	12.4%[c]		
活动参与类型	活动少	76.8%[a]	51.2%[b]	69.2%[c]	718.446	<0.001
	家务活动型	8.9%[ab]	7.3%[b]	8.9%[a]		
	休闲活动型	14.2%[a]	41.4%[b]	22.0%[c]		
社会网络类型	限制型网络	46.8%[a]	31.8%[b]	46.0%[a]	254.237	<0.001
	朋友型网络	8.0%[ab]	9.2%[b]	7.2%[a]		
	多元型网络	5.2%[a]	12.4%[b]	6.9%[c]		
	家庭型网络	40.0%[a]	46.6%[b]	39.9%[a]		

6.4.2 不同健康理念行为人群健康状况比较

（1）不同健康理念行为人群健康自评的差异

①随增龄的健康自评差异

从图 6.48 可以看出，主动健康人群的健康自评状况在所有年龄段中均为最高，而被动健康人群的健康自评状况在所有年龄段中均低于主动健康人群，其他人群介于两者之间。不同人群之间的健康自评差异在 60 岁以前体现得更为明显。单因素方差分析显示，三组之间的健康自评差异不显著。

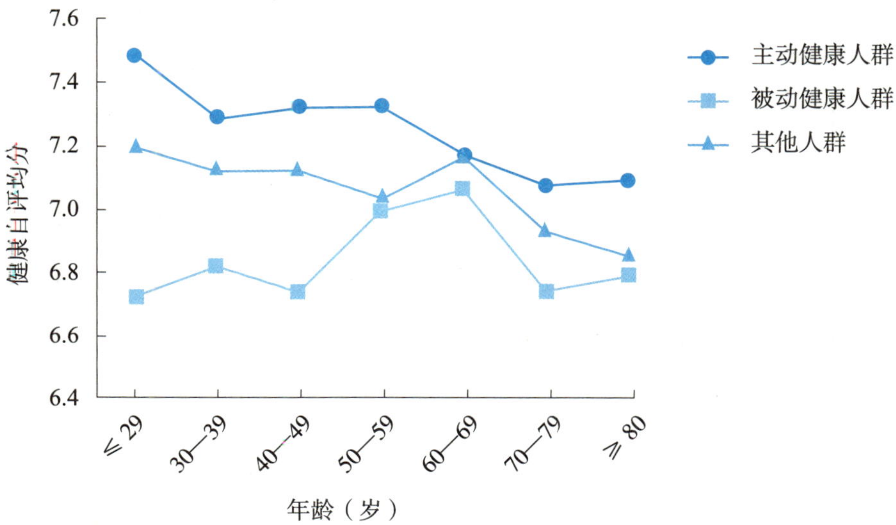

图 6.48　不同健康理念行为人群健康自评随增龄的变化

②分性别不同健康理念行为人群的健康自评差异

分性别来看，男性不同健康理念行为人群的健康自评评分之间无显著差异（$p>0.05$）。而在女性人群中，主动健康人群的健康自评最高，其次是一般人群，被动健康人群最低，并且具有统计显著性。但是总体来看，健康自评的人群差异很小，波动不大（表 6.13）。

表 6.13　分性别不同健康理念行为人群健康自评多重比较 M（SD）

性别	健康理念行为分组	健康自评	F 值	p
女性	主动健康人群	6.45（2.34）[a]	9.252	<0.001
	被动健康人群	6.09（2.38）[b]		
	一般人群	6.32（2.41）[c]		

续表

性别	健康理念行为分组	健康自评	F 值	*p*
男性	主动健康人群	6.36（2.41）[a]	0.40	0.961
	被动健康人群	6.38（2.42）[a]		
	一般人群	6.38（2.39）[a]		

③城乡不同健康理念行为人群的健康自评差异

对城乡不同健康理念行为人群的健康自评差异进行比较，从多重比较结果可以看出，城乡不同健康理念行为人群之间存在显著的健康自评差异。在城镇，表现为主动健康人群的健康自评评分显著高于被动健康人群（p=0.014）和一般人群（p=0.019）。农村的结果与城镇相反，表现为主动健康人群健康自评评分显著低于被动健康人群（p<0.001）和一般人群（p=0.002）（表 6.14）。

表 6.14　城乡不同健康理念行为人群健康自评多重比较 M（SD）

城乡	健康理念行为分组	健康自评	F 值	*p*
城镇	主动健康人群	6.59（2.16）[a]	3.403	0.033
	被动健康人群	6.42（2.24）[b]		
	一般人群	6.58（2.14）[a]		
农村	主动健康人群	5.72（2.91）[a]	7.759	<0.001
	被动健康人群	6.17（2.53）[b]		
	一般人群	6.05（2.66）[b]		

（2）不同健康理念行为人群 ADL 损伤得分和失能状况的差异

①随增龄的 ADL 损伤得分和失能状况差异

从图 6.49 可以看出，在 50 岁及以上人群中，被动健康人群的 ADL 损伤得分显著高于主动健康人群，这一差异随增龄不断扩大。多重比较分析结果显示，不同健康理念行为人群的 ADL 损伤得分存在显著差异（表 6.15）。表现为，一般人群 ADL 损伤得分显著高于被动健康人群（p=0.003），也显著高于主动健康人群（p<0.001）。

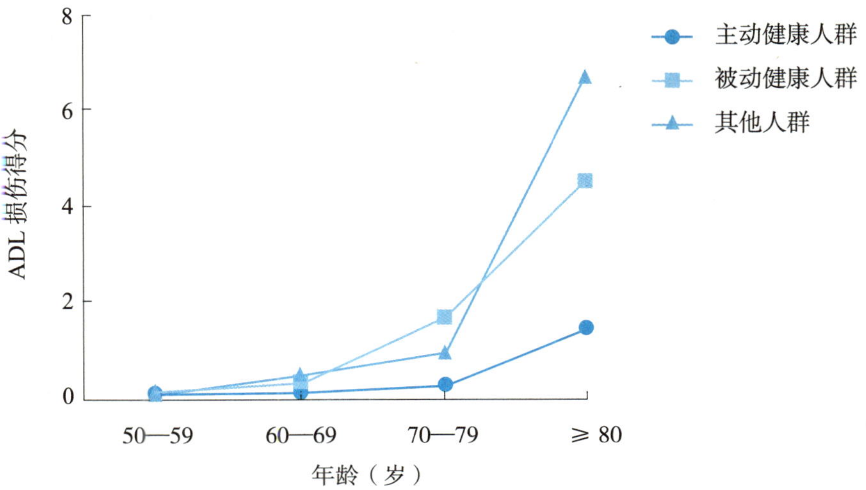

图 6.49　不同健康理念行为人群 ADL 损伤评分随增龄的变化

表 6.15　不同健康理念行为人群 ADL 损伤评分多重比较 M（SD）

健康理念行为分组	ADL 损伤评分	F 值	p
主动健康人群	0.35（2.86）[a]	28.338	<0.001
被动健康人群	0.98（5.49）[b]		
一般人群	1.38（6.98）[c]		

对不同健康理念行为人群 ADL 失能率进行卡方检验，结果显示，不同健康理念行为人群 ADL 失能率组间差异显著。表现为主动健康人群的失能率显著低于被动健康人群和一般人群（p<0.001）（表 6.16、图 6.50）。

表 6.16　不同健康理念行为人群 ADL 失能状况的卡方分析（%）

ADL	健康理念行为分组			χ^2	p
	被动健康人群	主动健康人群	一般人群		
失能	3.9[a]	1.9[b]	4.6[a]	36.163	<0.001
可自理	96.1[a]	98.1[b]	95.4[a]		

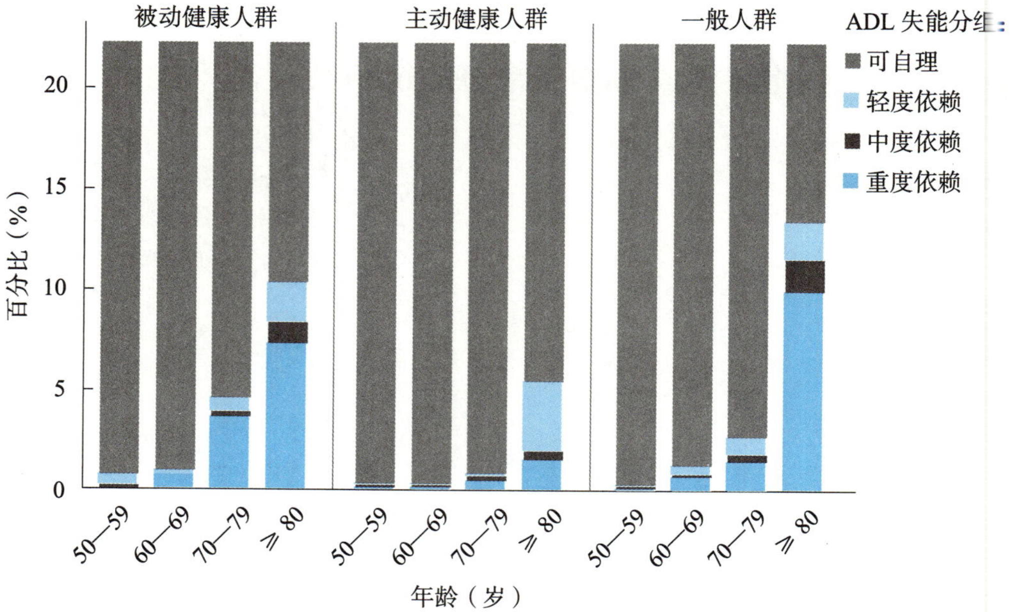

图 6.50　不同健康理念行为人群随增龄的 ADL 失能率

②分性别不同健康理念行为人群的 ADL 差异

不同性别人群中，主动与被动健康人群 ADL 失能的占比存在差异。其中男性人群表现为一般人群的失能率显著高于主动与被动健康人群（p<0.001）。女性人群表现为一般与被动健康人群的失能率显著高于主动健康人群（p<0.001）。无论男女，主动健康人群的 ADL 功能状况都是最好的（表 6.17）。

表 6.17　分性别不同健康理念行为人群 ADL 失能状况的卡方分析（%）

性别	失能分组	主被动健康分组			χ^2	p
		被动健康人群	主动健康人群	一般人群		
男性	失能	3.5[a]	2.2[a]	5.1[b]	16.268	<0.001
	可自理	96.5[a]	97.8[a]	94.9[b]		
女性	失能	4.6[a]	1.8[b]	4.3[a]	23.713	<0.001
	可自理	95.4[a]	98.2[b]	95.7[a]		

③分城乡不同健康理念行为人群的 ADL 差异

将 ADL 作为连续变量，对城乡不同健康理念行为人群 ADL 损伤得分进行检验。多重比较结果显示，城镇主动健康人群 ADL 损伤得分显著低于被动健康（p=0.05）和一般人群（p=0.010）。在农村，一般人群 ADL 损伤得分显著高于主动健康（p<0.001）和被动健康人群（p=0.002）（表 6.18）。

表 6.18　分城乡不同健康理念行为人群 ADL 损伤评分多重比较 M（SD）

城乡	健康理念行为分组	ADL 损伤评分	F 值	p
城镇	主动健康人群	0.25（2.13）[a]	5.076	0.006
	被动健康人群	0.61（4.12）[b]		
	一般人群	0.48（3.28）[b]		
农村	主动健康人群	0.64（4.40）[a]	9.078	<0.001
	被动健康人群	1.02（5.56）[a]		
	一般人群	1.68（7.83）[b]		

将 ADL 作为分类变量来看，对城乡不同健康理念行为人群的失能率进行差异分析。无论城乡，主动健康人群的失能率都是最低的，这一差异在农村更为明显（图 6.51、表 6.19）。

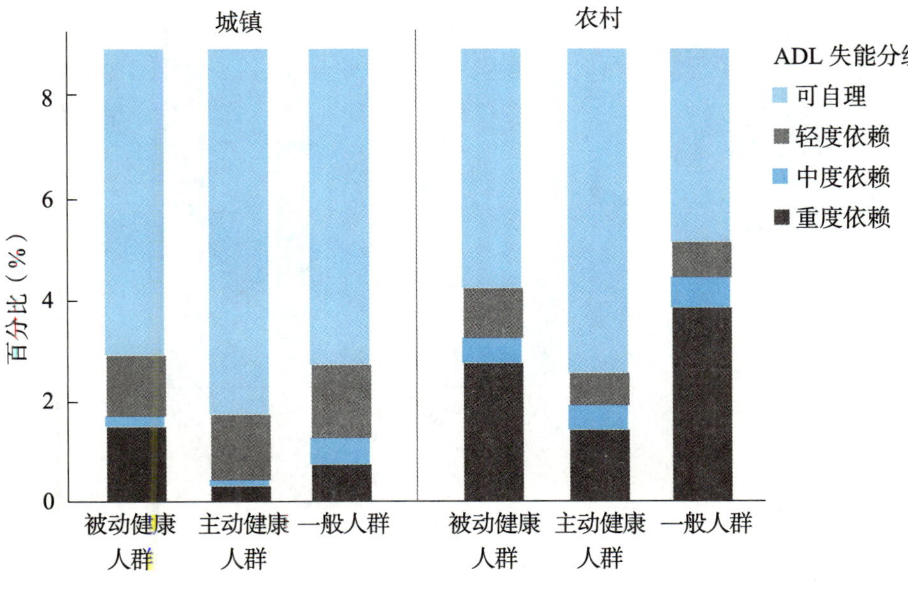

图 6.51　分城乡不同健康理念行为人群 ADL 失能状况

表 6.19 分城乡不同健康理念行为人群 ADL 失能状况的卡方分析（%）

城乡	ADL 分组	健康理念行为分组			χ^2	p
		被动健康人群	主动健康人群	一般人群		
城镇	失能	2.8[a]	1.7[a]	2.7[a]	5.612	0.061
	可自理	97.2[a]	98.3[a]	97.3[a]		
农村	失能	4.2[a, b]	2.5[b]	5.1[a]	9.352	0.009
	可自理	95.8[a, b]	97.5[b]	94.9[a]		

（3）不同健康理念行为人群 IADL 失能状况的差异

①随增龄的 IADL 失能状况差异

从图 6.52 的结果可以看出，随增龄，被动健康人群部分失能和完全失能的比例显著高于一般人群和主动健康人群，并且这一差异不断增大，在 80 岁及以上人群中达到最大。对不同健康理念行为人群 IADL 失能率（包括部分和完全失能）进行组间比较分析，结果显示，不同健康理念行为人群 IADL 失能率存在显著的组间差异，表现为主动健康人群的失能率显著低于其他人群（$p<0.001$）（表 6.20）。

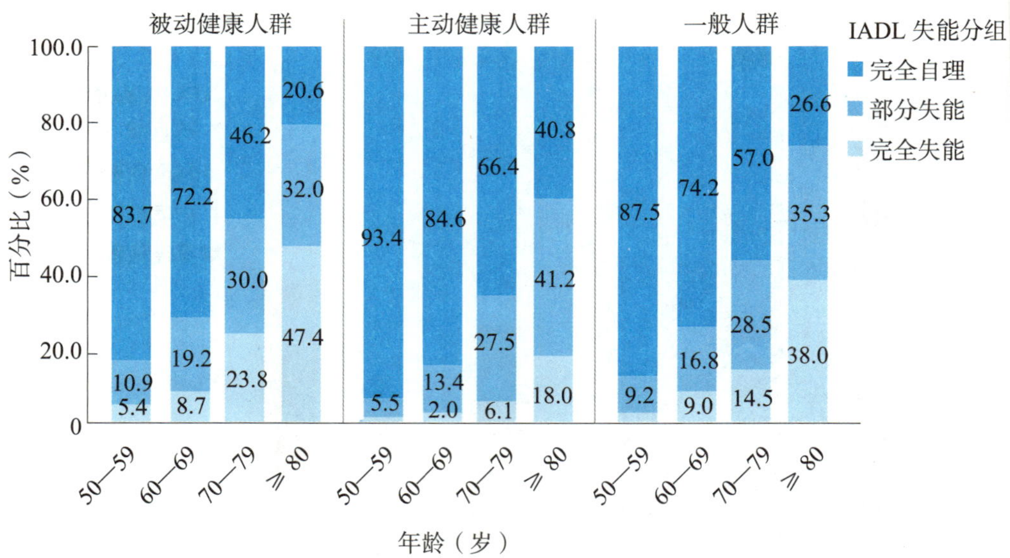

图 6.52 不同健康理念行为人群 IADL 失能状况随增龄的分布

表 6.20　不同健康理念行为人群 IADL 状况比较（%）

IADL 分组	健康理念行为分组			χ^2	p
	被动健康人群	主动健康人群	一般人群		
失能	37.4[a]	26.3[b]	35.2[a]	73.204	<0.001
可自理	62.6[a]	73.7[b]	64.8[a]		

②分性别不同健康理念行为人群的 IADL 差异

无论男女，被动健康人群中部分失能和完全失能的情形都是最严重的。比较来看，在女性群体中，健康理念行为因素带来的差异更为明显，表现为主动健康女性群体的 IADL 状况好于一般人群，更远好于被动健康人群（图 6.53、表 6.21）。

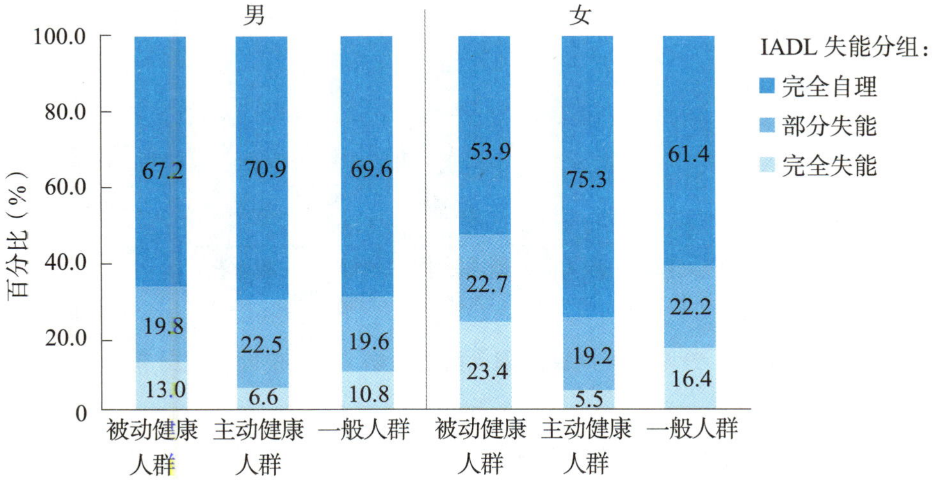

图 6.53　分性别不同健康理念人群 IADL 失能状况分布

表 6.21　分性别不同健康理念行为人群 IADL 状况比较（%）

性别	失能分组	健康理念行为分组			χ^2	p
		被动健康人群	主动健康人群	一般人群		
男性	失能	32.8[a]	29.1[a]	30.4[a]	3.984	0.137
	可自理	67.2[a]	70.9[a]	69.6[a]		
女性	失能	46.1[a]	24.7[b]	38.6[c]	120.202	<0.001
	可自理	53.9[a]	75.3[b]	61.4[c]		

③城乡不同健康理念行为人群的 IADL 差异

城乡不同健康理念行为人群的 IADL 失能状况有所不同。在城镇，主动健康人群 IADL 自理率最高，其次是一般人群，最低的是被动健康人群，但三者差异不大。这一差异在完全失能的比例上更为明显。城镇被动健康人群完全失能的比例（10.1%）比主动健康人群高近 6 个百分点。在农村，主动健康人群的 IADL 功能状况优势更为显现，并且具有统计显著性（图 6.54、表 6.22）。

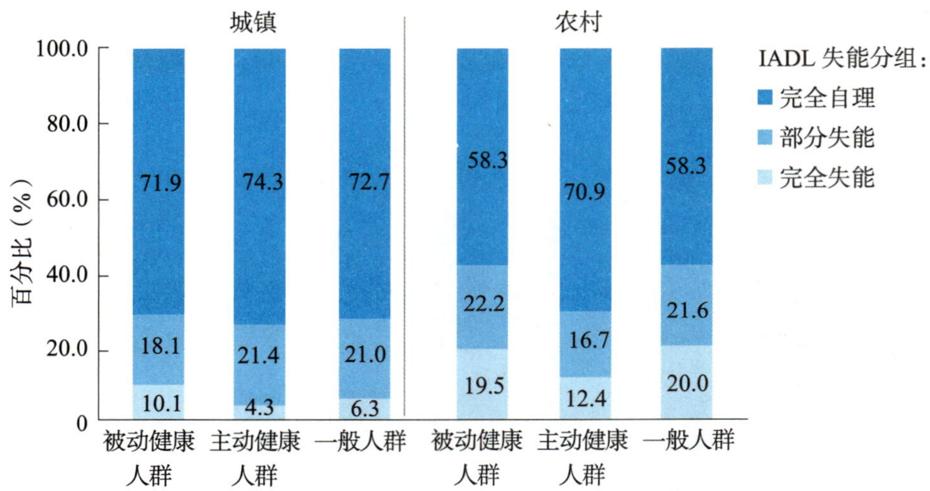

图 6.54　分城乡不同健康理念行为人群 IADL 失能状况分布

表 6.22　城乡不同健康理念行为人群 IADL 失能率的卡方检验（%）

城乡	IADL 分组	健康理念行为分组			χ^2	p
		被动健康人群	主动健康人群	一般人群		
城镇	失能	28.1[a]	25.7[a]	27.3[a]	1.979	0.371
	可自理	71.9[a]	74.3[a]	72.7[a]		
农村	失能	41.7[a]	29.1[b]	41.7[a]	26.581	<0.001
	可自理	58.3[a]	70.9[b]	58.3[a]		

6.4.3 总结与建议

（1）不同健康理念行为人群特征存在显著差异

统计检验表明，三种不同健康理念行为人群的特征间存在显著差异。从整体占比特征来看，主动健康人群与被动健康人群的特征差异主要表现在性别、受教育程度和社会网络类型三个方面。主动健康人群以女性、高等教育和家庭网络类型为主，而被动健康人群则以男性、中等教育和限制型网络类型为主。

以上结果提示我们，通过社会和家庭的多方力量，能够从不同方面改善人群的整体健康理念和行为。

一方面我们要重视对健康老龄化、积极老龄化理念的普及宣传，引导和帮助更多的人建立积极的人生价值取向，践行健康生活方式。另一方面，努力营造更加和谐友善的社会环境，推进多样化的公共设施建设，鼓励更多的人以多种形式参与到社会活动当中，并从中拓展自我的社会网络规模，丰富自我的社会网络资源，强化主动健康的理念与行为。

（2）整体上主动健康人群呈现出更好的健康结果

主动健康人群在健康自评、ADL 和 IADL 自理能力上都显著好于其他人群，并且这一差异在女性和农村人群中更加显著。

健康意识是健康素养的重要内容，是影响健康行为及健康结果的重要路径。正确的健康意识有利于支配个体做出相应维护健康的行为，因此也就对应了更好的健康结果[17]。虽然对于健康意识与健康结果之间的直接研究还较少，但是增强健康意识对于行为改变的作用已经得到广泛的证实[18][19]。提高人群健康意识，能够使其形成更加良好的生活习惯，增强其改变不良生活方式的决心，变被动为主动，最终实现对疾病的预防或控制[10]。

目前已有大量的研究证实了健康行为（生活方式）与健康结果之间的紧密联系[20]。由生活方式所导致的慢性非传染性疾病已经占疾病谱的

80% 以上。世卫组织公布的影响健康和寿命的五大因素中，生活方式占60%。健康行为相较于健康理念是对健康更直接的影响途径。狭义的生活方式主要就包含了本部分数据所涉及的主要方面，如饮食、运动、吸烟、饮酒以及体检等健康行为，而这些行为正是与我们每天的生活息息相关的。本研究显示，主动健康人群较被动健康人群有更好的健康自评和生活自理功能，而这些都与健康、积极的生活方式具有密不可分的关系。以往的研究也证明，积极的生活方式，如规律锻炼、规律饮食、规律体检[21]等与人群的身心健康和生活功能有着显著的正相关关系[22]，而具有消极生活方式如饮酒、缺乏锻炼等的人群，则体现出更差的健康状况与能力[23]。

因此，促进人群的健康意识和健康行为十分重要。对国民健康意识的影响机制的研究表明，健康意识与社会经济地位、互联网等数字化技能，以及政府对健康资源的投入具有显著的关联[24]。因此我们必须发挥全社会的助推作用，努力破除社会结构因素对于国民健康意识的束缚，着重推进数字化技术在不同地区的普及，并且发挥好公共政策对健康差距的弥合作用。

(3) 女性不同健康理念行为人群间的健康差异大于男性

前述分析显示，女性中不同健康理念行为人群之间的健康结果差异要显著大于男性，这一区别主要体现在健康自评和 IADL 自理能力功能上。

进一步分析发现，主动健康人群中，女性在健康行为上的践行比例要高于男性，而被动健康人群中女性健康行为践行比例又低于男性。这自然会加大不同健康理念行为人群间健康状况的性别差距。

以往研究证实，性别能够显著预测我们的健康行为，不同性别人群的健康行为会受其性别角色的影响[25]，这一特征在行为心理学中被认为可能与人的“健康控制信念”相关[26]。健康控制信念即个体认为自己的健康是由内部或外部因素控制的程度，主要分为内在性、机会性、医疗性和其他几类。也就是说一个人的健康信念表现为认为个体的健康是自己决定、是偶然因素决定、是医生决定，还是其他因素决定。具有较高内部健康控制信念的人，会更有可能从事积极和保护性的健康行为，因为他们认为个体健康的决定因素在个人。而倾向外部性的人群则认为健康不太能够受到自我控制，是由偶然因素和其他因素导致，因此也就不倾向于践行健康行为。研究显示，相较于男性，女性具有更高水平的内部健康控制信念，但是这一情况主要体现在健康状况良好的女性中，在健康水平较低的女性中，其内部健康控制信念可能低于男性 [27]。这反映出健康以及健康行为复杂的性别差异。

社会人口因素和健康行为之间的差异化特征，能够对卫生保健干预和政策制定提供一定的指导，即针对不同性别人群的健康信念特征进行差异化干预，才能够实现最大的个体化健康提升。

（4）不同健康理念和行为对农村人群的健康结果影响更大

分析显示，农村人群健康状况受健康理念和行为的影响更大，主要体现在生活自理能力上。农村主动健康老年人群的 ADL 和 IADL 失能率都显著好于被动健康人群。但是，以上健康差异在城镇人群中则并不显著。

由此可以推断，相较于农村，城镇老年人口的健康结果受其他因素的影响更大，如社会经济状况、医疗卫生资源和公共卫生设施等。以往的研究显示，不同的健康影响因素对城乡人群的作用效果存在差异，如一项覆盖 9 个省市的实证研究显示，城镇居民的健康状况与收入呈正相关关系，但是农村居民总体的健康与收入关系并不显著 [28]。同样另一项基于全国的数据开展的研究也显示，收入对于农村老年人的健康影响大于对城镇老年人的影响 [29]。有关中国城乡居民健康不平等情况的研究显示 [30]，虽然健康的生活方式和生活环境，如锻炼、干净的饮用水等因素对于城乡居民的健康起到了积极作用，但是就健康的决定因素来看，经济收入、基本医疗保险和社交活动等对于城镇中老年人的健康影响可能更大[31]。

因此，应当根据城乡不同情况开展有针对性的健康促进项目。如进一步推进和提升医疗和养老保险制度对城乡老年人群的覆盖范围和保障力度，通过媒体宣传和基础设施建设，鼓励更多的城镇老年人进行社会参与，从而改善其健康状况，同时提高其生活质量。此外，还要加快构建覆盖城乡的老年健康服务体系，推进健康教育和预防保健服务的城乡均衡发展，宣传积极、健康的生活方式，纠正不良习惯及错误认识，增强老年人在疾病防治和功能维护方面的能力，不断提高农村老年人的健康水平。

6.5 不同精神意志人群的健康状况分析

意志在人类心理和实践行为中占据着动机原点的主导地位。心神健康的“神”指向人的精神意志。一方面，人活着是为了寻找生命意义，一旦找到意义，人不仅会感到幸福，还具备应对磨难的能力。另一方面，精神意志坚强的人，在同样恶劣的环境条件下，身心遭受的损害会比意志薄弱者轻得多。我们尝试将“精神意志”定义为：个体具有积极正确目标的同时，能够坚定不移地执行下去的一种特质。根据以上定义，用生命意义感反映精神层面的人生理想和生命价值，用心理韧性反映意志品质，共同构成对精神意志的测量。

6.5.1 人群划分

选择“我感到生命毫无意义”来测量精神意志的意义感；以“在经历艰难困苦后，我能很快地恢复过来”来测量精神意志的心理韧性。从上述两方面来对不同精神意志人群进行划分。

（1）生命意义感

基于对“我感到生命毫无意义”这道题的回答，将选择“不符合”

的人群归为“生命意义感强”的人群；选择“有些符合”“符合”和“非常符合”的人群归为“生命意义感弱”的人群。数据显示，“生命意义感强”人群占比为 94%，“生命意义感弱”人群占比为 6%（表 6.23）。

生命意义感弱的人群在不同年龄组中的占比差异不大，都在 6% 左右（图 6.55）。

表 6.23　生命意义感分组

	频数	百分比（%）
生命意义感强	16 150	94.0
生命意义感弱	1028	6.0
总计	17 178	100.0

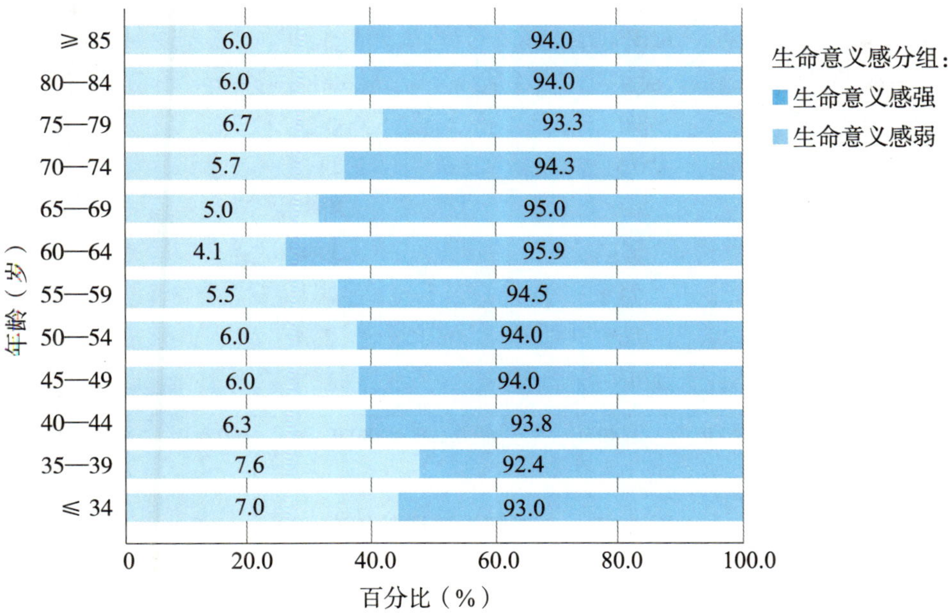

图 6.55　生命意义感随增龄的变化

（2）心理韧性

基于对“在经历艰难困苦后，我能很快地恢复过来”这一问题的回答，将选择“同意”和“非常同意”的归为“心理韧性强”群体；将选择“非常不同意”“不同意”和“说不清”的归为“心理韧性弱”群体。“心理韧性强”人群占比为 66%，“心理韧性弱”人群占比为 34%（表 6.24）。

“心理韧性强”人群的占比随增龄逐渐降低，在 85 岁及以上人群中将至最低。从 70 岁开始，人们的心理韧性开始呈现明显的弱化趋势（图 6.56）。

表 6.24　心理韧性分组

	频数	百分比（%）
心理韧性弱	5868	34.0
心理韧性强	11 378	66.0
总计	17 246	100.0

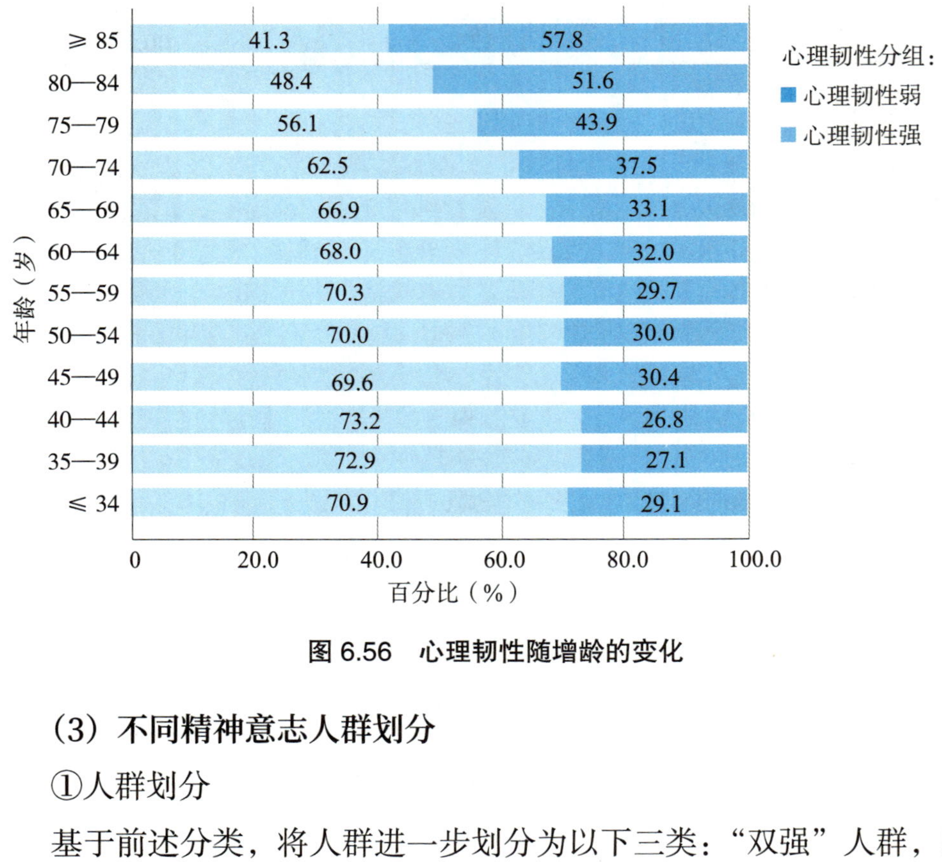

图 6.56　心理韧性随增龄的变化

（3）不同精神意志人群划分

①人群划分

基于前述分类，将人群进一步划分为以下三类：“双强”人群，即生命意义感强且心理韧性强的人群；“双弱”人群，即生命意义感弱且心理韧性弱的人群；“一强一弱”人群，即生命意义感强、心理韧性弱，或生命意义感弱、心理韧性强的人群。从人群分布来看，“双强”人群占比最高，为 62.9%，其次是“精神强意志弱”人群（31.1%），其他群体占比都较低（表 6.25）。

从不同精神意志人群随增龄的分布可以看出，“双强”人群的占比逐渐减少，“双弱”人群和“意义感弱韧性强”人群的占比变化不大，“意义感强韧性弱”人群的占比逐渐增加（图 6.57）。

表 6.25　精神意志人群划分

		频数	百分比（%）
双强人群	精神意志强人群	10 772	62.9
双弱人群	精神意志弱人群	499	2.9
一强一弱人群	精神强意志弱人群	5321	31.1
	精神弱意志强人群	528	3.1
总计		17 120	100.0

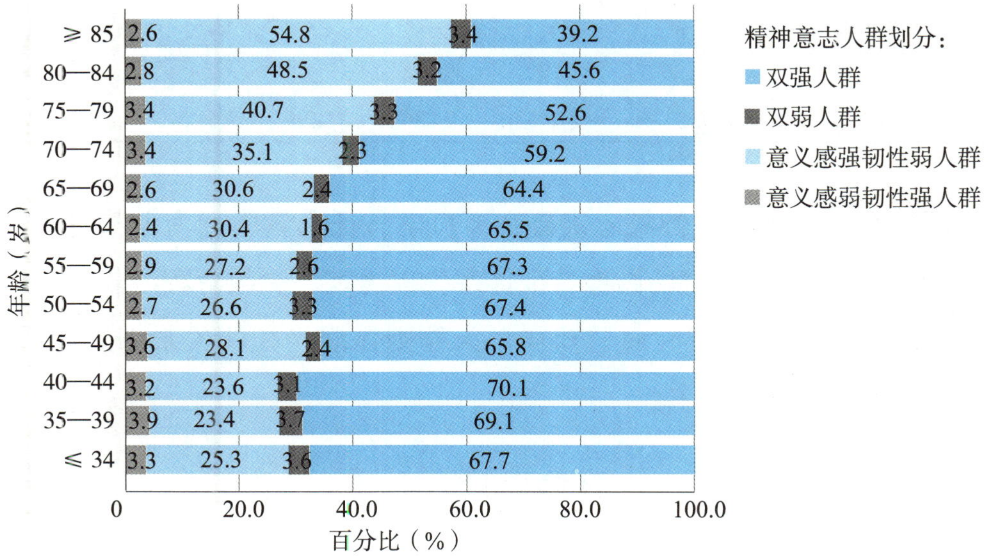

图 6.57　精神意志人群分布随增龄的变化

②人群描述

“精神意志”概念的内涵比较抽象，为了对不同人群状况有更好的理解，我们对不同精神意志人群的基本特征进行了描述分析，包括人口学特征、婚姻关系、健康行为以及社会参与等（表 6.26）。

表 6.26 不同精神意志人群的特征（%）

人群特征		精神意志				χ^2	p
		双强人群	双弱人群	意义强韧性弱	意义弱韧性强		
性别	男	64.6[a]	3.0[a]	29.2[a]	3.3[a]	27.989	<0.001
	女	61.2[b]	2.8[a]	33.0[b]	3.0[a]		
受教育程度	文盲	44.8[a]	2.3[a]	51.0[a]	1.9[a]	503.565	<0.001
	小学	54.2[b]	3.0[a]	39.9[b]	2.9[a,b]		
	中学	65.2[c]	2.8[a]	28.4[c]	3.6[b]		
	大专及以上	69.8[d]	3.1[a]	24.3[d]	2.8[a,b]		
婚姻满意度	满意	66.7[a]	2.0[a]	28.8[a]	2.5[a]	241.758	<0.001
	一般	54.9[b]	5.4[b]	34.7[b]	5.0[b]		
	不满意	50.0[b]	11.6[c]	31.2[a,b]	7.2[b]		
社会网络	限制型网络	55.0[a]	2.5[a]	39.5[a]	3.0[a]	442.834	<0.001
	朋友型网络	65.2[b]	5.3[b]	22.8[b,c]	6.7[b]		
	多元型网络	72.5[c]	3.5[a,b]	20.6[c]	3.3[a]		
	家庭型网络	70.2[c]	2.2[a]	24.9[b]	2.7[a]		

可以看出，不同精神意志人群在人口学特征和健康行为上都有其不同的特征。“双强”人群的画像特征体现为以男性、受教育程度较高、以及家庭型社会网络为主。而“双弱”人群则体现为配偶关系满意度低，以及限制型社会网络为主。

6.5.2 不同精神意志人群健康状况比较

（1）不同精神意志人群健康自评的差异

从图 6.58 可以看出，“双强”人群的健康自评在所有年龄段中均最高；而“双弱”人群的健康自评在所有年龄段中基本上是最低的。在“一强一弱”人群中，意义感强韧性弱的人群全年龄段健康自评的评分整体上高于意义感弱韧性强的群体。由于调查对象中意义感弱韧性强人群较少，因此数据的波动性较大。多重比较分析的结果显示，四组人群在健康自评的分数上均有显著差异（$p<0.05$）（表6.27）。

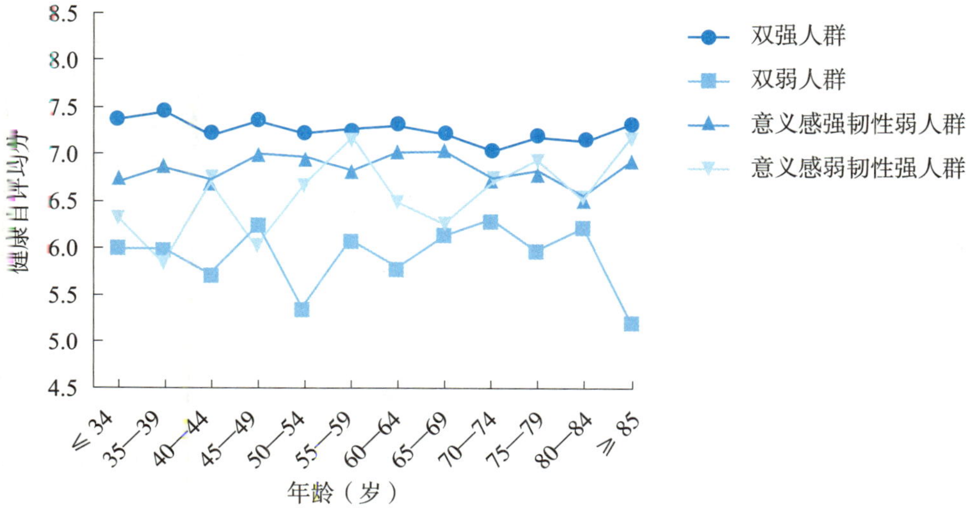

图6.58　分年龄组不同精神意志人群的健康自评平均值

表6.27　不同精神意志人群健康自评的多重比较 M（SD）

精神意志分组	健康自评	F值	*P*
双强人群	7.28（1.95）[a]	125.612	<0.001
双弱人群	5.93（2.17）[b]		
意义感强韧性弱人群	6.86（2.05）[c]		
意义感弱韧性强人群	6.51（2.34）[d]		

（2）不同精神意志人群ADL状况差异

①ADL损伤评分差异

从图6.59可以看出，“双强”人群的ADL损伤评分在所有年龄段均最低；“双弱”人群ADL损伤评分在80岁及以上人群中最高，在80岁之前处于波动状态；“意义感强韧性弱”人群的ADL损伤评分在80岁之前最高，在80岁之后，低于“双弱”人群；而“意义感弱韧性强”人群的ADL损伤评分在所有年龄段中均较低。多重比较分析的结果显示，“双强”人群与“双弱”人群、“意义感强韧性弱”群体的 ADL 损伤评分存在显著的组间差异（$p<0.05$）。而“双弱”人群与“双强”人群、“意义感弱韧性强”群体的 ADL 损伤评分存在显著的组间差异（$p<0.05$）（表 6.28）。

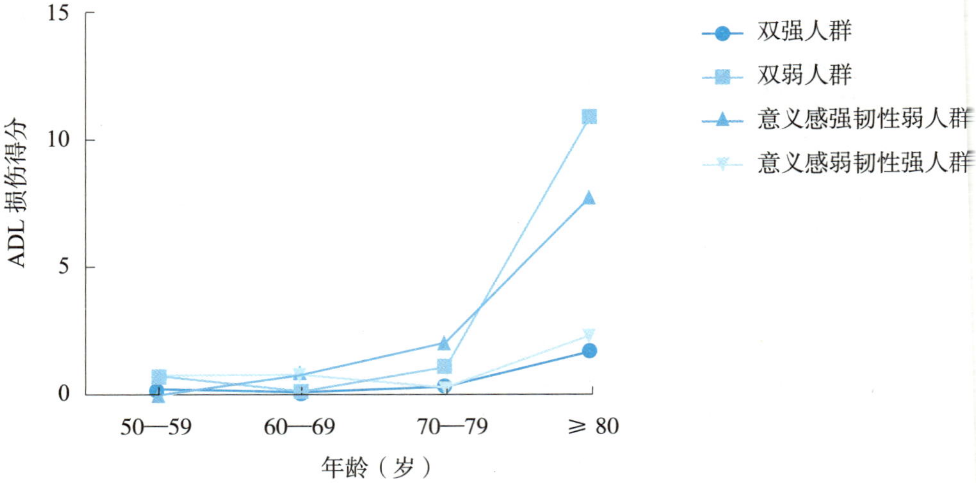

图 6.59　不同精神意志人群 ADL 损伤得分随增龄的变化

表 6.28　不同精神意志人群 ADL 损伤评分的多重比较

精神意志分组	ADL 损失评分	F 值	P
双强人群	0.28（2.66）[a]	123.774	<0.001
双弱人群	2.19（8.40）[b]		
意义感强韧性弱人群	2.43（9.19）[b]		
意义感弱韧性强人群	0.81（4.10）[a]		

② ADL 失能率差异

从图 6.60 可以看出，四组人群随增龄的失能比例都在逐渐增大，在 80 岁及以上人群中，“双弱”人群中重度依赖的占比最大，其次是“意义感强韧性弱”人群，再次是“意义感弱韧性强”人群，最低的是“双强”人群。从失能率（包括轻、中、重度依赖）上看，“双强”人群的失能率是最低的，其次是“意义感弱韧性强”群体，均明显低于其他两个群体。统计检验显示这一组间差异是具有统计显著性的（表 6.29）。

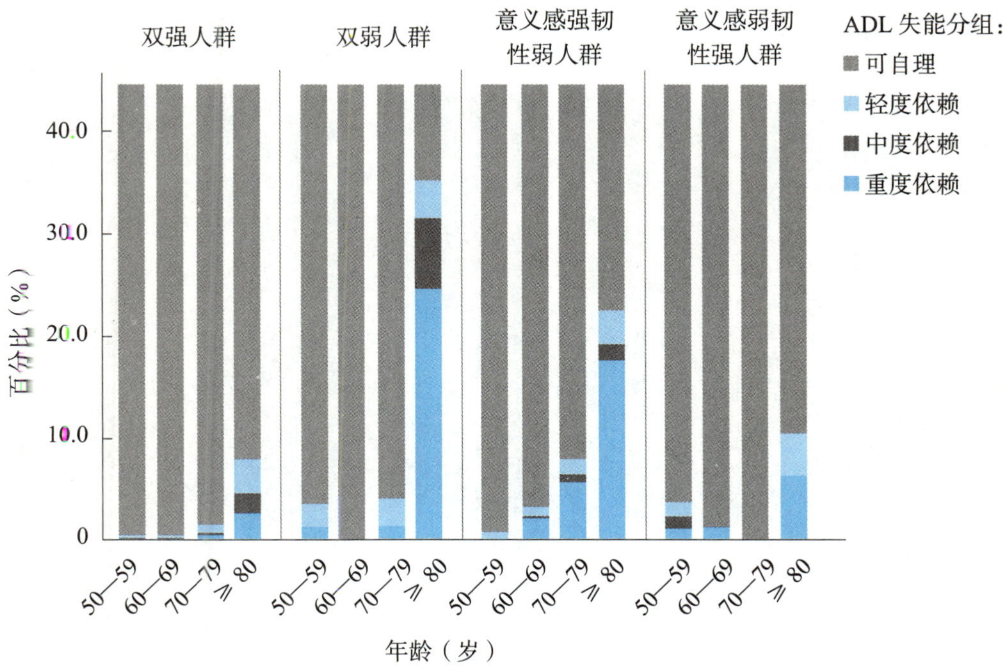

图 6.60　分年龄组不同精神意志人群的 ADL 状况

表 6.29　不同精神意志人群 ADL 状况比较（%）

ADL	健康分组				χ^2	p
	双强人群	双弱人群	意义强韧性弱	意义弱韧性强		
失能	1.6[a]	8.0[b,c]	7.8[c]	3.9[b]	294.910	<0.001
可自理	98.4[a]	92.0[b,c]	92.2[c]	96.1[b]		

（3）不同精神意志人群 IADL 状况差异

从图 6.61 可以看出，四组人群随增龄的失能比例均逐渐增大，特别是进入高龄阶段后。在 80 岁及以上人群中，“双弱”人群部分和完全失能的占比均最大，其次是“意义感弱韧性强”人群，再次是“意义感强韧性弱”人群，最低的是“双强”人群。整体来看，“双强”人群的 IADL 功能状况是最好的，在与其他三组的比较上也具有统计显著性（表 6.30）。

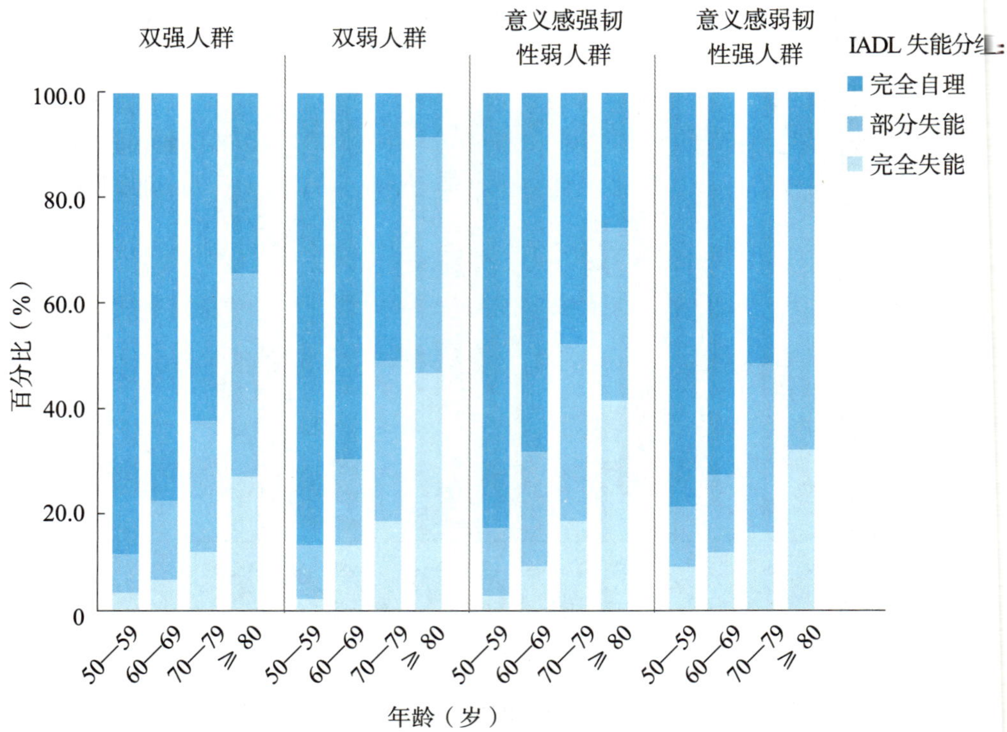

图 6.61 分年龄组不同精神意志人群的 IADL

表 6.30 不同精神意志人群 IADL 状况比较（%）

IADL	精神意志分组				χ^2	p
	双强人群	双弱人群	意义强韧性弱	意义弱韧性强		
失能	23.2[a]	35.7[b]	39.4[b]	32.9[b]	353.833	<0.001
可自理	76.8[a]	64.3[b]	60.6[b]	67.1[b]		

6.5.3 总结与建议

心理韧性随增龄变化较大。从增龄比较可以发现，“双强”即“生命意义感强韧性强”群体随增龄的占比显著减小，“意义感强韧性弱”群体随增龄的占比显著增加。分维度来看，生命意义感随增龄的变化并不显著，基本保持相对稳定，因此以上两个人群占比随增龄的变化主要是“心理韧性”的增龄差异带来的，心理韧性强人群随增龄显著降低。

心理韧性，从根本上来说是指一种积极的适应，即在经历逆境的情况下保持或恢复心理健康的能力[32]。其核心问题是，人们如何在承受逆境的同时，不产生消极的身心健康后果，以往的研究将心理韧性概念化为一种动态的过程，显示了一种克服逆境的能力。老年人群在经历衰老的过程中，极有可能经历更多种形式的逆境，可能是身体或认知功能的衰退，可能是失去爱人和朋友，也可能是社会角色的减少。鉴于这些逆境在老年人群中的普遍存在，研究显示，高龄人群的心理韧性会较低龄人群更差[33]，这一点与我们的研究结果相一致。

能够看到，在老年群体当中，心理韧性具有更加现实的作用，我们要重视对老年人心理韧性，也就是经历逆境后能够尽快恢复的“复原力”的培养，使老年人在面对生活中的负性事件时，能够具有更多的“储备资源”以应对。研究证实[34]，个人、社会和环境资源三个方面的协同作用，能够帮助个人建立储备，培养更强的适应力，这提示我们，需要在人口层面采取促进心理韧性的公共政策举措，通过增加储备和保护性资源，提升老年人群的整体健康水平。

“双强”人群具有更好的健康结果。从分析结果来看，生命意义感强且心理韧性强的“双强”人群在健康自评、ADL 和 IADL 功能方面都显著优于其他三组人群，并且这一差异体现在所有年龄段中，其中在 80 岁及以上高龄阶段的差异最大。同时，生命意义感弱且心理韧性弱的“双弱”人群在所有健康结果上都表现最差，这一差异同样体现在所有年龄段中。

生命意义感是个体对生命的感受，是个体对生活的目的、方向和态度的看法，是一种高层次的心理感受。而心理韧性是一种相对稳定的人格特征，是一种适应压力事件的自然能力，它表现为一种积极的特质。生命意义感在个体心中如同指挥棒的作用，当个体追求生命意义感越强，越容易关注到积极的信息和吸收到正能量，更容易发挥心理韧性的作用[35]。而反之，当个体拥有强烈的生命无归属、无意义感，则会更容易关注到消极的信息，遇到困难更容易深陷其中，心理韧性更弱。而较强的生命意义感、心理韧性与更好的情绪健康、心理健康、社会功能健康、主观幸福感、生活满意度和身体健康都有明确的相关性[36]。本研究中的结果，也证实了以上结论。

同时，从“双强”人群的人群特征中，我们可以看出，该人群能够从家庭获得很好的情感支持，如良好的配偶关系以及以家庭型网络为主的社交类型，都能使“双强”人群具备更加积极的心态和对抗挫折的“底气”。这提示我们，个人精神心理的健康始于家庭，营造和构建和谐美好的家庭氛围，同样是决定个人健康的重要方面。

心理韧性对客观功能性健康结果的决定性很大。在“一强一弱”人群中，“生命意义感弱心理韧性强”的人群在 ADL 和 IADL 功能方面都显著好于“生命意义感强心理韧性弱”的群体，而在健康自评上低于意义感强韧性弱人群，其整体健康结果仅次于“双强”人群。从本数据可以看出，心理韧性可能对于客观功能性健康的影响更大，而意义感对于主观健康评价的影响更强。

本研究的结果显示，心理韧性与生命意义感对于人群健康结果的影响具有一定的差异。世界卫生组织在《关于老龄化与健康的全球报告》中提到了关于“心理复原力”的概念，指面临逆境时通过抵抗、恢复或适应来维持或提高功能发挥水平的能力。并且认为，这种复原力是使处于相似水平的个体之间产生差异的原因[37]。其实也就是我们这里的“心理韧性”的概念。可见心理复原力（心理韧性）对于老年人群健康状态，尤其是功能发挥都有着至关重要的作用，部分支持了我们的结果。但同时需要注意的一点是，我们这里所选取的体现“生命意义感”的问题，仅仅是用“我感到生命毫无意义”来进行测量，仅仅代表了最基本的生存意义感，无法体现出更高阶层的“人生目标”和“自我实现”的内涵，导致人群区分度差。也正是这个原因，在本研究中具有“较强生命意义感”的人群占比达到了 94%。而真正关于“生命意义感”（meaning in life questionnaire, MLQ）的测量[38]，包含了意义拥有（MLQ–P）量表和意义寻求（MLQ–S）量表两个部分的 10 道题。因此，本研究中的“生命意义感”测量，可能无法真正反映出生命意义感与健康结果的强相关性。后续研究可考虑采用独立完整的生命意义感测量量表来进行评估。

目前的心理健康促进行动主要针对具体的情绪状态及精神健康，如治疗和改善抑郁、焦虑等精神障碍和心理行为问题。我们研究中所涉及的“精神意志”更倾向于个人精神层面更本质的一种特质，是一种深层且稳定的心理能力和精神状态，是一个人精神的底层核心能力，它能够支撑和引导我们的行为和态度。心理韧性来自对更高生命意义的追求，只有拥有和建立自己的人生目标，让生命变得更加有意义，才能激发起克服磨难的勇气与决心，增强自身的底层精神力量，从而拥有更加积极、健康的生活。基于研究分析，提出以下政策建议。

从政策干预层面增强老年人心理韧性。随着寿命的增加，老年人经历逆境的可能性也在成比例的增加。因此，这提示我们需要在人口层面找到解决方案。心理韧性是一个多层面的概念，涉及身体和心理等众多领域，通过在人口层面促进心理韧性的公共政策举措，希望能够在不断增加的老年人口中，让更多的人体验到更好的生命质量。通过公共政策干预改进社会和环境资源的潜力很大，正如心理韧性理论研究中提到的，个人、社会和环境资源的参与，能够使老年人直面衰老带来的各种挑战，促进更大的适应性，从而提高老年人的幸福感。这些类型的“储备资源”强调以个人以外的资源为主要贡献，例如社会和环境资源，通过更多的社会资本的投入，以及更高的环境适应，如建设老年人友好城市等类型的政策，使更多的老年人在经历衰老所带来的逆境和压力时，能够更好地应对、更快地恢复，获得更高的生活幸福感和满意度。

重视老年人生命教育，提供老年人自我实现的机会。老年群体对于生活和生命的态度是不同的，随着增龄而来的健康变差、亲友离世、脱离社会等问题，都使老年人群更容易陷入焦灼、抱怨、失落和自卑的情绪中。因此，在我国的老年教育体系中，应当重视对老年人生命观的教育，引导和帮助其建立珍爱生命、创建积极人生的价值取向，挖掘和鼓励其追求自我实现，这对于每一个老年人都是一个崭新的挑战和生命历程。与此同时，社会层面应当鼓励并为老年人实现自我价值创造机会和条件，在一些岗位和服务当中，降低老年再就业门槛，突出老年群体特有的贡献，尊重其为社会付出的可贵精神，才真正能够体现出积极老龄化视野下对于生命主体的平等和不同主体发展权利的尊重。

参考文献：

[1]Jylhä M. What is self-rated health and why does it predict mortality? Towards a unified conceptual model[J]. Social science & medicine, 2009, 69(3): 307–316.

[2] 张文宏，张君安 . 老年人健康自评差异的影响因素研究——基于虚拟情境锚定法的 CHOPIT 模型分析 [J]. 东岳论丛，2020, 41(04): 60–70+192.

[3]Moen, E. R . Education, Ranking,and Competition for Jobs[J].Journal of Labor Economics, 1999, 17(4) : 694–723.

[4] 惠蓉，张华丽，张茹英，等 . 我国老年人健康状况评价 [J]. 实用护理杂志，2002(07): 57–58.

[5]Zimmer,Z., & Kwong, J.Socioeconomic Status and Health Among Older Adults in Rural and Urban China[J].Journal of Aging and Health,2004,16(1): 44–70.

[6] B.G. Link and J. Phelan.Social Conditions as Fundamental Causes of Disease[J]. Journal of Health and Social Behavior, 1995, 80–94.

[7] Ross E C, Wu C. The Links Between Education and Health[J]. American Sociological Review, 1995, 60(5), 719–745.

[8] C.E. Ross and J. Mirovsky. Does Unemployment Affect Health[J]. Journal of Health and Social Behavior 36, no. 3 (1995): 230–243.

[9] D.I. Gregorio, S.J. Walsh, D. Paturzo.The effects of occupation-based social position on mortality in a large American cohort[J]. American journal of public health

1997, 87(9): 1472–1475.

[10] McGinnis and Foege. Actual Causes of Death in the United States[J]. JAMA, 1993, 270(18): 2207–2212.

[11] P. Lee and D. Paxman.Reinventing Public Health[J]. Annual Review of Public Health, 18 (1997): 1–35.

[12] 李婷 . 老龄健康研究方法新视角 [M]. 北京：中国人口出版社，2015.

[13] Litwin, H & S. Shiovitz-Ezra. Social Network Type and Subjective Well-being in A National Sample of Older Americans[J]. Gerontologist, 2011, 51 (3): 379–388.

[14] Cheng ST, Leeck, Chan AC, Leung EM, Lee JJ. Social network types and subjective well-being in Chinese older adults[J]. The journals of gerontology. Series B, Psychological sciences and social sciences, 2009, 64(6): 713–722.

[15]Golden, Jeannette, et al. Loneliness, Social Support Networks, Mood and Wellbeing in Community-dwelling Elderly[J]. International Journal of Geriatric Psychiatry, 2010, 24(7): 694–700.

[16] 赵晓航，李建新 . 丧偶对老年人孤独感的影响：基于家庭支持的视角 [J]. 人口学刊，2019, 41(06): 30–43.

[17] 王春营，朱敏芝 . 健康意识理论的健康教育对高血压患者心理状态、健康行为及血压控制的影响 [J]. 中国健康心理学杂志，2021, 29(03): 348–353.

[18] 王海楠，冯觉平 . 健康意识理论为框架的教育模式对胃肠道恶性肿瘤患者化疗疗效和毒副反应的影响 [J]. 现代临床护理，2016, 15(07): 66–69.

[19] 郝艳青，诸益华，陈红，等 . 基于健康意识理论的健康教育模式在糖尿病患者中的应用效果观察 [J]. 护士进修杂志 , 2017, 32(24): 2254–2257.

[20] 解颖，景汇泉 . 生活方式与健康 [M]. 北京：高等教育出版社，2019.

[21] 孙玉华 . 老年人的健康自评状况及其影响因素研究 [D]. 长春：吉林大学 , 2013.

[22] 毛丽红，朱健民 . 老年身心健康自评与生活方式关联因素的回归分析 [J]. 成都体育学院学报，2009, 35(06): 73–76.

[23] 刘文浩，周建裕，郭晓宇，等. 生活方式对老年人健康状况的影响分析[J]. 中国初级卫生保健，2018, 32(10): 29–31.

[24] 汪斌. 健康中国背景下国民健康意识特征及影响机制 [J]. 深圳社会科学，2022, 5(03): 80–90.

[25] Chukwuorji J B C, Amazue L O, Ifeagwazi C M, et al. Gender and health behaviours of hypertensive patients: Mediating role of control beliefs[J]. Psychology, Health & Medicine, 2017, 22(6): 640–645.

[26] Wallston, B. S., Wallston, K. A., Kaplan, G. D. et al.Development and validation of the health locus of control (HLC) scale[J].Journal of consulting and clinical psychology, 1976, 44(4), 580–585.

[27] Pudrovska, T. Gender and health control beliefs among middle-aged and older adults[J]. Journal of Aging and Health, 2015(27): 284–303.

[28] 齐良书. 收入、收入不均与健康：城乡差异和职业地位的影响 [J]. 经济研究，2006(11): 16–26.

[29] 任勤，黄洁. 社会养老对老年人健康影响的实证分析——基于城乡差异的视角 [J]. 财经科学，2015 (03): 109–120.

[30] 陈俊衣. 中国城乡居民健康不平等研究 [D]. 武汉：华中师范大学，2019.

[31] 覃竹韵. 中老年城乡居民健康差异及其影响因素实证研究 [D]. 南京：南京大学，2017.

[32] Wald J, Taylor S, Asmundson GJG, et al. Literature review of concepts psychological resiliency[J].Toronto (ON): Defence R&D Canada, 2006(07): 1–134.

[33] Windle G , Woods T R , Markland A D.Living with ill-health in older age: The role of a resilient personality[J]. Journal of Happiness Studies, 2010, 11(6), 763–777.

[34] Wister, A. V., Coatta, K. L., Schuurman, N., et al. A lifecourse model of multimorbidity resilience: theoretical and research developments[J]. The International Journal of Aging and Human Development, 2016, 82(4), 290–313.

[35] 谭华玉，黎光明. 大学生生命意义感与无聊状态的关系——心理弹性的中

介效应 [J]. 教育学术月刊，2019, No.319(02): 92–97.

[36] Arslan G, Yldrm M.A Longitudinal Examination of the Association Between Meaning in Life, Resilience, and Mental Well-Being in Times of Coronavirus Pandemic[J]. Frontiers in Psychology, 2021, 28(12): 645597.

[37] 世界卫生组织．关于老龄化与健康的全球报告 [R].2016.

[38] Steger M F, Frazier P, Oishi S, et al.The meaning in life questionnaire: Assessing the presence of and search for meaning in life[J]. Journal of Counseling Psychology, 2006, 53(1): 80–93.

第 7 章　老年人群功能发挥能力评估

人口老龄化带来的是机遇还是挑战，取决于一个重要因素，即老年人口的健康状况[1]。这就需要更好地认识老龄社会条件下，人类健康状态以及有关的现象，大力推进健康老龄化战略，为全社会积极看待老龄社会，积极看待老年人，积极看待老年生活提供健康保障。在个体层面，实施健康老龄化，可以提高老年人的健康水平和生活质量。在宏观层面，可以最大限度地减少人口老龄化带来的负面效应，在提升老年人生活质量的同时保持经济社会发展的活力。作为世界上老年人口最多的发展中大国，大力推进健康老龄化是低成本、高效益应对人口老龄化的战略举措。

世界卫生组织 WHO（2015）明确提出健康老龄化是发展和维护老年健康生活所需的功能发挥的过程。囊括了行动能力和社会功能的功能发挥是健康老龄化战略关注的焦点，这也凸显了对老年人主体性的强调[2]。而这也正与“健康中国”战略的本质要求一致，即把人民健康摆在优先发展的战略地位，从以治病为中心转变为以人民健康为中心。鉴于此，本研究尝试从功能发挥视角出发，对健康老龄化进行测量与评估，探索建立核心评估指标体系，分析和识别我国老年群体功能发挥能力的实际状况及变化规律，为制定科学有效的老龄健康政策和干预方案，积极应对人口老龄化，拓展长寿红利，提供基础信息支撑。

7.1 健康老龄化的理念内涵演变

20 世纪 90 年代，健康老龄化理念开始在全世界普遍推广。在健康老龄化的基础上，2002 年世界卫生组织在马德里第二次世界老龄大会上，提出了影响广泛的“积极老龄化”政策框架，在这一框架中进一步明确了健康老龄化的内涵。健康老龄化是指大多数老年人进入老年期后，生理、心理和社会功能继续保持比较完满的状态，非感染性的疾病得到有效的控制，生活基本能够自理，有较高的生活质量，大多数老年人不需要长期生活在医疗护理中，不需要昂贵的医疗和药物费用支出[3]。

目前，银色浪潮席卷全球，全球老年人口数量和占比都在快速增长，这是史无前例的。为更好地应对老龄化的挑战，需要再度回到健康老龄化议题，推动社会思维和政策设计的系统性改变，提升老年人健康水平，促进老年人参与社会，发挥潜能，成为一种资源而不是负担。

作为健康老龄化理念的提出者，世界卫生组织于 2015 年进一步更新和诠释了健康老龄化的概念内涵、测量方法和政策导向，提出健康老龄化是发展和维护老年健康生活所需的功能发挥的过程（图 7.1）。健康老龄化的重点由疾病转向功能能力，也即个体能够按照自身观念和偏好来生活和行动的能力及相关因素，这由个人内在能力与相关环境特征以及两者之间的相互作用所决定。良好的功能发挥体现为老年人可以满足自身的基本需求，进行学习、成长和决策，保持身体活动，建立和保持各种关系，做出家庭和社会贡献等，这些都是老年人普遍性的美好生活需要。

可见，这一定义更多的是从老年人实际功能能力和生活状况的角度去看待老年健康，而不是以是否患有疾病为判断标准，来区分健康和不健康的个体。也就是说，更为强调老年人的主体性和自主性，更为关注个体实际的生活质量。按照新的定义，健康老龄化涵盖内在能力（内在身体机能和脑力）、功能发挥能力、外部环境等多个方面，并且将促进个体能够自主生活和行动作为健康老龄化的落脚点，充分体现了以人为本的价值导向。同时，也体现了积极而非消极、主动而非被动、全面而非片面的政策导向。“典型老年人”并不存在，个体的老化过程是连续的，各项功能并不会同时衰退。同时，老年人的健康与机能状况是多样化的，尽管某些多样性是遗传基因或个体在生活过程中所做出的选择的体现，但更多的常常是由超出个体控制或无法选择的影响因素所驱动的。这些因素源于人们所居住的物理和社会环境，这些环境可以直接影响健康，或者通过各种影响机遇、决定、行为的阻碍或刺激因素来影响健康[4]。比如，许多老年人即便身患疾病，如果能获得足够的环境支持，同样能够保持良好的活动能力和生活质量。因此，通过减少生命历程中的健康不平等现象，积极营建老年关爱环境，全面促进老年人的功能发挥，尽可能地维持老年人的生活自立与社会联结是完全可能的。

更为重要的是，通过规范和明确相关概念，新的健康老龄化理念框架提供了一种可行的综合评估的方法思路。

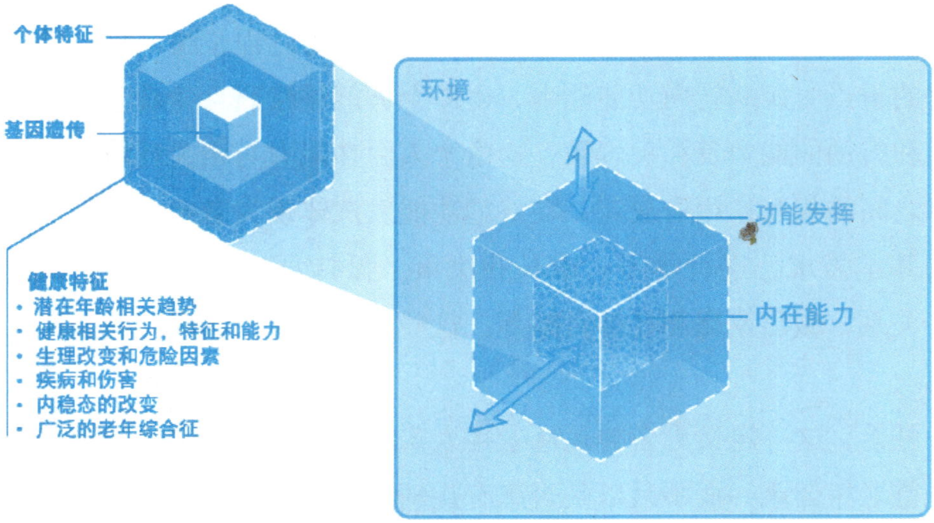

图 7.1 健康老龄化理念框架

7.2 健康老龄化评估方法的发展

7.2.1 健康的测量

在健康研究中，对生理或躯体健康、心理健康、社会适应良好均有所涉及，其中以生理或躯体健康、心理健康受到关注最多。心理健康的测量指标通常包括情绪健康和认知功能两个方面。

测量生理或躯体健康方面的指标包括患病情况、器官功能性评价、疼痛、日常活动能力等。在患病指标方面，老年健康研究更多关注老年人是否患慢性病、患慢性病的数量、常见慢性病患病率以及慢性病共病患病率等。

在器官功能性评价中，对老年人视力和听力功能的关注相对较多，通常以是否存在功能性障碍或者从功能的完好程度进行评价。在疼痛方面的评价则包括是否有身体疼痛及疼痛的部位、程度、频率等。这些单个指标的评价偏向于医学健康的测量，精准但比较片面，难以反映老年人整体的生理健康状况。为了综合反映老年人生理健康状况，尤其是功能性能力的情况，研究者开发设计了日常生活活动能力（ADL）和工具性生活活动能力（IADL）量表，并构造相应指数。ADL 用于测量老年人独立应对日常生活活动的基本自我照顾能力，IADL 用于测量老年人应用社会设施的生活自理能力。

不同的健康测量指标关注老年人躯体健康的不同方面，又分别对应着老年人不同的健康需求，比如患病、疼痛情况对应医疗卫生资源的需求，器官功能性、日常活动能力对应居家养老服务、长期照护、康复辅具等需求。

考虑到仅仅采用一个或同时使用多个健康指标难以达到全面评价老年人健康的目的。因此不少研究尝试构建老年人健康的综合评价指标。首先是自评健康指标，这是目前全球范围内使用最为广泛的健康测量指标。

此外已有学者开始尝试建立一些综合指标体系，以更好地评估和反映老年人的综合健康状况。比如虚弱指数、健康累积赤字指数、生理年龄等[98]。

7.2.2 健康老龄化的测量

长期以来，学术界在健康老龄化的测量领域还没有形成统一标准。西方国家主要有四类评估老年健康状态的方式[6]：一是测量反映世界卫生组织关于健康和福祉的定义；二是测量存在的疾病症状或倾向；三是测量履行或执行功能、活动或角色（如日常生活活动能力——ADL或IADL）；四是测量环境适应或应对困难的状况。有研究者提出[7]，健康的本质是功能，应以能否实现某种功能、能否无须帮助就能完成生活生产中重要的事情作为判断是否“变老”的依据，并且要按照不同领域的不同功能要求、社会环境的变化和世代更替的新特点、新形势进行动态调整。这可以视作是一种对老年人功能的测量形式。

2015年，世界卫生组织发布《关于老龄化与健康的全球报告》以后，世界卫生组织在全球发起了新一轮的健康老龄化行动计划，并且把行动关注重点放在了人生的后半段，也即老年阶段。《2016—2020年老龄化与健康全球战略和行动计划》《健康老龄化十年规划2021—2030》相继开展。作为在全球范围推动健康老龄化的行动之一，世界卫生组织利用世界各国全国性的老年人大样本数据，探索开展健康老龄化的现状评估。研究采用2013—2019年52项世界各国数据，将具有高质量数据的可比项目对应到内在能力和功能能力两个方面（由于指标有限和测量标准不足，环境维度被排除在外），最终形成对健康老龄化的综合评估，并在全球发布了《健康老龄化十年：基线报告》[8]。在该报告中，详细阐述了世卫组织对“内在能力”和“功能发挥”两个维度进行评估测量的具体指标和评估方法。下面我们将借鉴世卫组织关于“功能发挥”的评估框架，结合我国老年人群的特征和生活状况，对我国老年群体的功能发挥状况进行测量和评估。

7.3 功能发挥能力评估框架的构建

7.3.1 功能发挥能力的评估维度

功能发挥能力综合反映了个体的内在能力、个人生活的环境以及人们与环境互动的方式。根据世界卫生组织的相关阐释，关于“功能发挥能力”的具体领域包含了五个相互联系的维度，分别为满足基本需求的能力、活动的能力、学习、成长和进行决策的能力、建立和保持各种关系的能力，以及做贡献的能力。

满足基本需求的能力，指满足老年人生活最基本需求的能力，包括老年人可以负担适当的饮食、服装、合适的住所、卫生保健和长期照护服务。

活动的能力，包括所有形式的运动，无论是主动的躯体运动身体（有或无辅助设备）还是通过交通工具的运动。活动包括从椅子上站起或从床移到椅子上，锻炼身体，散步、驾车和利用公共交通，完成日常任务。

学习、成长和进行决策的能力，包括为继续学习和应用知识、参与解决问题、继续个人发展和有能力做出选择而进行的努力。

建立和保持关系的能力，即建立和保持各种关系和社交网络的能力，与一系列胜任力紧密相关，包括建立新关系的能力和以适应社会的方法行事。

做贡献的能力，包括为家庭和社区做出的多种多样的贡献，如帮助朋友和邻居、指导同伴和年轻人、照顾家庭成员和广大的社区成员等。

7.3.2 功能发挥能力的评估指标

日常生活能力（ADL）与工具性日常生活能力（IADL）是目前国际、国内应用最广泛的测定人群基本生活功能的量表，用于评估人们为了维持生存及适应生存环境而每天反复进行的、最基本的、具有共性的活动[9]，包括人们每一天的衣、食、住、行，大量应用于老年人群失能和依赖程度的评估中。以上两个量表一方面能够较好地从功能层面反映世卫组织关于基本需求能力和活动能力这两个维度的具体内容。同时这些量表也是一种评定简单、可信度高、目前应用最广泛、研究最多的一种评估工具[10]。

受数据限制，这里仅用“使用手机、电话能力”以及“电子支付”这两个指标来考察学习、成长和进行决策的能力。我们认为掌握现代数字化技术的基本应用，能够使老人获得更多管理自身健康的信息，以及不断增强与时俱进的学习能力。

研究显示，老年人社交网络相对于年轻人更加局限，而家庭成员和朋友就构成了老年人社交网络的核心，是老年人社会支持的重要载体[11]。并且老年人的家庭支持和朋友支持与其主观幸福感显著相关，是老年人物质支持、情感慰藉以及信息服务等支持的主要来源，构成了老年人生活的“保护性因素”[12]。基于以上研究基础，我们选择了“与家庭成员的交流频率”来反映亲属关系的状态，用“手机里亲密朋友的个数”来反映朋友关系的状态，共同形成对老年人建立和维持关系能力的评估。

健康和积极的老龄化理念是指老年人不仅仅要保持身心上的基本健康，同时老年人仍然是家庭、社会和发展经济的重要资源[13]。同样要承担家庭工作、融入社会，参与社会的发展，这样能够让老年人活得更加有尊严、有价值、有意义[14]。老年人生的价值表现为老年人对家庭、社区和社会所能做出的贡献[15]。因此，我们选取了老年人“工作状况”，其中包含了一直工作和再就业的情况，来反映老年人的“社会贡献”；选取了“参与家务劳动的时间”，其中包含了照顾孩子、老人和家务劳动等情况，来反映老年人的“家庭贡献”。从以上两个方面来共同形成老年人为家庭、为社会做贡献能力的评估。

7.3.3 功能发挥能力的评估框架

基于前述论述，我们建立了与世界卫生组织相对照的评估指标框架（表7.1）。

表 7.1　功能发挥能力评估指标体系

世界卫生组织框架		本研究框架	
维度	指标	维度	指标
满足基本需求的能力	洗澡有无困难？ 穿衣服有无困难？ 上厕所有无困难？ 吃东西有无困难？ 上下床有无困难？ 服药有无困难？ 做家务有无困难？ 做饭有无困难？ 管理财务有无困难？ 买东西有无困难？	基本日常生活自理能力（ADL）	修饰 洗澡 用厕 穿衣 吃饭 室内行走
活动能力	室内行走有无困难？ 行走100米有无困难？ 坐2个小时有无困难？ 从椅子上起身有无困难？ 独立离开家乘坐公共交通有无困难？	工具性生活自理能力（IADL）	家务 服用药物 处理财务 上街购物 交通
学习和发展能力	—	学习和发展能力	使用手机、电话能力 电子支付
建立和维持关系的能力	社交范围； 与父母、子女、兄弟姐妹联系的频率	建立和维持关系的能力	手机里亲密朋友的个数； 与家庭成员的交流频率
做贡献的能力	照顾孙辈、家人； 工作状况	做贡献的能力	工作状况； 每天参与家务劳动的时间

考虑到ADL和IADL量表使用的完整性，以及评估方法上的可操作性，我们对世界卫生组织提出的评估框架进行了适当调整，调整后的五个维度分别为基本日常生活自理能力（ADL）、工具性日常生活自理能力（IADL）、学习和发展的能力、建立和维持关系的能力以及为社会和家庭

做贡献的能力。

7.4 功能发挥能力的评估方法和过程

7.4.1 数据处理

对每一项的原始评分进行了重新赋值，方便进一步的分析处理。赋值方向为正向，即得分的分值越高，代表功能发挥能力水平越高。

根据 ADL 和 IADL 自理能力程度的高低进行重新赋值，分数越高，功能越好。其余各项评分为了突出优势和弱势群体，我们采用了 25% 和 75% 百分位来对连续变量数值进行划分，并进行正向赋值，具体赋分情况如下（表 7.2）。

表 7.2　功能发挥能力指标赋值

维度	指标	重新赋值
ADL	修饰 洗澡 用厕 穿衣 吃饭 室内行走	对 ADL 按自理能力重新赋值，从重度依赖到可自理，分数依次增高： 重度依赖：1 中度依赖：2 轻度依赖：3 完全自理：4
IADL	上街购物 家务 交通 服用药物 处理财务	对 IADL 按自理能力重新赋值，从完全做不了到完全正常，分数依次增高： 完全失能：1 部分失能：2 完全自理：3
学习和发展的能力	使用手机、电话能力 电子支付能力	两项指标加总后得分范围为 0—4 分，据此划分为四类： 0—1 分：1 2 分：2 3 分：3 4 分：4

续表

维度	指标	重新赋值
建立和维持关系的能力	手机里亲密朋友的个数	0 个单独成组，其余按照个数的 25%、75% 为截点分为三组： 0 个：1 1—4 个：2 5—15 个：3 16 个及以上：4
	家庭成员交流的频率	首先根据交流频率进行赋值，不适用 =0，很少 =1，一般 =2，经常 =3，然后按总分的 25% 和 75% 为截点分为三组： 0 分：1 1—3 分：2 4—7 分：3 8 分以上：4
为社会、家庭做贡献的能力	工作状况	根据工作状况和再就业情况，分为有工作、无工作两类并进行赋值： 无工作 =2 有工作 =4
	每天做家务的时间	0 单独成组，其余按家务劳动时间的 25% 和 75% 为截点分为三组： 0 小时：1 1 小时：2 2—4 小时：3 5 小时以上：4

7.4.2 加权处理

在重新编码的基础上，采用主观赋权与客观赋权（CRITIC 权重法）相结合的方法来确定各维度及指标的权重，再根据各自的权重计算总分。ADL、IADL、学习与发展的能力三个维度均由同质性指标构成，不同指标重要性亦基本相当，故此采用均等化赋权的方法。在“关系”维度中，根据以往的研究认为，家庭关系和朋友关系对于老年群体具有同等重要的作用，只是在不同的时期会有不同的侧重 [16]，因此我们将“关系”维度中的这两个指标也采取等权分配。而在“贡献”维度中，由于老年人更多通过家庭工作的方式实现贡献，因此我们设定老年人“家庭贡献”的权重高于“社会贡献”，进行 6∶4 的分配。明确各维度内指标权重设定后，则可计算出各维度的具体得分。

采用客观赋权法确定维度权重时，是依据数据本身的波动性以及不同维度之间的关联性来进行的。由于 ADL 数据波动性很小，因此计算出来的权重最小，学习与发展能力的权重则最高。但是 ADL 这一基本能力一旦受损，就会导致老年人的生活质量受到严重影响。基于以上考虑，我们将学习发展的权重系数适当降低，而将 ADL 的权重系数适当升高，其他维度系数保持不变，调整后的权重如表 7.3。

表 7.3　调整前后功能发挥能力维度赋权

维度	初始权重（%）	调整权重（%）
ADL	15.19	20.19
IADL	19.25	19.25
学习发展	24.31	19.31
关系	17.47	17.47
贡献	23.79	23.79

在计算出各维度的权重之后，进行分领域及综合得分的计算。综合得分计算公式为：Score= w1*ADL+w2*IADL+w3* 学习发展 +w4* 关系 +w5* 贡献。

得到综合得分后，通过 box-cox 将其进行正态化变化，归一化为 0—1 之后，映射到 0—100 分，即是老年人功能发挥能力的最终得分，以此反映老年人积极健康化状况。

7.5 老年人群功能发挥能力的状况及特征

7.5.1 功能发挥能力的增龄变化

由图 7.2 可知，50 岁及以上人群“功能发挥能力”综合得分随增长呈现显著的下降趋势。

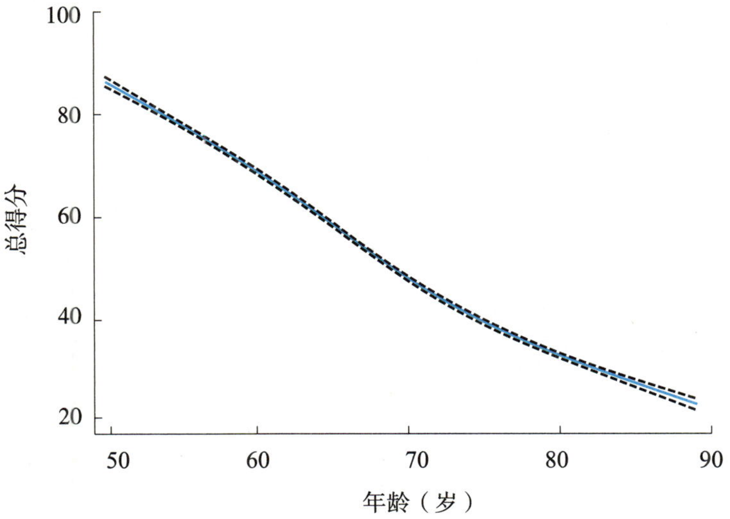

图 7.2　50 岁及以上人群功能发挥能力综合得分随增龄的变化

不同性别人群的“功能发挥能力”得分均随增龄显著下降，其中在 50—60 岁年龄段以及 75 岁以上年龄段表现为男性功能发挥程度略好于女性（图 7.3）。

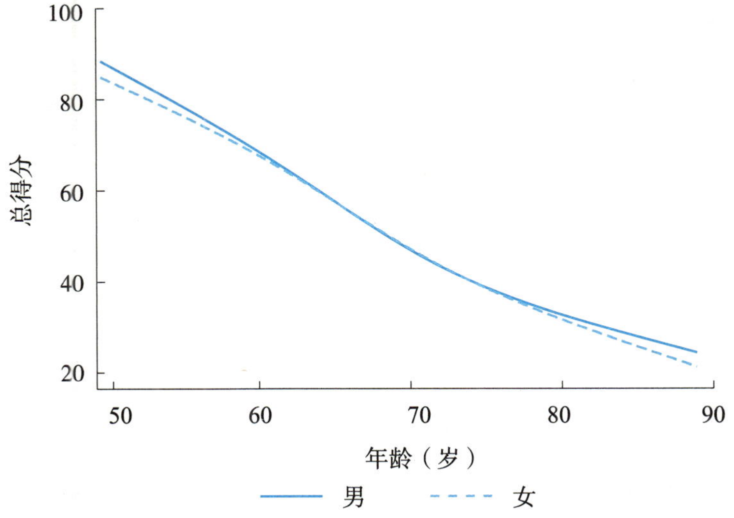

图 7.3　不同性别人群功能发挥能力综合得分随增龄的变化

不同维度得分随增龄均有显著下降，其中 ADL、IADL 和学习的功能评分随增龄下降得更加显著，关系和贡献维度的评分随增龄下降则较平稳（图 7.4）。

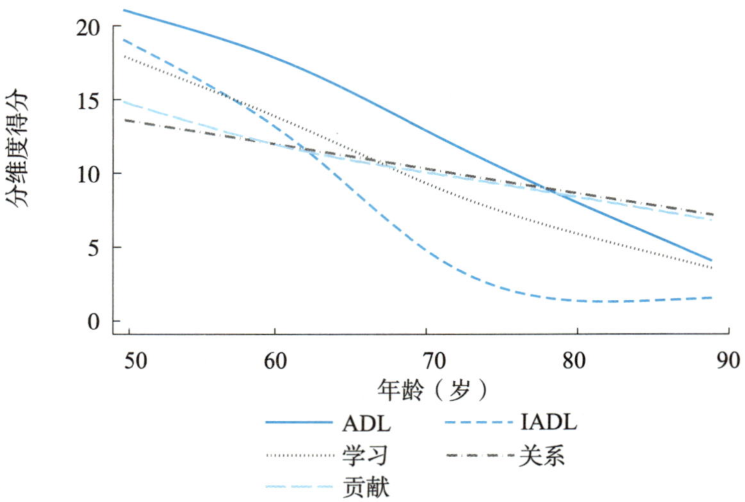

图 7.4　不同维度得分随增龄的变化

7.5.2 功能发挥能力的等级划分

（1）功能发挥能力的等级划分

数据显示，50 岁及以上老年人群"功能发挥能力"综合得分的平均数为 55.19，中位数为 54.39。参照世界卫生组织的分组方法，本文根据Z分数和标准差进行人群分类。

分组结果显示，人群中以能力一般人群占比最大，为 49.0%，其次是能力强人群，占比 26.1%，再次为能力不足人群，占比 19.2%，占比最小的是能力匮乏人群，为 5.7%（表 7.4）。

表 7.4　不同功能发挥能力的人群分组

功能发挥能力分组	频数	百分比（%）
能力强	2048	26.1
能力一般	3838	49.0

续表

功能发挥能力分组	频数	百分比（%）
能力不足	1507	19.2
能力匮乏	443	5.7
总计	7836	100.0

（2）不同功能发挥能力的人群特征

下面从性别、受教育程度、婚姻状况、不同健康理念行为和膳食模式五个方面对不同等级人群特征进行描述（具体变量划分可参见第六章相关内容）。

表 7.5　不同功能发挥能力人群特征描述

特征		能力强	能力一般	能力不足	能力匮乏	χ^2	p
性别	男	25.9	48.9	19.9	5.3	3.224	0.358
	女	26.4	49.0	18.6	6.0		
受教育程度	文盲	2.0	36.5	44.4	17.1	1808.025	<0.001
	小学	11.1	53.0	28.2	7.7		
	中学	33.9	52.9	10.9	2.2		
	大专及以上	49.5	40.6	7.2	2.7		
婚姻状况[a]	有配偶	30.5	51.5	15.2	2.8	933.495	<0.001
	无配偶	8.9	39.1	35.9	16.1		
健康理念行为	主动	30.9	51.6	14.4	3.1	84.370	<0.001
	被动	23.5	48.2	20.5	7.8		
	一般	24.4	48.9	20.8	6.0		
膳食模式	均衡型	28.5	49.4	17.0	5.1	65.675	<0.001
	传统型	28.6	49.6	17.3	4.5		
	单一型	22.8	48.2	22.0	7.0		

注：a. 有配偶包括已婚同住和已婚分居两种情况；无配偶包括丧偶、离异和未婚三种情况。

从表 7.5 可以看出，能力强与能力一般人群的个体特征主要表现为文化程度较高、有配偶、健康理念行为更好、均衡或传统型饮食模式居多；而能力不足和匮乏的人群个体特征则主要表现为文化程度较低、无配偶、健康理念行为更差、单一型饮食模式。

7.5.3 不同特征人群的功能发挥能力状况

（1）分性别比较

不同性别人群不同功能发挥能力群体的占比大致相当，卡方检验结果显示不同性别人群之间的功能发挥能力分布差异不显著（p=0.358）（表 7.6）。

表 7.6　分性别功能发挥能力的等级分布（%）

性别	能力强	能力一般	能力不足	能力匮乏
男	25.9	48.9	19.9	5.3
女	26.4	49.0	18.6	6.0

进一步分析不同性别人群的分领域得分差异。其中男性在“IADL”“关系”和“学习”维度的得分高于女性；而女性在“ADL”和“贡献”两个维度上的得分高于男性。独立样本 t 检验显示，男性在“关系”（p=0.015）和“学习”（p=0.001）维度的评分显著高于女性，女性在“贡献”（p=0.024）维度的得分显著高于男性（表 7.7）。

表 7.7　不同性别人群综合得分及分维度得分情况

		综合得分平均值	ADL 得分平均值	IADL 得分平均值	关系得分平均值	学习得分平均值	贡献得分平均值
性别	男	55.04	0.1395	0.0848	0.1094	0.1117	0.1073
	女	55.30	0.1415	0.0847	0.1074	0.1067	0.1100
T 检验（p）		0.609	0.054	0.962	0.015*	0.001*	0.024*

注：* 为 $p<0.05$。

（2）分年龄比较

从增龄比较来看，能力强人群占比随增龄逐渐降低，能力不足和能力匮乏人群的占比随增龄逐渐增大，而能力一般人群的占比随增龄体现出先增后减的趋势，不同年龄段人群中功能发挥水平的分布存在显著差异（p<0.001）。同时还可看到，进入高龄阶段后，老年人群功能能力的多样性和异质性体现更为明显。80 岁及以上高龄群体中，处于能力不足等级的比例最高，其次是能力匮乏，能力尚属“一般”的也占到一定比例（表 7.8）。

表 7.8　分年龄功能发挥能力的等级分布（%）

年龄分组	能力强人群	能力一般人群	能力不足人群	能力匮乏人群	χ^2	p
50—54 岁	82.6	17.3	0.1	0.0	7149.516	<0.001
55—59 岁	68.4	31.6	0.0	0.0		
60—64 岁	22.9	73.3	3.8	0.0		
65—69 岁	14.3	80.3	5.5	0.0		
70—74 岁	0.5	62.9	34.2	2.4		
75—79 岁	0.0	53.6	41.6	4.8		
80—84 岁	0.0	21.5	54.5	24.0		
85 岁及以上	0.0	18.6	44.3	37.1		

总体上看，增龄过程中老年群体功能发挥能力得分在 75 岁以后呈现一个显著下降的趋势，这一差异具有统计显著性（$p < 0.001$）。在 80 岁及以上高龄者中，“能力一般”人群仍能保持较高的能力水平（图 7.5）。

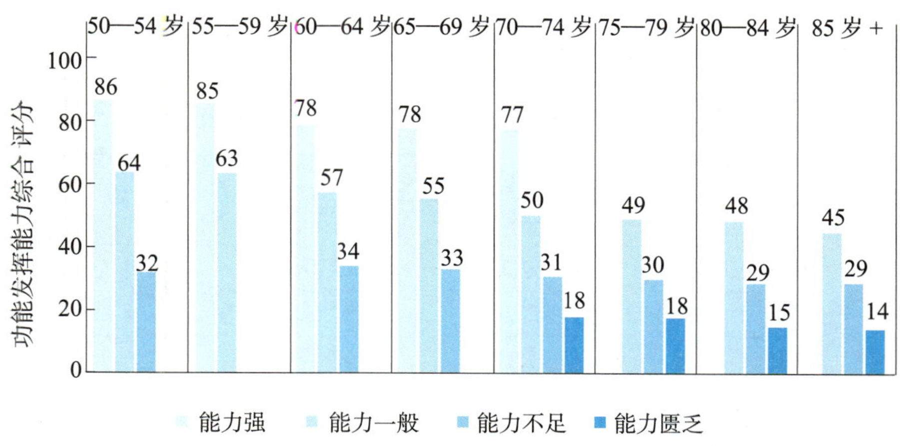

图 7.5　不同功能发挥能力等级人群综合得分的增龄变化

进一步分析表明，五个分维度得分在增龄过程中均表现出极大的离散性，也就是说功能能力得分的变异系数具有明显的年龄差异。总体上看，年龄越大，人群内不同维度功能得分的异质性越大，特别是在高龄阶段（图 7.6）。

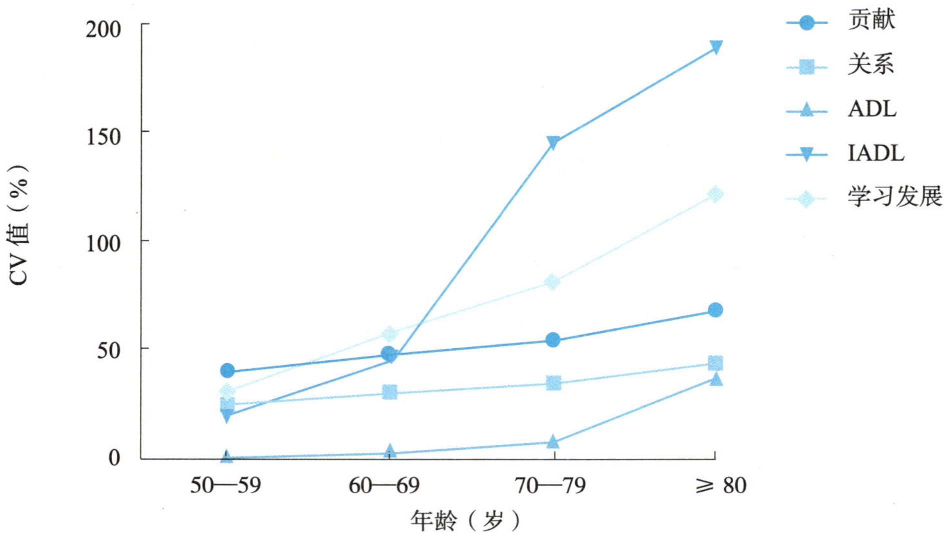

图 7.6　功能发挥能力不同维度离散度的增龄变化

我们已经进入一个长期的快速老龄化、高龄化时期，如何让老年人、特别是高龄老年群体保持活力，关乎个人、家庭和全社会福祉。我们对进入高龄（80 岁及以上）以后仍能保持相对较好能力水平（能力一般）的人群和最低能力水平（能力匮乏）人群的特征进行了对比分析，以期在了解人群特征的基础上，为后续干预性服务提供导向作用（表 7.9）。

表 7.9　不同功能发挥能力高龄老人人群特征对比（%）

		功能发挥能力		χ^2	p
		能力一般人群	能力匮乏人群		
性别	男	52.1[a]	42.4[b]	5.854	0.016
	女	47.9[a]	57.6[b]		
受教育程度	文盲	7.1[a]	42.4[b]	157.352	<0.001
	初等教育	17.6[a]	31.1[b]		
	中等教育	49.8[a]	19.6[b]		
	高等教育	25.5[a]	7.0[b]		

续表

		功能发挥能力		χ^2	p
		能力一般人群	能力匮乏人群		
经济状况自评	宽裕	37.0^{a}	25.5^{b}	20.717	<0.001
	基本够用	59.9^{a}	62.6^{a}		
	困难	3.1^{a}	11.8^{b}		
精神意志	双强人群	51.8^{a}	33.2^{b}	26.493	<0.001
	双弱人群	1.2^{a}	5.4^{b}		
	意义感强韧性弱人群	44.4^{a}	59.0^{b}		
	意义感弱韧性强人群	2.7^{a}	2.4^{a}		
活动参与	参与较少	66.0^{a}	93.4^{b}	77.116	<0.001
	家务活动	11.1^{a}	0.6^{b}		
	休闲活动	23.0^{a}	6.0^{b}		
社会网络	限制型网络	74.2^{a}	98.1^{b}	72.525	<0.001
	朋友型网络	6.1^{a}	1.2^{b}		
	多元型网络	4.8^{a}	0.0^{b}		
	家庭型网络	14.8^{a}	0.6^{b}		

由以上对比分析可以得知，高龄老年人能力一般人群与能力匮乏人群在性别、受教育程度、经济自评、精神意志、活动参与和社会网络类型方面均存在显著的差异。其中，功能较好高龄老年人群以男性、受教育程度较高、经济宽裕、精神意志强、休闲活动参与多，以及非限制型社会网络为特征。

（3）分教育程度比较

对不同功能发挥能力等级人群的受教育程度分布进行分析和描述。整体上，受教育程度越高，其功能发挥能力水平就越高。其中受过高等教育的老年群体中能力强人群占比最高，其次为中等教育水平，最差的为文盲（表 7.10）。

表 7.10　不同受教育程度人群功能发挥能力的等级分布（%）

受教育程度	能力强人群	能力一般人群	能力不足人群	能力匮乏人群	χ^2	p
文盲	2.0	36.5	44.4	17.1	1808.025	<0.001
初等教育	11.1	53.0	28.2	7.7		
中等教育	33.9	52.9	10.9	2.2		
高等教育	49.5	40.6	7.2	2.7		

功能发挥能力综合得分与分维度得分均与受教育程度呈正相关关系，即受教育程度越高，功能发挥能力状况越好。事后多重比较分析也同样证实，除了中等和高等教育之间的 ADL 得分无显著区别之外，其余维度的评分在不同受教育程度之间均存在显著差异（p<0.001）（表 7.11）。

表 7.11　不同受教育程度人群综合能力得分及分维度得分比较

受教育程度	综合得分	ADL 得分	IADL 得分	关系得分	学习发展得分	贡献得分
文盲	34.70	10.66	2.59	7.49	4.25	9.46
初等教育	45.73	12.70	5.28	9.59	7.69	10.3[illegible]
中等教育	61.98	15.36	10.60	11.74	12.99	11.2[illegible]
高等教育	68.53	15.30	12.52	13.16	15.84	12.04

7.6 总结与建议

健康老龄化，是对老年人群健康状态及相关因素的一种综合、全方位的评估，包含了老年人的内在能力、功能发挥能力和环境三大因素。本研究参照世卫组织关于功能发挥的理念和评估方法，利用全国性的大人群调查数据，建立了中国老年人群“功能发挥能力”评估指标体系的框架。在此基础上，描绘了中国老年人群功能发挥的总体情况和等级分布，考察了不同社会经济特征人群功能发挥能力的状况及差异，并从这个角度来验证本文功能发挥能力等级划分标准的合理性，为后续进一步推动健康老龄化相关评估和干预行动打下了良好基础。

7.6.1 主要评估发现与结论

（1）功能发挥能力综合得分情况

①老年人群（≥ 50 岁）功能发挥能力综合得分呈现显著的随增龄下降的趋势。

②其中男性在 50—60 岁、75 岁以上两个年龄段的综合得分略高于女性。

③功能发挥综合评分与受教育程度呈显著的正相关关系，即受教育程度越高，功能发挥综合得分越高。

（2）分维度功能得分情况

①不同功能维度得分均随增龄呈下降趋势，其中 ADL、IADL 和学习发展能力的得分下降显著，但是在建立和维持关系、为社会和家庭做贡献方面的能力则变化相对平缓。

②男性在“建立和维持关系的能力”和“学习发展能力”两个维度上的得分显著高于女性，而女性在“做贡献的能力”得分显著高于男性。

③五大功能维度的得分均与受教育程度呈显著的正相关关系，即受教育程度越高，分维度得分越高，且差异显著。

（3）等级划分情况

①将人群功能发挥能力划分为四个等级，能力强人群，占 26.1%，能力一般人群比例最高（49.0%），能力不足和能力匮乏人群分别占 19.2% 和 5.7%。

②随增龄人群功能发挥能力等级变化显著。在准老年阶段，集中分布在“能力强”和“能力一般”两个等级。大多数的低龄老年人处于“一般”水平。到中龄老年阶段，能力一般的比例最高，其次是能力不足人群。进入到高龄阶段，能力的状态呈现更为多样化，能力不足情形最多，其次是能力匮乏，能力一般的也占到一定比例。

③分性别来看，不同性别老年人群处于不同功能发挥能力等级的比

例整体差异不大，男性能力强和一般人群的占比略高于女性，女性能力匮乏人群的占比略高于男性。

④功能发挥能力等级与受教育程度显著相关。能力强人群在高等教育中占比最大，在文盲中占比最小；而能力不足和缺乏人群在文盲中占比最大，在高等教育中占比最小。

⑤不同功能发挥能力的高龄人群存在显著特征差异。与能力最差人群相比，高龄中能力较好的人群以男性、高受教育程度、经济宽裕、精神意志强、休闲活动参与多以及非限制型社会网络为主要特征。

7.6.2 基于评估结果的建议

将功能发挥能力提升作为健康老龄化的目标和落脚点。进入“十四五”以后，国家明确提出要将积极老龄观、健康老龄化理念融入经济社会发展全过程各环节。积极老龄观之下的健康老龄化并不意味着终身无病，而是尽可能地来发展和维持老年人的身体功能，在更广泛的社会活动中发挥作用。因此，要立足实施积极应对人口老龄化国家战略的角度，将政策目标和政策方向从治愈疾病逐渐转向提高老年人现实生活能力和生活质量。也就是，着力维护和促进个体全生命周期的功能发挥能力状况，促进包括日常生活能力和社会活动能力方面的功能能力发挥，充分发掘老年人的潜力和积极作用。

开展针对性健康老龄化提升行动。增龄给老年人群功能发挥带来的影响是多维度的，且对每个维度的影响存在差异，因此，我们需要细分各维度功能的变化，分类施策。增龄过程中，老年群体的功能发挥能力要经历由强到弱、由好到差四个时期。增龄过程中，老年群体在各个领域的功能发挥能力在75岁以后呈现一个显著下降的趋势。这一下降趋势表现在各个能力层次的人群当中，也就是说75岁是老年人功能发挥能力水平的关键转折点，我们应当抓住这个关键的窗口期，在功能发挥能力下降之前就要对老年人进行监测、评估和干预，在最大程度上减缓老年群体整体能力的衰退进程。

将关口前移，抓住时间敏感期，在中高龄前期要充分发掘健康维护的积极因素，尽可能长时间地维持老年人功能能力处于较好水平，减少不足或者匮乏的增长态势，到高龄阶段则是要着力增加功能发挥的多样化。在 50—59 岁阶段，要减少“能力强”状态的下降态势；在 60—69 岁阶段，要减少“一般”状态的下降态势；在 70—79 岁阶段，特别是在 75 岁以后，则是要缓解能力“不足”和“匮乏”的增长态势，到高龄阶段则是要着力增加功能发挥能力的多样化，尽可能增加能力“一般”的状态。虽然老年人的日常生活自理能力随增龄明显下降，但是“建立和保持关系的能力”“为社会做贡献的能力”随增龄的下降相对平缓，即便进入高龄阶段，仍有相当多的老年人可以保持较高的能力水平，高龄期能力水平的状态呈现更为多样化。进一步分析发现，高龄人群中功能较好人群以男性、高受教育程度、经济宽裕、精神意志强、休闲娱乐参与度高、家庭型 / 多元型社会网络为主要特征。这也指明了维护和促进全生命周期特别是高龄期的功能发挥，所需要重点关注的人群和干预空间。

提升增龄过程中对老年人功能发挥能力的环境支撑。老年人实际上可以完成的事情，也即他们的功能发挥状况，取决于他们与所在环境相互适应的情况。居住环境改造可以带来多种益处：如使日常生活任务变得更容易；减少跌倒风险，增加安全性；保持独立，促进老年人持续的人际交往和社会参与。数据分析表明，对居住社区最不满意的方面，不管在什么年龄，城市排在前三位的都是绿化、卫生和物业服务；在农村地区，则是绿化，道路、照明，卫生。这表明在当前城乡更新建设中，应首先聚焦群体需求最大公约数，提升环境基本质量，在此基础上，再进一步建设适老居住生活环境，促进增龄过程中人们保持持续的体力活动、社会交往和健康生活。

就社会文化环境而言，需要政府、社会及家庭共同努力，彰显社会政策的健康效应，维护和提升增龄过程中人群的功能发挥能力。一方面，普及终生学习理念，建立终生教育制度，提高老年人文化素养，通过增强老年人学习和决策的能力，提高老年人生活自主性和健康主动性。另一方面，营造敬老孝亲的文化氛围，消除年龄歧视，扩大社会选择机会，打造老年人社会参与的载体和平台，帮助老年人减少社会隔离和孤独困塞，增加社会交往和社会融入。

7.6.3 评估指标优化建议

在后续研究中，我们将进一步探索完善健康老龄化的量化评估指标、分析方法和评估策略，增进对我国健康老龄化关键问题的正确认识。就“功能发挥能力”评估而言，目前使用的日常生活能力评估量表（ADL）和工具性日常生活能力评估量表（IADL）具有较高的认可度和普及度，能够对“满足基本需求的能力”和“活动能力”有较好的测度效果。在“建立和维持关系的能力”维度，目前所使用的指标尚未覆盖老年人群所有的社会关系网络，同时也缺乏对于社会交往能力本身的测量。研究认为，社会交往能力包含着社交认知能力、社交沟通能力和社交控制能力三大基本要素，目前国内尚缺乏统一、有效且大样本的针对老年群体的社交能力测量工具研发。在未来的进一步优化和调整中，应当考虑结合老年人“社会关系”和“社交能力”两个维度，来共同反映老年人群建立和维持关系的能力。

“学习、成长和进行决策的能力”包括了为继续学习和应用知识、参与解决问题、继续个人发展和有能力做出恰当选择而进行的努力。个人持续发展包括了在精神、身体、社会和情感上的综合需求。由于数据本身的限制，这里仅采用了代表信息技术发展应用方面的指标，尚有较大局限性。在未来的研究中，应当考虑纳入老年群体获得再教育的经历和主观意愿，从动机和能力两方面对其已经具备的能力，以及具备的潜在能力进行综合测量。“做贡献的能力”包含了老年人可以为家庭和社区做出的大量的、多种多样的贡献。在未来的研究中，应当更加充分调查评估老年人社会参与和作用发挥的种类与形式，更加多元化地去衡量和评估老年人的家庭和社会贡献能力。

参考文献：

[1] 胡湛，彭希哲．应对中国人口老龄化的治理选择 [J]. 中国社会科学，2018(12): 134–155+202.

[2] 谢立黎，汪斌．积极老龄化视野下中国老年人社会参与模式及影响因素 [J]. 人口研究，2019, 43(03): 17–30.

[3] 邬沧萍，史薇．全面建成小康社会 积极应对人口老龄化 [M]. 北京：中国人口出版社，2016.

[4] 世界卫生组织．关于老龄化与健康的全球报告 [R]. 日内瓦：世界卫生组织，2016.

[5] 顾大男，曾毅，柳玉芝，等．中国老年人虚弱指数及其与痛苦死亡的关系研究 [J]. 人口研究，2007, No.167(05): 35–41.

[6] Sadana R． Development of standardized health state descriptions[R]． Geneva：WHO, 2002.

[7] Avlund, K., Holstein, B. E. Functional ability among elderly people in three service settings: the discriminatory power of a new functional ability scale.[J]. European journal of epidemiology, 1998, 14(8), 783–790.

[8] 世界卫生组织．健康老龄化十年：基线报告 [R]. 日内瓦：世界卫生组织，2021.

[9] Katz S, Ford B A, Moskowitz W R, et al. Studies of Illness in the Aged: The Index of ADL: A Standardized Measure of Biological and Psychosocial Function[J]. JAMA: The Journal of the American Medical Association, 1963, 185(12), 914–919.

[10] Katz, S, Downs, T. D, et al. Progress in development of the index of ADL[J]. The Gerontologist, 1970, 10(1), 20–30.

[11] Krause N . Assessing Change in Social Support During Late Life[J]. Research

on Aging, 1999, 21(4), 539–569.

[12] 詹奕，李海峰，陈天勇，等 . 老年人的家庭和非家庭社会关系与生活满意度的关系 [J]. 中国心理卫生杂志，2015, 29(08): 593–598.

[13] 熊必俊 . 人口老龄化与可持续发展 [M]. 北京：中国大百科全书出版社，2002.

[14] 世界卫生组织 . 积极老龄化——政策框架 [R]. 日内瓦：世界卫生组织，2002.

[15] 邬沧萍 . 社会老年学 [M]. 北京：中国人民大学出版社，1999.

[16] 唐丹，姜凯迪 . 家庭支持与朋友支持对不同自理能力老年人抑郁水平的影响 [J]. 心理与行为研究，2015, 13(01): 65–69.

第 8 章　调查人群健康状况的多因素分析

8.1 研究背景

健康是人类的基本需求，群体健康差距已经成为影响健康公平的核心问题。随着疾病谱转变，社会和行为因素已经成为健康的决定因素。社会学视角下的健康研究关注疾病和健康的社会原因与社会后果。从某种意义上讲，社会学的基本问题是将个人属性与所寓于其中的群体和结构的属性相联系起来，影响健康的因素也不仅仅是个体层面的问题，还涉及其所在的家庭、社会、环境和政策背景，只有将个体置于家庭和社会的复杂环境中，才能还原个体生活的本来面貌。社会流行病学则更加关注个人风险因素（如生活方式）对健康的影响。因此本研究试图从个体行为选择、社会支持和制度保障三个层面，探索社会因素对个体健康状态的影响。

社会流行病学与社会学等对于影响健康的社会因素进行了归类，根据不同因素对于结果决定性的因果距离，将其分为远端、中端和近端因素。近端因素是与健康结果最接近的，包括生活方式和行为，如吸烟、饮酒、饮食和锻炼。中端因素包括社会和家庭关系，以及他们所提供的社会支持。远端因素在因果距离上是最远的，包括与健康直接或间接相关的一系列社会制度和政策。国内学者通过个体选择、家庭支持和制度保障从微观（近端）、中观（中端）和宏观（远端）三个层面，构建了健康的社会影响因素模型，检验了不同层面社会因素对于健康状况的影响[1]，解释了部分健康不平等现象。因此，本研究基于以上研究基础对三个层面的指标内涵进行了丰富和扩充，力求更加全面地反映和呈现不同影响因素对于健康的作用，以及对健康不平等现象产生的影响。

8.2 多因素分析框架

本研究构建出包含“个体选择”（近端）、“社会支持”（中端）和“制度保障”（远端）三个方面的健康社会影响因素模型，并将社会阶层作为控制变量，来探讨不同社会因素对于健康的影响（图 8.1）。

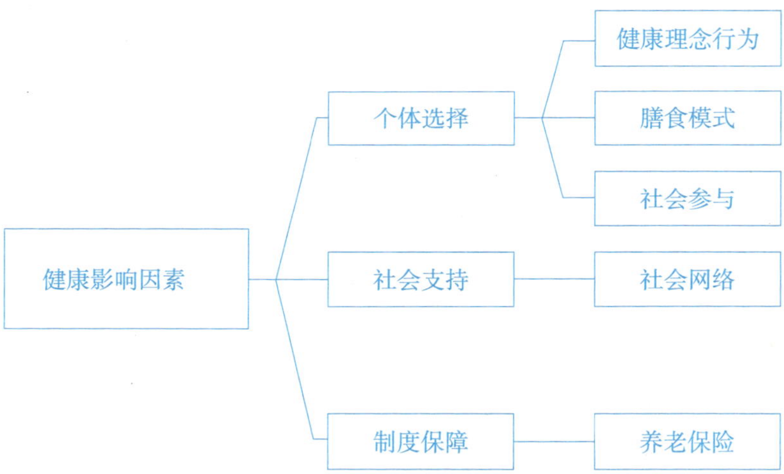

图 8.1　健康状态影响因素框架

个体选择：个体选择层面，我们选取了反映个体主动性的变量，包括健康理念行为、膳食模式和活动参与（工作情况 / 闲暇活动）。个体健康理念行为反映了个体健康观念和健康行为的个体选择特征。大量的研究已证实生活方式与健康关系十分密切[2]，因此我们这里假设主动健康的人群拥有更好的健康结果。膳食模式按照类型被划分为传统模式、均衡模式和单一饮食模式，不同的地域和文化背景下会形成不同的饮食习惯，研究显示，不同饮食习惯会通过对肠道菌群的作用，影响我们自身的免疫系统，进而影响我们的健康 [3]，因此我们这里假设不同的膳食模式会对健康产生不同的影响，而单一膳食模式人群的健康结果更差。活动参与反映了个体主动参与社会的正式和非正式活动的状况，这里我们通过参与工作的情况与闲暇时间参与社会性活动的情况，来共同反映个体对于活动参与的选择状况。目前的研究证据都支持了活动参与对老年人健康的积极作用，不但能够降低死亡率和发病率，同时能够显著提升老年人群的生活质量 [4]。因此我们假设，活动参与较少的人群健康结果更差。

社会支持：社会支持整体上来说表现了一个人所得到的来自社会各方面人给予的精神上和物质上的支持和帮助 [5]，但是针对社会支持的具体操作性内涵在学术界并没有形成定论。老年人社会支持研究中主要聚焦于老年人社会支持需求类型和来源两方面，而本研究中通过社会网络类型（家庭型、限制型、朋友型和多元型）来侧面反映人群所获得的社会支持类型和来源。大量研究表明，不同类型的社会网络会对人群的生理和心理健康产生一定的促进作用 [6]，因此本研究假设限制型网络人群的健康结果要比其他网络类型人群更差。

制度保障：养老保险是国家和社会为劳动者在退出岗位后提供的一种经济上的保障制度，是社会保障制度的重要组成部分，也反映了国家在人群养老方面所提供的制度支持。中国城镇居民中有三种不同的养老保险制度，分别是机关事业单位养老保险、企业职工养老保险和城镇居民养老保险，并且在福利金额、覆盖率和稳定性等方面存在一些区别 [7]。养老保险对于老年人群的健康具有显著正向的影响 [8]，本研究纳入不同的养老保险类型，试图探讨不同养老保险类型对于健康的影响，同时假设无养老保险的人群健康状况更差。

控制变量：在以往关于社会经济因素对健康的影响研究中，性别和年龄是常见的控制变量。社会阶层是明确的健康决定因素之一，并且具有广泛而深刻的影响[9]。本研究主要探讨个体选择、社会支持和制度保障对健康的影响，因此将社会阶层作为控制变量纳入分析。

8.3 多因素分析模型建立

8.3.1 因变量

因变量分别选择“主观”和“客观”两个方面的指标来进行分析。主观健康评价采用“健康状况自评”来衡量。国内外研究证实，自评健康状况能够在一定程度上反映以客观健康为基础的主观整体健康评价，形成人群对自身生理、心理的综合性评价，是一种可靠、有效的衡量指标[10]。客观健康状况我们采用反映老年人日常生活功能状态的 ADL 和 IADL 量表，这两个量表反映了老年人群客观的生活能力状况，以及他们能否很好地处理和应对生活当中的问题，是对老年人功能的基础评估[11]。我们通过选取以上主客观因变量，来探索不同因素对于不同维度健康状况的影响作用。需要注意的是，在本次基线调查中，健康自评覆盖所有年龄群体，生活自理能力则只针对 50 岁及以上人群进行调查。

（1）健康自评

采用健康自评的分类变量和连续变量作为因变量。其中分类变量为三分类，即健康自评满意（7—9 分）、一般（4—6 分）和不满意（1—3 分）。这里为了突出不同健康自评人群之间的差异，关注健康优势与劣势群体，我们仅对健康自评“满意”（7—9 分）与“不满意”（1—3 分）群体进行分类对比分析。

（2）ADL

ADL 分类选用二分类变量，将轻度、中度和重度依赖合并为失能，其余为完全自理。

（3）IADL

IADL 采用二分类变量的形式作为因变量，即合并部分失能和完全失能，为“失能”与“完全自理”两组。

8.3.2 自变量

对于健康影响因素的自变量，我们将其划分为个体选择、社会支持和制度保障三个方面。其中个体选择包括健康理念行为、膳食模式、活动参与三个维度；社会支持包括社会网络类型；制度保障包括养老保险情况。将以上自变量进行处理后，共同纳入最终的回归模型当中。

（1）个体选择

①不同健康理念行为

根据“健康意识”和“健康行为”两个问题进行健康理念行为的分类。具体归类和划分方式可见第六章相关介绍。

②活动参与

虽然对于社会活动参与的界定和概念并没有形成统一的规范 [12]，但是，随着人们对于活动参与认识的逐渐深入，其内涵也在逐渐发生着改变，从经济参与逐渐转向家庭和个人层面，从正式的组织参与逐渐转向非正式的个人行为。因此，目前的活动参与类型主要分为家务活动、休闲活动与社会活动型 [13]。由于在本研究中，社会交往和参与组织活动主要包含在“社交网络类型”变量中，因此这里的活动参与变量主要通过“参与家务劳动的时间”和“休闲活动的种类个数”两个变量来进行合成。其中参与家务劳动的时间和休闲活动的种类都为连续变量，在进行标准化分数转换后，将两个变量纳入 K-means 聚类分析，最终根据人群的活动参与类型划分成了三类：分别是家务活动型、休闲活动型和参与较少型（表 8.1）。

表 8.1　活动参与类型

	频数	百分比（%）
参与较少	9998	66.8
家务活动	1273	8.5

续表

	频数	百分比（%）
休闲活动	3705	24.7
总计	14 976	100.0

③膳食模式

采用问卷中的饮食习惯相关问题，通过二阶聚类法进行不同饮食模式的划分。纳入肉类、蛋类、鱼类、豆类、奶或奶制品、蔬菜和水果 7 类食物，其中 1= 不吃，2= 偶尔吃，3= 经常吃，4= 天天吃。将以上 7 种食物纳入二阶聚类分析中进行划分，最后根据不同分组中不同食物的组合形式，形成了三种饮食模式，分别为：均衡型饮食模式、传统型饮食模式、单一型饮食模式。其中，均衡型饮食表现为所有种类的食物都“经常吃”；传统型饮食模式表现为经常或天天吃肉、蛋、奶、蔬菜和水果，但是不经常吃鱼；单一型饮食模式表现为天天吃蔬菜，其他食物都不是经常吃（表 8.2）。

表 8.2　膳食模式

	频数	百分比（%）
均衡型饮食	3978	23.9
传统型饮食	5605	33.7
单一型饮食	7071	42.5
总计	16 654	100.0

（2）社会支持

对社会网络类型的划分主要依据婚姻状况、亲属和朋友的支持、亲属交流、通讯录人数、参与组织活动情况、朋友帮助情况来进行合成，具体归类方式见第六章相关介绍（表 8.3）。

表 8.3 社会网络类型

	频数	百分比（%）
家庭型网络	5368	41.6
朋友型网络	1030	8.0
多元型网络	1018	7.9
限制型网络	5476	42.5
总计	12 892	100.0

（3）制度保障

根据“目前您参加了哪些养老保险项目”这一问题进行分组。因为本题为多选，考虑到多因素分析当中自变量分类的简洁性要求，我们以被调查者对养老保险种类的第一选择进行分类，将养老保险划分为“职工基本养老保险”“城乡居民基本养老保险”“机关单位及其他”“都没有”四种情况。具体分组情况如表 8.4。

表 8.4 养老保险类型分布

	频数	百分比（%）
职工基本养老保险	7615	46.1
城乡居民基本养老保险	6052	36.6
机关单位及其他	1328	8.0
都没有	1523	9.2
总计	16 518	100.0

8.4 多因素分析结果

在分析策略和模型设计上，依次建立基准模型、个体选择模型、社会支持模型、制度保障模型以及联合模型，分析结果见下表。健康自评分析模型覆盖所有被调查者，ADL 和 IADL 模型则仅针对 50 岁及以上人群。

8.4.1 健康自评

（1）二分类

我们首先以健康自评为因变量分为满意和不满意两类进行了二元Logistic回归分析，并依次建立了基准模型、个体选择模型、社会支持模型、制度保障模型和联合模型（表8.5）。

表8.5 健康自评影响因素的二元Logistic回归分析

常数项 / 变量		基线模型		个体选择模型		社会支持模型		制度保障模型		联合模型	
		B	Exp(B)	B	Exp(B)	B	Exp(B)	B	Exp(B)	B	Exp(B)
常量		1.023**	2.782	0.932**	3.051	1.133**	3.104	0.883**	2.418	0.891**	2.438
性别		0.140*	1.150	0.128	1.137	0.159*	1.172	0.159*	1.173	0.109	1.115
年龄		0.013**	1.014	0.013**	1.013	0.013**	1.013	0.011**	1.011	0.015**	1.015
社会阶层	高社会阶层	ref	–	ref	–	ref	–	ref	–	ref	–
	中等社会阶层	-.203*	0.816	0.070	1.072	-.323**	0.724	-.255**	0.775	-.217*	0.805
	低社会阶层	-.150	0.860	-.117	0.890	-.206	0.814	-.116	0.890	-.070	0.932
健康理念行为	一般人群			ref	–					ref	–
	被动健康人群			-.120	0.887					-.109	0.897
	主动健康人群			-.126	0.882					-.117	0.890
膳食模式	均衡型			ref	–					ref	–
	传统型			-.034	0.966					-.004	0.996
	单一型			-.290*	0.748					-.259*	0.772
活动参与	参与较少型			ref	–					ref	–
	家务活动			-.018	0.982					-.081	0.992
	休闲活动			0.214*	1.238					0.257*	1.293
社会网络	限制型网络					ref	–			ref	–
	朋友型网络					-.315*	0.730			-.364*	0.695
	多元型网络					-.170	0.837			-.181	0.834
	家庭型网络					.086	1.090			0.047	1.049
养老保险	都没有							ref	–	ref	–
	机关单位及其他							0.394**	1.483	0.313*	1.368
	城乡居民基本养老保险							0.204	1.226	0.245	1.277
	职工基本养老保险							0.070	1.072	0.060	1.062

续表

常数项 / 变量	基线模型		个体选择模型		社会支持模型		制度保障模型		联合模型	
	B	Exp(B)	B	Exp(B)	B	Exp(B)	B	Exp(B)	B	Exp(B)
Omnibus 检验	卡方 =50.953		卡方 =75.929		卡方 =74.160		卡方 =70.092		卡方 =110.407	
	Df=4		Df=10		Df=7		Df=7		Df=16	
	P<0.001		P<0.001		P<0.001		P<0.001		P<0.001	
伪 R^2	0.013		0.019		0.020		0.016		0.035	
预测总百分比	83.7%		83.7%		84.0%		83.3%		84.5%	

注：性别以男性为参照。*，p<0.05；**，p<0.001。

五个模型中，都包含了基本的控制变量：性别、年龄和社会阶层。下面先以基准模型参数估计结果简要分析控制变量效应，之后再重点分析个体选择、社会支持和制度保障效应。

从性别方面来看，女性的健康自评优于男性。女性评估自己健康状况满意的可能性是男性的 1.15 倍左右。进一步分析显示，性别与社会阶层之间存在交互作用，即在高社会阶层中表现为男性健康自评好于女性，中低社会阶层中女性好于男性。社会阶层方面，中等社会阶层健康自评满意的可能性比高社会阶层低 20% 左右，虽然低社会阶层健康自评满意的可能性与高社会阶层差异不显著，但仍体现出了降低的趋势。

在个体选择模型中，均衡型膳食模式对健康水平的保障作用明显优于单一膳食模式。结果显示，与均衡膳食模式相比，单一膳食模式健康自评满意的可能性降低 30% 左右。同时，活动参与类型也与健康自评结果有显著相关。表现为，与参与较少型相比，休闲活动参与人群健康状况自评满意的可能性是其 1.238 倍。同时，我们发现，随着个体选择模型的加入，社会阶层对健康的影响作用减弱，不同阶层之间的健康自评结果已无显著差异。这点提示了个体选择对于自我健康状况的重要作用。

在社会支持模型中，朋友型网络模型健康自评满意的可能性相比于限制性网络类型降低了 27%，同时，其他社会网络类型与限制型网络类型在健康自评满意度上无显著差异，这一结果可能与年龄作用相关。在社会网络类型中，限制型网络占比显著高于朋友型网络类型，同时，老年人群以限制型网络为主，朋友型网络类型主要存在于 29 岁及以下群体，而不同年龄群体对自身健康状况的评价标准并不一致，因此可能造成了目前的矛盾结果。

在制度保障模型中，机关单位及其他商业养老保险对健康水平的保障作用明显优于无养老保险人群。数据显示，拥有机关单位及其他商业养老保险人群自评健康状况满意的可能性是无养老保险人群的 1.483 倍。其他养老保险种类虽与无养老保险人群在健康自评满意度上无明显差异，但是也都表现出更高的自评满意的趋势。同时，我们发现，随着养老保险的加入，由社会阶层所导致的健康梯度在增加，即高社会阶层与中等社会阶层的健康满意度差异在变大，类似情况在社会支持模型中也可以见到。这就提示我们在社会阶层所导致的健康不平等方面，养老保险和社会支持在其中发挥了影响作用。

最后，本研究通过联合模型以及各模型的拟合优度情况来比较不同层次变量对于健康影响的相对作用情况。对比各独立模型与基线模型的拟合优度（Pseudo R^2），基线模型（0.013）< 制度保障（0.016）< 个体选择（0.019）< 社会支持（0.020）< 联合模型（0.035）。说明不同层次因素对于人群健康自评的影响作用有明显差异，三种因素相结合能够最大程度上解释健康结果的差异，单独来看，社会支持，即社会网络类型对于健康自评满意度的影响最大，其次为个体选择和制度保障。

（2）连续变量

以健康自评评分为因变量进行多元线性回归分析，探讨不同因素对于健康的作用大小（表 8.6）。

表 8.6　健康自评的多元线性回归分析

模型		未标准化系数		标准化系数	t	显著性	B 的 95.0% 置信区间	
		B	标准错误	Beta			下限	上限
（常量）		5.991	.195		30.758	.000	5.609	6.373
性别：1= 男 2= 女		.010	.055	.002	.187	.852	–.097	.117
年龄修正		.007	.002	.055	3.867	.000	.004	.011
健康理念行为	被动健康人群	–.099	.088	–.017	–1.114	.265	–.272	.075
	一般人群	.025	.063	.005	.393	.694	–.099	.148
社会阶层	中等社会阶层	–.062	.066	–.013	–.948	.343	–.191	.067
	低社会阶层	.056	.111	.008	.506	.613	–.161	.273
膳食模式	传统型饮食	.058	.067	.013	.862	.389	–.074	.190
	单一型饮食	–.157	.068	–.034	–2.307	.021	–.291	–.024
活动参与	家务活动	–.004	.101	.000	–.041	.967	–.203	.195
	休闲活动	.085	.059	.018	1.439	.150	–.031	.201
养老保险	职工基本养老保险	.163	.104	.036	1.567	.117	–.041	.366
	城乡居民基本养老保险	.148	.110	.028	1.346	.178	–.068	.364
	机关单位及其他	.039	.131	.005	.299	.765	–.217	.295
社会网络	家庭型网络	.150	.069	.033	2.171	.030	.015	.286
	朋友型网络	–.269	.103	–.036	–2.612	.009	–.471	–.067
	多元型网络	.004	.102	.000	.034	.973	–.197	.204

注：性别以男性为参照；健康理念行为以“主动健康人群”为参照；社会阶层以“高社会阶层”为参照；膳食模式以“均衡膳食”为参照；活动参与以“参与较少”为参照；养老保险以“都没有”为参照；社会网络以“限制型”为参照。

多元线性回归结果显示，膳食模式和社会网络与健康自评具有显著的相关性。在膳食模式方面，结果显示单一型膳食模式较均衡型膳食模式的健康自评更低，而与传统膳食模式的健康自评状况无显著差异。在社会支持方面，社会网络结果显示，家庭型网络人群的健康自评状况要优于限制型网络人群，而朋友型网络人群健康自评状况要差于限制型网络人群，这一结果的原因也可能是由年龄差异带来的。

8.4.2 ADL

(1) 二分类

我们以基本日常生活能力为因变量，分为完全自理和失能两类进行了二元 Logistic 回归分析，并依次建立了基线模型、个体选择模型、社会支持模型、制度保障模型和联合模型（表 8.7）。

表 8.7 ADL 影响因素的二元 Logistic 回归分析（≥ 50 岁）

常数项 / 变量		基线模型		个体选择模型		社会支持模型		制度保障模型		联合模型	
		B	Exp(B)	B	Exp(B)	B	Exp(B)	B	Exp(B)	B	Exp(B)
常量		2.792**	16.318	2.733**	15.379	2.228**	9.277	3.238**	25.491	2.795**	16.363
性别		-.143	0.867	-0.096	0.909	-.274*	0.761	-.252*	0.778	-.106	0.900
年龄	老年（>60 岁）	ref	–	ref	–	ref	–	ref	–	ref	–
	中年（50—59 岁）	2.122**	8.351	2.133**	8.437	1.918**	6.806	2.072**	7.943	1.950**	7.026
社会阶层	高社会阶层	ref	–	ref	–	ref	–	ref	–	ref	–
	中等社会阶层	-.703**	0.495	-0.586**	0.557	-.487*	0.615	-.518*	0.596	-.403	0.668
	低社会阶层	-.512*	0.599	-0.307	0.736	-.030	0.970	-.367	0.693	-.087	0.916
健康理念行为	被动健康人群			ref	–					ref	–
	主动健康人群			-.628*	0.534					-.690*	0.501
	一般人群			-.600*	0.549					-.703*	0.495
膳食模式	均衡型			ref	–					ref	–
	传统型			0.300*	1.350					0.345*	1.412
	单一型			0.244	1.276					0.377*	1.458
活动参与	参与较少型			ref	–					ref	–
	家务活动			0.422*	1.525					0.161	1.175
	休闲活动			0.897**	2.451					0.713**	2.039
社会网络	限制型网络					ref	–			ref	–
	朋友型网络					0.838*	2.313			0.827*	2.287
	多元型网络					1.028*	2.795			1.059*	2.885
	家庭型网络					1.243**	3.465			1.153**	3.168
养老保险	都没有							ref	–	ref	–
	机关单位及其他							-.648*	0.523	-.677*	0.508
	城乡居民基本养老保险							-.500	0.607	-.391	0.676
	职工基本养老保险							-.090	0.914	-.241	0.786

续表

常数项 / 变量	基线模型		个体选择模型		社会支持模型		制度保障模型		联合模型	
	B	Exp(B)	B	Exp(B)	B	Exp(B)	B	Exp(B)	B	Exp(B)
Omnibus 检验	卡方 =181.418		卡方 =239.287		卡方 =269.643		卡方 =216.138		卡方 =300.019	
	Df=40.088		Df=100.115		Df=70.132		Df=70.093		Df=160.164	
	P<0.001		P<0.001		P<0.001		P<0.001		P<0.001	
伪 R^2	0.088		0.115		0.132		0.093		0.164	
预测总百分比	92.4%		92.4%		92.1%		92.5%		91.8%	

注：性别以男性为参照。*，p<0.05；**，p<0.001。

在五个模型中，都包含了基本的控制变量：性别、年龄和社会阶层。下面先以基线模型参数估计结果简要分析控制变量效应，之后再重点分析个体选择、社会支持和制度保障效应。

在基线模型中，年龄和社会阶层对日常生活能力有显著影响。其中，年龄方面显示，中年人群基本日常生活能力完全自理的可能性为老年人群的 8.351 倍。社会阶层方面，结果显示，中等及低社会阶层人群日常生活能力完全自理的可能性分别较高社会阶层人群低 50% 和 40% 左右。

在个体选择模型中，健康理念行为、膳食模式和活动参与皆对日常生活能力有显著影响。其中，主动健康人群与一般人群日常生活能力完全自理的可能性都显著低于被动健康人群，这一结果与我们的预期不太相符。传统膳食模式人群 ADL 完全自理的可能性显著高于均衡饮食人群。在活动参与方面，家务活动和休闲活动参与人群 ADL 完全自理的可能性分别是参与较少人群的 1.525 倍和 2.451 倍。

在社会支持模型中，朋友型、多元型和家庭型社会网络人群 ADL 完全自理可能性分别是限制型社会网络人群的 2.313 倍、2.795 倍和 3.465 倍。突出了不同活动参与类型对于日常生活能力的积极影响。

在制度保障模型中，机关单位及其他商业养老保险人群 ADL 完全自理的可能性显著低于无养老保险人群，虽然这一趋势与我们的预期不一致，但是我们可以看到，随着制度保障因素的加入，由社会阶层导致的低收入群体的健康不平等显著减弱，这一点提示我们，要更加关注低社会阶层人群的养老保障公平。

最后，本研究通过联合模型以及各模型的拟合优度情况来比较不同层次变量对于健康影响的相对作用情况。对比各独立模型与基线模型的拟合优度（Pseudo R^2），基线模型（0.088）< 制度保障（0.093）< 个体选择（0.115）< 社会支持（0.132）< 联合模型（0.164）。说明不同层次因素对于老年人日常生活能力的影响作用有明显差异，三种因素相结合能够最大程度上解释 ADL 结果差异，其中社会支持对于日常功能能力的影响最大，其次为个体选择，而制度保障对于 ADL 的决定因素解释力最小。

（2）连续变量

以 ADL 评分作为因变量进行多元线性回归分析，探讨不同因素对于日常生活能力的影响大小（表 8.8）。

表 8.8　ADL 评分的多元线性回归分析

模型		未标准化系数		标准化系数	t	显著性	B 的 95.0% 置信区间	
		B	标准错误	Beta			下限	上限
常量		–3.525	.438		–8.052	.000	–4.384	–2.667
性别：1= 男 2= 女		.133	.090	.024	1.478	.140	-.044	.310
年龄修正		.058	.005	.208	1.822	.000	.048	.067
健康理念行为	被动健康人群	.375	.150	.049	2.498	.013	.081	.669
	一般人群	.341	.102	.061	3.343	.001	.141	.541
社会阶层	中等社会阶层	–.097	.122	-.017	–.801	.423	–.336	.141
	低社会阶层	–.284	.170	-.038	–1.669	.095	–.618	.050
膳食模式	传统型饮食	–.005	.110	-.001	–.042	.966	–.220	.210
	单一型饮食	.009	.113	.002	.084	.933	–.212	.231
活动参与	家务活动	.092	.155	.009	.596	.551	–.211	.396
	休闲活动	–.295	.100	–.049	–2.944	.003	–.492	–.099
养老保险	职工基本养老保险	.042	.178	.008	.238	.812	–.307	.392
	城乡居民基本养老保险	–.056	.186	–.009	–.300	.765	–.420	.309
	机关单位及其他	–.125	.216	–.014	–.577	.564	–.548	.299

续表

模型		未标准化系数		标准化系数	t	显著性	B 的 95.0% 置信区间	
		B	标准错误	Beta			下限	上限
社会网络	家庭型网络	–.117	.105	–.021	–1.114	.265	–.323	.089
	朋友型网络	–.032	.179	–.003	–.180	.857	–.384	.319
	多元型网络	–.055	.179	–.005	–.308	.758	–.407	.297

注：性别以男性为参照；健康理念行为以“主动健康人群”为参照；社会阶层以“高社会阶层”为参照；膳食模式以“均衡膳食”为参照；活动参与以“参与较少”为参照；养老保险以“都没有”为参照；社会网络以“限制型”为参照。

多元线性回归结果显示，年龄、健康理念行为和活动参与对日常生活能力评分具有显著影响。在年龄方面，结果显示，每增加 1 岁，ADL 的评分增加 0.058 分（ADL 评分越高，失能程度越重）。在健康理念行为方面，结果显示，被动健康人群与一般人群的 ADL 评分都显著高于主动健康人群。活动参与方面，结果显示，休闲活动参与人群的日常生活能力评分，显著低于活动参与较少人群，而与家务活动参与人群的 ADL 评分无显著区别。

8.4.3 IADL

二分类变量

我们以工具性日常生活能力为因变量分为完全自理和失能两类进行了二元 Logistic 回归分析，并依次建立了基线模型、个体选择模型、社会支持模型、制度保障模型和联合模型（表 8.9）。

表 8.9　IADL 影响因素的二元 Logistic 回归分析（≥ 50 岁）

常数项 / 变量	基线模型		个体选择模型		社会支持模型		制度保障模型		联合模型	
	B	Exp(B)	B	Exp(B)	B	Exp(B)	B	Exp(B)	B	Exp(B)
常量	1.479**	4.387	0.992**	2.697	0.826**	2.285	0.743**	2.201	–.296	0.744
性别	0.234*	1.263	0.121	1.129	0.171*	1.186	0.158*	1.171	0.189*	1.208

续表

常数项／变量		基线模型		个体选择模型		社会支持模型		制度保障模型		联合模型	
		B	Exp(B)	B	Exp(B)	B	Exp(B)	B	Exp(B)	B	Exp(B)
年龄	老年（>60 岁）	ref	–	ref	–	ref	–	ref	–	ref	–
	中年（50—59 岁）	2.274**	9.718	2.402**	1.048	1.959**	7.093	2.408**	11.107	2.110**	8.247
社会阶层	高社会阶层	ref	–	ref	–	ref	–	ref	–	ref	–
	中等社会阶层	–1.145**	0.318	–1.006**	0.366	–0.970**	0.379	–1.111**	0.329	–0.969**	0.380
	低社会阶层	–2.495**	0.082	–2.181**	0.113	–1.863**	0.155	–2.154**	0.116	–1.803**	0.165
健康理念行为	被动健康人群			ref	–					ref	–
	主动健康人群			0.583**	1.791					0.414*	1.513
	一般人群			0.315*	1.370					0.266*	1.305
膳食模式	均衡型			ref	–					ref	–
	传统型			–0.180	0.835					–.186	0.830
	单一型			–0.236*	0.790					–.173	0.841
活动参与	参与较少型			ref	–					ref	–
	家务活动			0.375*	1.455					0.325*	1.384
	休闲活动			0.476**	1.609					0.251*	1.285
社会网络	限制型网络					ref	–			ref	–
	朋友型网络					1.339**	3.816			1.334**	3.795
	多元型网络					1.482**	4.401			1.547**	4.696
	家庭型网络					1.249**	3.487			1.242**	3.462
养老保险	都没有							Ref	–	ref	–
	机关单位及其他							0.819**	2.269	0.921**	2.513
	城乡居民基本养老保险							0.480*	1.617	0.711**	2.037
	职工基本养老保险							0.838**	2.102	0.757**	2.132
Omnibus 检验		卡方 =1159.236		卡方 =1239.424		卡方 =1279.207		卡方 =1330.829		卡方 =1248.605	
		Df=4		Df=10		Df=7		Df=7		Df=16	
		P<0.001		P<0.001		P<0.001		P<0.001		P<0.001	
伪 R^2		0.300		0.318		0.340		0.304		0.372	
预测总百分比		74.4%		74.7%		75.2%		74.1%		76.2%	

注：性别以男性为参照。*，p<0.05；**，p<0.001。

在五个模型中，都包含了基本的控制变量：性别、年龄和社会阶层。下面先以基线模型参数估计结果简要分析控制变量效应，之后再重点分析个体选择、社会支持和制度保障效应。

在基线模型中，性别、年龄和社会阶层皆对工具性日常生活能力有显著影响。从性别方面来看，女性工具性日常生活能力完全自理的可能性是男性的 1.263 倍。在年龄方面表现为，中年人群工具性日常生活能力完全自理的可能性为老年人群的 9.718 倍。在社会阶层方面，结果显示，中等及低社会阶层人群工具性日常生活能力完全自理的可能性分别较高社会阶层人群低 70% 和 90% 左右。

在个体选择模型中，健康理念行为、膳食模式和活动参与皆对工具性日常生活能力有显著影响。主动健康与一般人群工具性日常生活能力完全自理的可能性分别是被动健康人群的 1.791 和 1.37 倍。在膳食模式方面，单一型膳食模式人群工具性日常生活能力完全自理的可能性比均衡型饮食模式人群低 20% 左右。在活动参与方面，家务活动与休闲活动人群工具性日常生活能力完全自理的可能性分别是参与较少人群的 1.455 和 1.609 倍。同时可以看到，个体选择因素的加入，使由社会阶层导致的健康不平等呈现减弱趋势，提示了个体选择因素对工具性日常生活能力的保护作用。

在社会支持模型中，社会网络对工具性日常生活能力有显著影响。朋友型、多元型和家庭型网络人群工具性日常生活能力完全自理的可能性分别是限制型网络人群的 3.816 倍、4.401 倍和 3.487 倍。同时，同样能够看到类似个体选择模型的特征，即社会支持因素的加入，减弱了由社会阶层导致的健康不平等现象。

在制度保障模型中，养老保险种类对工具性日常生活能力有显著影响。表现为，机关单位及其他商业养老保险、城乡居民基本养老保险以及职工基本养老保险人群工具性日常生活能力完全自理的可能性，分别是无养老保险人群的 2.269 倍、1.617 倍和 2.102 倍。而制度保障因素的加入，同样减弱了由社会阶层导致的健康不平等现象。

最后，本研究通过联合模型以及各模型的拟合优度情况来比较不同层次变量对于工具性日常生活能力影响的相对作用情况。对比各独立模型与基线模型的拟合优度（Pseudo R^2），基线模型（0.300）< 制度保障（0.304）< 个体选择（0.318）< 社会支持（0.340）< 联合模型（0.372）说明不同层次因素对于老年人 IADL 能力的影响作用有明显差异，三种因素相结合能够最大程度上解释 IADL 结果差异。其中社会支持，即社会网络类型对于工具性日常功能能力的影响最大，其次为个体选择，而制度保障对于 IADL 的决定因素解释力最小。

8.5 总结与建议

8.5.1 社会支持对于健康具有显著的积极影响

在我们所构建的三类健康回归模型中，社会支持因素对于健康自评、日常生活能力和工具性日常生活能力三种健康结果的影响都是最显著的。虽然在社会流行病学当中，将社会支持划分为中端因素，也即认为社会支持对于健康结果的影响没有个体健康行为直接[14]。但是，研究显示[15]，社会网络结构与健康行为之间的关系是显著的，并且社会网络结构对健康状态具有高度的预测性。单纯的健康行为并不能呈现一个人完整、全面的行为状态，而个体社交网络的特征，能够传递出更多关于个体态度和行为的信息，其对于健康状态预测的准确性，甚至超过了基础行为特征。这里将社会支持定义为社会网络，也就是对个人生活有持久影响的人际关系[16]，从当中的核心网络如家庭、亲属、朋友、邻居关系中，人们能够得到关于情感、经济和信息等内在和外在的支持，这些来自不同社会网络的支持，满足了人类生活中的一些基本需求，如情感依赖的需求、归属感和自我价值的需求，以及对经济和工具援助的需求。因此，这些社会网络构成了我们生活中的全面支持系统，这一系统所形成的持久稳定的社会交往模式，在维持个体生理和心理完整性方面发挥着重要的作用 [17]。

本研究中我们对社会网络的结构进行了划分，分为家庭型、朋友型、多元型和限制型。由于不同的网络成员能够在必要时扮演不同的角色。因此更加多元化和广泛的网络类型能够为人群提供更加强大的支持力量 [18]。我们的研究结果显示，整体来看家庭型和多元型网络的人群具有更好的健康结果，而限制型网络的人群健康状况更差。老年人社会支持来源的多元化，能够在最大程度上提升人群的主观幸福感，并有研究者认为，社会网络的类型才是社会网络的核心特征，才是影响幸福和健康的关键因素 [19]。

随着增龄，老年人群社会角色和家庭角色开始发生转变，老年人的社会网络资源出现萎缩态势。因此，从社会支持角度出发的老年健康促进措施应当得到足够的重视，通过老年友好型社会的建设以及老年社交娱乐场所的普及建设，能够实现在更广泛的层面上提升老年人的整体健康水平。

8.5.2 个体选择较制度保障对健康的影响更大

在三种健康模型中，都体现出个体选择较制度保障对健康结果的影响更加显著。在本研究中，个体选择包含了健康理念行为、膳食模式和活动参与，可以看出这是对个人健康观“知行”的一种衡量，包括对于健康责任的认识，以及对于健康生活、饮食行为的践行。社会流行病学认为，个体的生活方式和行为，如吸烟、饮酒、饮食和运动是影响健康的最近端最直接的因素 [14]，并且提出，近端因素对健康的影响和作用要大于远端的国家宏观政策。类似的结论在国内的其他研究中也得到了证实 [20]。

大量研究显示，个体的健康行为、饮食模式以及自主的社会活动参与状况对于促进健康 [21] 甚至是治疗疾病都有着直接且十分显著的作用 [22]。

这一点正回应了“个体是健康的第一责任人”的理念，注重个体主动性，化被动“治疗”为主动“预防”，才是促进全民实现健康的最佳方式。而养老保险，作为远端因素，对人们的健康保障作用虽然是毋庸置疑的，但同时却相对长远，并且更多的是表现在公民整体健康水平的提高上，对于个体健康结果的影响相对更小[23]。因此，我们应当更加注重个体水平健康意识的培养和健康行为的塑造，通过个人的行动自觉，建立起预防疾病的第一道防线。

8.5.3 个体选择、社会支持和制度保障三者缺一不可

在本研究的三种健康模型中，联合模型对于健康结果的解释度都是最大的，由此可以看出，本研究在关于健康影响因素的模型建立上是合理的，三种因素相结合能够对健康产生最显著的作用。

个体选择主要体现在健康生活、行为方式和社会活动参与上，是促进人群健康的最近、最直接的方式。均衡饮食、经常锻炼、戒烟限酒、积极参与休闲活动都能在改善人群躯体健康的同时，促进人群心理健康。研究发现，拥有健康行为和生活方式的人群，比较少从事健康行为人群的健康自评更高。社会支持，即社会网络能够通过对个体的关系影响，来改变个体的健康行为，进而间接影响个体的健康结果。而不同的社会网络类型，能够向个体提供不同层面的社会支持，从而能够缓解个体在客观事务或主观心理上的压力，最终改善健康结果。而制度保障，即养老保险，够降低中等及低社会阶层群体获得养老保障服务的门槛，能够保障老年人的基本生活需求，在一定程度上为其提供稳定可靠的生活来源。这种来自国家的经济保障，能够使老年人在满足基本生活需求的同时，更多了一份内心的踏实和安心，能够增加老年人晚年生活的幸福感和满足感。

以上研究结果提示我们，在健康老龄化促进过程中，应当在全面的基础上有所侧重。如今，医疗卫生给人群带来的健康红利已经产生了边

际效应，增强社会支持在健康方面所发挥的作用，可能是目前需要家庭、社会和国家高度重视的方面。在加强个体健康意识宣传、完善国家养老保障制度的同时，着力推动构建老年友好社会，扩大老年人的社会参与范围和种类，并在软硬件设施上提供便利，将能够使老年人群在更广泛的基础上走向全面健康、全龄健康。

参考文献：

[1] 王甫勤 . 谁应对健康负责：制度保障、家庭支持还是个体选择 [J]. 社会科学，2015, No.424(12): 76–89.

[2] 解颖，景汇泉 . 生活方式与健康 [M]. 北京：高等教育出版社，2019.

[3] 毛一雷，杜顺达，蒋朱明 . 肠道微生态平衡、免疫功能及对临床结局的影响 [J]. 中国临床营养杂志，2007(06): 375–379.

[4] R W H, Jennifer J. Social participation and healthy ageing: a neglected, significant protective factor for chronic non communicable conditions[J]. Globalization and health, 2011, 7(1), 43.

[5] Andrews. G, Hewson D M, Vaillant G E, et al. Life event stress, social support, coping style, and risk of psychological impairment[J]. The Journal of nervous and mental disease, 1978, 166(5), 307–316.

[6] Sheung-Tak C, L K C L, M C A C, et al. Social network types and subjective well-being in Chinese older adults[J]. The journals of gerontology. Series B, Psychological sciences and social sciences, 2009, 64(6), 713–722.

[7] Anning H , Yihong W . Multi-track pension system and life satisfaction of urban elders in China[J]. Ageing and Society, 2019, 40(9), 1887–1905.

[8] Cheng L, Liu H, Zhang Y, et al.The health implications of social pensions: Evidence from China's new rural pension scheme[J]. Journal of Comparative Economics, 2018, 46(1), 53–77.

[9] B.G. Link, and J. Phelan.Social Conditions as Fundamental Causes of Disease[J].

Journal of Health and Social Behavior, 1995, 80–94.

[10] 谷琳，乔晓春. 我国老年人健康自评影响因素分析 [J]. 人口学刊，2006(6) 25–29.

[11] Katz, S, Downs, T. D, et al. Progress in development of the index of ADL[J]. The Gerontologist, 1970, 10(1), 20–30.

[12] 王金水，许琪，方长春 . 谁最能从社会参与中受益 ?——社会参与对老年人精神健康的异质性影响分析 [J]. 人口与发展 , 2021, 27(04): 121–130.

[13] 谭景艳 . 我国农村老年人社会参与研究——基于 CLHLS(2014) 数据的分析 [J]. 智库时代，2020(09): 3–7.

[14] Whitehead, M., Dahlgren. What can be done about inequalities in health?[J]. The Lancet, 1991, 338(8774).

[15] Suwen L, Louis F, Pablo R, et al. Social network structure is predictive of health and wellness[J]. PloS one, 2019, 14(6).

[16] Speck R V, Attneave C L . Family networks: Retribalization and Healing[J]. Pantheon, 1973.

[17] Caplan G.Support Systems and Community Mental Health[J]. Behavioral Publications, 1974.

[18] Brown, S. L., Nesse, R. M., Vinokur, A. D.Providing social support may be more beneficial than receiving it: results from a prospective study of mortality[J]. Psychological Science, 2003, 14(4), 320–327.

[19] Litwin, H., and Shiovitz-Ezra, S. Social network type and subjective well-being in a national sample of older Americans[J]. The Gerontologist, 2011, 51(3), 379–388.

[20] 王甫勤 . 谁应对健康负责：制度保障、家庭支持还是个体选择 ?[J]. 社会科学 , 2015, No.424(12): 76–89.

[21] 张江华，刘昆，王景新，等 . 生活方式与健康长寿相关性研究——文登长寿之乡百位健康长寿老人流行病学调查 [J]. 临床荟萃 , 2012, 27(12): 1083–1085.

[22] Petrides J, Collins P, Kowalski A, et al. Lifestyle Changes for Disease

Prevention[J]. Primary Care: Clinics in Office Practice, 2018, 46(1), 1–12.

[23] Hessel, P., Bermeo López, L. M., et al. Association Between Social Pensions With Depression, Social, and Health Behaviors Among Poor Older Individuals in Colombia[J]. The journals of gerontology. Series B, Psychological sciences and social sciences, 76(5), 2021, 968–973.

第 9 章　研究结论

人口健康是社会经济发展的关键要素，同时也是衡量社会经济发展水平和成果的重要指标。自 20 世纪 70 年代以来，中国人均预期寿命不仅显著高于世界平均水平，也始终高于中等偏上收入国家平均水平，明显地向高收入国家平均水平趋近[1]。快速人口老龄化、生活长寿化背景下，探索人群增龄过程中的健康变化特点及其原因，开展全生命周期的老龄健康研究的重要性愈加凸显。

9.1 社会因素是健康状态增龄变化的重要调节器

健康是个体在整个生命历程中不断累积发展的综合呈现，每个人生阶段上的健康状况都是个体、家庭、社区以及宏观环境交互的结果。在这一个体生命历程和外部社会环境交互影响的过程中，处处体现出增龄过程中社会经济因素、心理因素对于个体健康状态变化的重要作用。我国老年学的奠基人邬沧萍教授提出了存在决定健康长寿的观念，并指出“存在”是从唯物论“存在决定意识”中发展衍生而来，存在是指人类赖以生存和生活的外在环境、条件和社会关系的总称[2]。本次研究也在诸多方面为“存在决定健康”提供了强有力的佐证。

一是增龄过程中，生活状况与人群整体健康状况密切相关。客观生活状况越好的人群，ADL 和 IADL 失能率越低。主观生活状况与主观健康指标健康自评关联性更为明确，即主观生活状况越好的人群，健康自评越好。增龄对客观生活状况对 ADL 和 IADL 失能的影响均产生了放大效应。

二是从不同社会阶层人群的健康状态的增龄变化来看，社会阶层与人群的整体健康状况总体呈正相关关系。具体表现为，在健康自评方面，小于 50 岁人群中，低社会阶层的健康自评显著低于其他阶层人群。在日常生活功能上，高社会阶层人群 ADL 自理能力显著好于其他人群，且这一差异随增龄逐渐增大。

三是社会网络类型与健康关联密切。增龄过程中家庭型网络群体的健康状况相对更好，限制型网络群体的健康劣势在增龄过程中表现得较为充分。多因素分析进一步表明，社会网络支持因素对于健康结果的影响最为显著。

四是城乡老年人健康状态存在一定差异。分析显示，日常生活能力失能率在整体人群中存在显著的城乡差异，表现为农村人群失能率显著高于城镇人群，尤其是重度失能率，且城乡差异随增龄而加大，最大差异出现在 80 岁及以上高龄阶段。

这些发现都进一步启示我们，需要基于增龄过程中人群健康状态发展特点和趋势，充分挖掘促进健康的正向积极因素，积极探索运用社会政策促进健康的创新路径。一是立足全生命周期，推动健康公平。立足不同社会经济状况人群健康和生活发展轨迹的特点，促进积极变化，减少消极变化。通过增强人们全生命周期的社会经济储备，进而增强人们的健康储备，着力维护和促进全体老年人的健康水平和功能发挥。二是加强城乡社会支持，促进社会参与。随增龄，老年人群社会角色和家庭角色开始发生转变，限制型网络类型在人群中的占比越来越大，老年人的社会网络资源日益匮乏。相比其他年龄群体，中高龄老年人在需要时获得情绪支持和生病照顾方面存在的缺口相对是最大的。因此，从社会网络和支持角度出发的老年人群健康改善措施应当得到足够的重视。社会联结与支持对健康具有重要意义，对于家庭网络、社会网络资源不足的人群，扩大他们的社会支持网络是改善其健康状况的可行途径。一方面要采取普惠化措施，积极拓展社会参与渠道，覆盖所有年龄和所有群体。协助老年人搭建更加丰富多元的社会网络，帮助他们更好地实现与家庭、社会的互动，提升他们参与家庭、社会活动的能力，促进老年人实现更加自主、丰富的生活。另一方面则要加强城乡社会服务，增强家庭支持。对个人而言，家人和家庭始终是生命历程中社会支持的“蓄水池”和“稳定器”，同时个体和家庭也离不开社会化服务的支持。应针对不同年龄段的需求，立足家庭支持，提供均等化多元化社会服务，满足家庭成员个人发展、家庭照顾、健康维护方面的需求。

当然，某些社会经济因素如社会参与、社会网络与健康状况可能存在双向因果关系，今后研究中应进一步分析社会经济因素与健康状况之间的双向因果关系，并对双向因果关系的强度大小进行比较，获得对社会经济因素与健康状况之间关系的更为全面、深入的认识。

9.2 需高度关注主动健康问题

反映积极适应逆境的动态过程的复原力，是由“内部特征”（如意志力或高自我效能）和“外部特征”（如促进应对的社会支持）共同作用的过程，是老年人重要的资源，并且使其他特征处于相似水平的个体之间产生差异[3]。

作为“类存在”，有意识的生命活动把人同动物的生命活动直接区别开来。主动健康的一个方面体现在对于心神因素和积极心理特质的重视和研究。主动健康观认为，人的生命体是一个自组织、自适应的复杂巨系统，是一个躯体、精神情绪、心智、社会性和其他因素构成的综合体，具有强大的自我修复和自组织能力[4]。我们的研究数据表明，增龄过程中，生命意义感强、心理韧性强的“双强人群”的健康状态都是最好的。

缺乏精神力量支撑的人，不会去主动追求健康生活方式，同时在遭遇恶劣外部环境条件下，也更容易受到身心的损害。现代社会，我们更需关注人的心神因素对于健康的影响，进一步拓展对于健康的理解，注重提升和强化个体所具有的内在精神功能和复原力，鼓励和支持老年人日常自理、自主决定、自尊自强，充分发展自我健康管理能力，实现躯体、心灵、情感和精神等全层次的整体协调状态。因此，要尊重健康主体“人”的属性，践行身心合一的整体健康观，呵护和发展人的自我修复能力。要在群体层面探索促进精神意志、生命意义感和心理韧性的公共政策举措，通过增加保护性心理资源，提升人们在增龄过程中的环境适应和自我管理能力，进而提高身心抗压力和复原力。

研究还发现整体上具有主动健康意识而且健康行为较好的主动健康人群体现出更好的健康结果，并且这一差异在女性和农村人群中更加显著。主动健康人群当中以女性、教育程度较高、经济状况宽裕、休闲活动多，以及家庭和多元社会网络类型为主，而被动健康人群则以男性、教育程度较低、经济状况困难、限制型网络类型为主。处于功能发挥能力较好水平的人群在“个体行为”层面体现出更加积极、健康以及自律的生活和社交方式。增龄过程中人群健康差距的形成，生活方式是重要的直接因素，但是面对既定的结构性条件，人们的健康观念和健康行为既受到结构束缚，也有相当的能动选择空间，推动越来越多的人具有主动健康理念和行为，需要进一步发挥多方作用，破除社会结构因素对于国民健康意识和行为的束缚。

9.3 变老不全是问题

变老不全是问题。心理健康在增龄过程中有衰退也有保持体现出终身发展的特点。这种发展不仅体现在心理层面，也体现在社会层面。从分析来看，增龄过程伴随着各方面的社会角色和功能的变化，是一个既有丧失又有获得的过程，同时也是一个逐步发生变化的延续性过程。老年期在经济自评、配偶关系满意比例、住房满意度等方面相对青年期和中年期更高，反映主观幸福感的关键指标生活满意度在中龄老年阶段达到顶峰，这表明老年生活或者说很长一段的老年期生活在某些方面可能是人生更为惬意、更有优势的阶段。当然需要注意的是，在某些年龄节点，人们的生活状态和社会经济、心理特征开始出现明显变化，比如从60岁开始被调查者日常社会交往规模呈现显著萎缩，极少一部分老年人与外界几乎没有接触和交流，且比例随增龄增高。这是需要引起关注的，需要基于与健康的关联分析，减少消极变化，增强人们的健康储备和健康发展能力，促进生理、心理、行为和文化等健康发展系统和谐平衡。

增龄过程中不少老年人在不同领域仍然保有较好的功能发挥能力。研究发现，虽然ADL、IADL随增龄明显下降，但是“建立和保持关系的能力”“为社会做贡献的能力”的评分随增龄的下降相对平缓，即便进入高龄阶段，仍有一定比例的老年人持续地在社会关系、参与贡献、学习发展方面保持着相对较好的能力水平，高龄期能力水平的状态呈现更为多样化。进一步分析发现，高龄人群中功能较好人群以男性、高受教育程度、高经济自评、精神意志强、休闲活动多，家庭型、多元型社会网络为主要特征。

因此需要推动全社会重新认识老年人和老年生活，改变普遍存在的年龄歧视性陈旧观念，年老并不意味着虚弱、无法独立和负担，而要采取积极措施，释放老年人群中潜在和固有的活力，根据不同人群特征积极促进老年人功能发挥和作用发挥，这样不仅使老年个体也使广大的社会从中获益。在社会政策层面，要拓展全社会对于老年人和老龄化问题的理解与看法，将积极老龄观贯穿在政策制定的始终。立足全生命周期积极维护和增强个体适应能力和心理能力。在重点关注失能老年群体的同时，也要充分注意到其他老年群体的能力和优势，制定出台积极的政策举措，丰富老年人持续参与社会的形式和途径，提高老年人保持社会连接以及做贡献的能力。逐步建立更为灵活的制度框架，拓展人们自主性和能动性，让人们不管到什么年纪都可以做自己想做的事，可以继续丰富生活、增加收入，积极而不是被动地养老、乐观而不是消极地养老，最终实现“收入有保障，工作有机会，生活有意义”的积极健康老龄化。

参考文献：

[1] 蔡昉 . 中国老龄化挑战的供给侧和需求侧视角 [J]. 经济学动态，2021(01): 27–34.

[2] 邬沧萍，李娟娟，孙鹃娟 . 百岁人生：邬沧萍口述实录 [M]. 北京：人民出版社出版，2021.

[3] 世界卫生组织．关于老龄化与健康的全球报告 [R]. 日内瓦：世界卫生组织，2016.

[4] 李祥臣，俞梦孙 . 主动健康：从理念到模式 [J]. 体育科学，2020，40(02): 83–89.

[5] Steger M F, Frazier P, Oishi S, et al. The meaning in life questionnaire: Assessing the presence of and search for meaning in life[J]. Journal of Counseling Psychology, 2006, 53(1): 80–93.

后记

本书系中国老龄科学研究中心参与的“十三五”国家重点研发计划“主动健康与老龄化科技应对”专项“我国人群增龄过程中健康状态变化特点与规律研究”项目所属课题“健康状态影响因素的分析研究”的研究成果。本书主要作者为中心老龄健康研究所研究人员。全书分为九章，各章作者如下：

第一章由伍小兰、李晶共同撰写；第二章由伍小兰、李晶、董浩月（中国人民大学社会与人口学院博士研究生）、郭靓雯（中央民族大学民族学与社会学学院社会学系博士研究生）共同撰写；第三章由李晶撰写；第四章由伍小兰、李佳（中心社会与文化研究所研究实习员）共同撰写；第五章由罗晓晖撰写；第六章由罗晓晖、李晶、伍小兰共同撰写，第七章由伍小兰、李晶、钟卫（中国人民大学公共管理学院副教授）共同撰写；第八章由李晶撰写；第九章由伍小兰撰写。

中心领导和同事给予了课题组大力支持，课题研究还得到了北京医院老年医学研究所张铁梅教授和蔡剑平所长的悉心指导，以及诸多高校专家及研究生的帮助和支持，在此一并致谢。由于课题研究时间上的限制，兼之课题组能力有限，本书还存在诸多不足，我们将在今后的研究中不断努力深化。